Molecular Biology から呼吸器臨床を考える

― バイリンガル呼吸器内科医を育成して ―

著：**貫和 敏博**
東北大学名誉教授

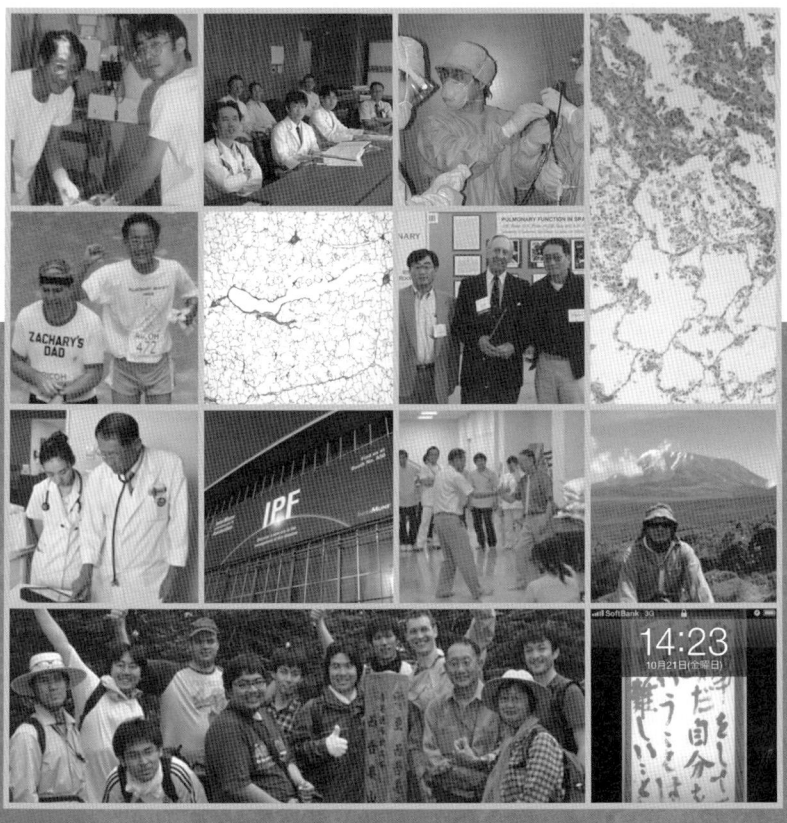

克誠堂出版

プロローグ

「Molecular biology から呼吸器臨床を考える」．なぜこんな当たり前のことをいわなければならないのか？ 呼吸器領域は画像性情報が多く，molecular biology が浸透するのになお時間が必要だからである．Molecular biology は「ことば(言語)」である．長らく医学は個体として表現された対象の病を考えてきた．20世紀にはその中心の機能蛋白として酵素蛋白が研究された．その蛋白構造を説明する言語としての二重らせん(DNA 構造)が 1953 年発見され，具体的な言語解読法である「組み換え DNA 技術」が開発されたのが，1970 年代で，私が医学部を卒業した時期である．

当然医学はこの言語を通して書き直されることになる．それが現在進行中の事態である．それに参画するためには，この言語を知らなければ始まらない．「バイリンガル呼吸器内科医を育成して」とは，この比較的新しい言語である molecular biology と，目の前の呼吸器臨床の伝統言語の両方を，バイリンガルに使用できる physician scientist を育て，現在進行中の医学革命の最前線に兵士として送り出すことである．患者のよりよい care を獲得するために．

本書(連載)の企画は，東北大学最終講義，「Connecting the dots：東北大学に勤めて―異端から新しい呼吸器病学へ―」において，自分の医師人生を振り返ると，人生の dots で多くの mentor と遭遇していたことを紹介したことが契機となった．東北大学医学部ウェブサイトにアップされると，予想外の 1,000 を超えるアクセスをいただいた．私の mentors には，それぞれ優れた mentee が多数存在する．彼らは mentor が切り開いた文化を次に継承している．Molecular biology という言語で医学を書き換えるという行為は，継承文化である．多くの若い仲間が集う場を形成し，多くの刺激を共有し合うことにより，初めて確実な継承展開が可能となる．

一方，本書では現在のエビデンス至上の医学にも少し批判の目を持って記載した．Molecular biology 言語を習得せず，単なるエビデ

ンス信仰に陥ることは，「考える」ことを放棄する危険な行為である。「危険」とは患者に有害な判断をすることを意味する。そしてこの弊害は日本のみならず世界的にも蔓延しつつある。

　エビデンスを求めることは一筋縄ではいかない。東北大学で肺癌研究を拝命し，遺伝子治療を追求した。しかし実効医療には遠く，いわば肺癌医療の太陽系を離脱しつつある voyager のような心境であった。そのとき EGFR 変異の発見が super nova（超新星）のように輝いた。Molecular biology 言語圏にいたわれわれは，世界に先駆けて EGFR 変異の臨床的意義のエビデンス確立に参画することができた。

　こうした意味で，本書は若手医師へのメッセージでもある。心理的抵抗ある物質論領域へいかにアプローチするか？　その工夫を本書に記した。医学はまだまだ「夜明け前」である。しかし東の空にはmolecular biology という「かぎろい」が輝き始めている。医学はさらにゲノム，エピゲノム，形態形成による臓器・個体理解へと，内容を書き換えながら展開していく。

　21 世紀医学には限りない夢がある。

2014 年 7 月
大きく聳える蔵王を目前に眺める，みやぎ県南中核病院企業長室にて
貫和敏博

目次

Chapter 1 診断する呼吸器科医から治療する呼吸器科医へ ... 1
Bilingual な呼吸器病学研究とは何か？

Chapter 2 Brain science から enzymology へ：機能不明の酵素の意義は40年後解明された ... 13
Tryptophan 5-monooxygenase と Indoleamine 2,3-dioxygenase

Chapter 3 呼吸器病学ことはじめ ... 25
なぜ angiotensin-converting enzyme (ACE) を課題に選んだか？

補遺1 ── Chart round ─ 人材発掘（学生，研修医の関心を引き出す）の場 ... 40

Chapter 4 分子生物学ことはじめ ... 45
NIH と西欧ロジックの洗礼（α1-antitrypsin, neutrophil elastase, IGF-I など）

Chapter 5 バイリンガル呼吸器科医育成への試行錯誤 ... 65
日本の A1AT 欠損 Siiyama 同定

Chapter 6 遺伝子治療ことはじめ ... 79
東北大学加齢医学研究所での展開

補遺2 ── 留学生を bilingual 呼吸器科医へ ... 93

Chapter 7 肺胞蛋白症 ... 101
GM-CSF をめぐる「事実は小説より奇なり」

v

目次

Chapter 8 病因・関連遺伝子解析 — 115
肺胞微石症と薬剤性肺障害

Chapter 9 EGFR driver 変異発見と biomarker-based medicine(BBM) — 131
NEJSG結成への不思議な「flow」

Chapter 10 臨床試験ことはじめ：肺線維症治療薬 — 151
闇夜に手探りで始めた pirfenidone 臨床開発

補遺3 — 172
気道に大量に存在する SLPI は何をしているのか？

Chapter 11 まだまだ足りない！ 基礎生物学新規情報への餓え — 181
自分の臨床は本当に正しいのか？ 1) Genome 研究の次の展開

Chapter 12 まだまだ足りない！ 基礎生物学新規情報への餓え — 195
自分の臨床は本当に正しいのか？ 2) Genome Wars

Chapter 13 視点を変えて肺と呼吸運動を考える — 205
新しい道は孤独な道！ Stay hungry! Stay foolish! 1) 肺を巡る水の問題

Chapter 14 視点を変えて肺と呼吸運動を考える — 213
新しい道は孤独な道！ Stay hungry! Stay foolish! 2) 非ガス交換的呼吸運動とは？

エピローグ — 235

索引 — 237

Column-1 ―――――――――― 21
Aryl hydrocarbon receptor（AHR）の ligand としての kynurenine の同定

Column-2 ―――――――――― 53
オリゴヌクレオチドを用いて点変異を同定する方法

Column-3 ―――――――――― 59
肺胞マクロファージにおける IGF-I mRNA の発現

Column-4 ―――――――――― 70
A1AT の3次元立体構造：非切断，切断 A1ATの立体構造

Column-5 ―――――――――― 71
α1 アンチトリプシン（A1AT）の立体構造と重要残基の位置：病的変異を蛋白質の立体構造から考える

Column-6 ―――――――――― 128
前向きコホート研究によるゲフィチニブと一般化学療法による ILD 発症の時間経過

Column-7 ―――――――――― 136
K-ras 変異を組み込んだ Clara 細胞特異 triple transgenic 系によるマウス肺腺癌発生とその消失

Column-8 ―――――――――― 137
Wellcome Trust Sanger 研究所から報告された各種腫瘍における BRAF 遺伝子の特異変異集積

Column-9 ―――――――――― 138
EGFR 活性型変異過剰シグナルの遮断が帰結する細胞死

Column-10 ―――――――――― 145
IPASS 臨床試験患者登録における生物学的特性と EGFR 変異バイオマーカー

Column-11 ―――――――――― 161
Hermansky-Pudlack 症候群（HPS）肺線維症患者におけるピルフェニドン投与

Column-12 ―――――――――― 185
Ion Torrent の non-optical genome sequencing

Column-13 ―――――――――― 188
ENCODE project が明らかにした核酸修飾，核因子結合，RNA transcript などの諸情報

Column-14 ―――――――――― 189
3c（chromosome conformation capture）法とその変法における遠隔位置染色体の塩基配列同定法

Column-15 ―――――――――― 190
lnc RNAの ENCODE project における同定とその機能予測

Column-16 ―――――――――― 191
RNA が関与する生物学事象の発見の経緯

Column-17 ―――――――――― 193
GPCRである b2-AR（adreno-receptor）による二相性のシグナル伝達機構

Column-18 ―――――――――― 199
Pyrazinamide 作用機序と細胞内寄生菌の autophagy 回避戦略

Column-19 ―――――――――― 210
3次元解析によるヒト胎児肺形成の毛細血管内皮細胞（CD34陽性）と気道伴走血管群（SMA陽性）の連結

Column-20 ―――――――――― 214
アヒルにおける気嚢の全身的広がりと肺（parabronchi）の位置関係

Column-21 ―――――――――― 215
地質時代の各時代における大気中酸素分圧の経緯

Column-22 ―――――――――― 227
W-TChR2V4 ラットにおける遺伝子発現と光刺激による運動誘発

Column-23 ―――――――――― 228
Proprioceptive senses―腱・筋膜系における連続的身体の signaling 仮説

vii

〈Column 使用法〉

　今回，本書で多くの図表を使用するにあたり，まったく新規の試みを考えた．
　それは多様なインターネット・アクセスが可能な時代の恩恵を，最大限利用しようとするものである．実際に個々の文献や図を，PubMed などで検索すると，思いもかけず多くの論文が free access になっている．これは米国におけるパブリック・アクセス政策，すなわち税金を使用する研究費の成果を，パブリックに公開する方針によるものが大きい．出版後 12 カ月以内にオンライン・アクセスが要求されている．
　したがって発表直後の論文は，なおフリー・アクセスは困難であるが，1 年以上経過する論文は，多様な検索方式で，実際に図表を見たり印刷することが可能である．意義の大きな論文は，雑誌社が最初からフリー・アクセスに設定している．多用される PubMed 以外にも，Google Scholar は検索能力が強力で，論文タイトルを全部入力すると，多くの論文がどこかの施設で PDF としてアップされていたり，あるいは少なくとも HTML で図表を目にすることができる．
　本書においては，読者にワンステップ，フリー・アクセスの手間を取っていただき，その図表の考え方を著者が紹介する，という形式をとった．実際に論文にアクセスするのは面倒であるが，同時に論文全体を目にする意義も大きいと信じる．読者諸兄には，振るって対応を期待する次第であります．
　（こうしたフリー・アクセス使用の利点に比較し，正規に使用許諾を受け掲載する費用の総額はかなりの額になる）

Chapter 1

診断する呼吸器科医から治療する呼吸器科医へ
Bilingual な呼吸器病学研究とは何か？

Bilingual とはどういう意味か？　なぜ bilingual なのか？

　1990 年代の初め，呼吸器病学に物質論的展開が進まないことに鬱々していた私は，米国胸部疾患学会(American Thoracic Society：ATS)からの circular でとうとう「切れた」。新任教授に巻頭言の機会をいただいたのを幸い，その思いをぶつけた。巻頭言のタイトルは「もう一つの Bilingual/呼吸器における母国語と共通語」である[1]。少し長くなるが引用する。

　「ATS News の中に Red Journal(AJRCMB)をめぐって以下のような文章があった。"…The AJRCMB's role in the education of clinicians was discussed and the Committee decided to recommend that the Assemblies should be asked to identify articles that should be 'translated' into less specialized language for broader consumption. They will be asked to suggest individuals who could perform this task…"(ATS News, 19, 1993) しかし "translate" すべきものは何なのか。"translate" すれば例えば欧米文化が日本へ，あるいはその逆の移行ができるのか。Red Journal はなぜそのままで存在できないのか。」

　さて，"translate" が必要ない研究者になるとはどういうことなのか？　もう少し引用続けると，

　「…呼吸器病学においても，この革命を通して遺伝子・染色体病としての肺癌や慢性炎症である間質性肺炎に原理的なアプローチが可能になる。流動期は "translation" を待つよりも，流れに飛び込み

1

Chapter 1 診断する呼吸器科医から治療する呼吸器科医へ
Bilingual な呼吸器病学研究とは何か？

bilingual になることが必要なのではないだろうか。こう考えると，現在私の感じている異端感はむしろ尊重すべきものであるかもしれない。形態，生理で培われた呼吸器基礎母国語の concept を，"translate"することなく共通言語としての分子生物学の言葉で思考することが可能になれば，呼吸器病学は新たな潮流と発展をきたすのではないだろうか。たとえそこに至るのに，もう10年かかろうとも。」

現在，こうした"translation"という語はいつの間にか一般語になった。各大学が競って設立した TR（translational research）部門に使われている。耳慣れただけでなお，physician scientist に対して失礼な，「基礎研究を（その意味が理解してもらえない？）臨床家に実地臨床の場で有効性の臨床試験をしてもらう」という意味が言外にあるような気がしてならない。

これは今に始まったことではない。近代以前は伝承医学の中に漢方やジギタリスのような有効成分を含有する素材が処方されていた。化学合成が可能になると，基本骨格からの派生化合物で，例えば抗菌薬のようにより有効なものを臨床試験することになり，医師は患者に説明し，臨床試験で病態改善を評価することが専門職との立場で，やや後退したわけである。なるほど臨床医は化合物合成はできないし，その薬理作用も基礎研究者が担当する。

しかし遺伝子工学の時代となり，新たな展開が可能になった。遺伝子，そして染色体の全体像もヒトゲノム計画完了でその糸口が手に入った。遺伝子はいろいろ改変したり多様な操作が可能である。また個体レベルで機能を失わせたり，過剰投与ができる。実験動物のマウスは個体観察としてより臨床に近い。

すなわち現在は，医師は再度，病気のメカニズムの理解から，その治療応用まで携わることが可能となった。その両方に対応できることが bilingual であることである。Bilingual の医師は，内分泌内科や血液内科などには多い。しかし画像情報や病理像中心の呼吸器病学の学問形態では，診断が中心になる。診断から治療へ，自分で考える医師の育成には bilingual 医師の育成が必要となる。

重要な点は，自分で考えることのできる bilingual 医師は，もろもろの基礎研究の中から，本当に患者治療に結びつく重要な方向性への「感性」を持つことである。Bilingual 医師は physician scientist として，臨床と基礎研究を結び付ける重要な位置を占める。本稿ではこうした筆者の考え方を展開したい。

Bilingual physician scientist をどう育てるか？

　以下の章でも述べるように，私自身は学生時代より生化学的手技と思考法を習った。しかも，自身の研究展開とともに，生化学（酵素学）的研究展開から分子生物学，さらには bioinformatics 展開へと，この40年間の進展を身をもって体験することができた。これをいかに若手の呼吸器内科医が獲得できるかを工夫しなければならない。ほとんど不可能と思われるかもしれない。しかし，実はそんなに困難なことではないことを，東北大学赴任後数年で身をもって経験した。

　ヒントは，もし呼吸器内科を専攻せずに内分泌内科を選んでいたら，あるいは血液内科を選んでいたらどうなるか？ 彼らは極めて自然に物質論的方法論を身につけていく。それは画像や病理像的理解でなく，目に見えない分子や遺伝子，ゲノムを schema で理解するからである。

　こうした略図（別の言葉では cartoon，漫画）的理解は決して低級な理解ではない。雑誌 Nature や Science には，その週のトピックス論文が紹介される欄がある。News & Views や Perspective である。その中には必ずといっていいように「マンガ」が付いていて，それを絵解きできれば難解な論文のエッセンスは理解できる。NEJM にも editorial があり，こちらはもう少し臨床家向けの噛み砕いた「マンガ」がついている。

　話を元に戻して，呼吸器を専攻すると，こうした先端雑誌をみる機会がほとんど与えられない。それは指導者世代が「マンガ」を絵解

きできないからである．要するに若い呼吸器科医師に，物質論的理解の場をより多く提供できればいいのである．

重い臨床を担当しながら，いつ先端研究を勉強するのか？

　呼吸器臨床医の1日は過酷である．何よりも看取りのdutyが大きく，死亡退院は内科領域で随一である．予後不良疾患の患者や家族との対応も神経をすり減らす．こうした中で医局の研究進捗報告会や論文抄読会を，全員がそろう夕方にすると，睡魔に抗えなくなる．

　東北大学では月，火曜日は早朝7時30分から60分間，こうした行事を組んだ．寒い冬の朝はつらい．しかし毎週，ほぼ全員が出席する．理由は内容が面白く，セミナーが勉強になるからである．8時30分になると，勉強した充実感とともにその日の臨床に向かう．年間100時間近い純粋な勉強は馬鹿にならない．

　もう一つは，ランチセミナーである．私は学生時代から早石研究室のランチセミナーを経験した．基礎研究者が自身の関連論文を解説し，批判，質疑を行う．しかし臨床にとって基礎実験の精読は必ずしも必要でない．むしろ，教室のスタッフ教官が，多忙な日常で先端top journalの目次をいかにフォローするかを目的として，12時30分から13時までランチセミナーを行った．

　月曜日から金曜日まで扱うジャーナルが図1-1である．月曜日はNature，火曜日は臨床トップのNEJM，Lancet，水曜日はCellやCancer Res，木曜日はScience，金曜日はPNAS，JCIである．これは従来は，基礎や臨床の先端研究室の個人がやっていたことである．なぜ普通の臨床研究室でこんなことを実践するのか？

　理由は，2000年以降大きく変化した研究の流れにある．第一に，従来は基礎研究が中心であったNatureやCell，Scienceの論文の中に，臨床内容の解析が多く入るようになってきた．第二に，それらの論文の中には，遺伝子改変マウスを使った個体レベルの解析が多

く，試験管を使っての実験に比べればはるかに臨床的である。第三に，physician scientist として，現状で満足できない患者への治療を本当に考えるには，臨床系の論文では現状追認的内容が多く，その中から新しい展開は期待できないからである。むしろ，最初は難解にしても，本当に呼吸器臨床に必要な新たな方向は，これらの雑誌の中にある。

医学部教官が指導する医学生の能力とは何か？

こうした一見先端研究的内容に関することばかりを述べると，違和感を持たれるかもしれない。しかし医学の道に進む医学部入学者は，一体どのレベルの学力を持った人材であるのか？　私は幸い，

ランチタイム論文紹介

			雑誌
4月2日	(月)	アハマド	Nature, Nature Med.
4月3日	(火)	榊原	N.Engl.J.Med., Lancet
4月4日	(水)	五味	Cell, Cancer Res.
4月5日	(木)	大野	Science
4月6日	(金)	辛	PNAS, JCI
4月7日	(土)		
4月8日	(日)		
4月9日	(月)	田澤	Nature, Nature Med.
4月10日	(火)	兼平	N.Engl.J.Med., Lancet
4月11日	(水)	福原	Cell, Cancer Res.
4月12日	(木)	ジャマル	Science
4月13日	(金)	太田	PNAS, JCI
4月14日	(土)		
4月15日	(日)		
4月16日	(月)	孫	Nature, Nature Med.
4月17日	(火)	久田	N.Engl.J.Med., Lancet
4月18日	(水)	貫和	Cell, Cancer Res.
4月19日	(木)	井上	Science
4月20日	(金)	海老名	PNAS, JCI
4月21日	(土)		
4月22日	(日)		
4月23日	(月)	菊地	Nature, Nature Med.
4月24日	(火)	西條	N.Engl.J.Med., Lancet
4月25日	(水)	アハマド	Cell, Cancer Res.
4月26日	(木)	榊原	Science
4月27日	(金)	五味	PNAS, JCI
4月28日	(土)		
4月29日	(日)		
4月30日	(月)		Nature, Nature Med.
5月1日	(火)	大野	N.Engl.J.Med., Lancet
5月2日	(水)	辛	Cell, Cancer Res.
5月3日	(木)		Science
5月4日	(金)		PNAS, JCI
5月5日	(土)		
5月6日	(日)		

各曜日の雑誌は右端に示されている。担当は開始までに雑誌の目次を東北大学電子ジャーナルからダウンロードし印刷する。それを見ながら，大型モニターでも目次を提示し，適宜論文をクリックして，抄録や内容を確認する。新人は最初は内容が理解できないが，シニアスタッフにとっては，短時間で格好の情報収集となる。

図 1-1　東北大学呼吸器病態学における各種雑誌目次供覧のランチセミナー

Chapter 1 診断する呼吸器科医から治療する呼吸器科医へ
Bilingual な呼吸器病学研究とは何か？

　後述するように母校以外に京都大学，自治医科大学，米国国立衛生研究所（National Institutes of Health：NIH），順天堂大学，そして東北大学と職を移り，多様な人々に接してきたが，日本の医学生は非常に優秀である．

　最近になりこの点を再認識することになった．週刊朝日が諸受験校における医学部入学者数と東大入学者数がパラレルであることを示したからである（週刊朝日，2009年4月17日号）[2]．言い換えれば，医学部入学者は東京大学理科Ⅰ類相当以上の偏差値を持つ日本のトップ人材であり，この人材に適切な教育を与えないことは，ある意味で国富の損失である．

　先端医学研究を若い人材に指導できないのは，教官たちに医学生が優秀である意識が希薄なことと，ことに呼吸器領域では若手医師を underestimate している．私の実感として彼らは指導すれば必ず育つ．

必須教科書の Molecular Biology of the Cell をどう読ませるか？

　私が NIH 留学中 1983 年に，現在では世界共通の分子生物学教科書『Molecular Biology of the Cell』の第1版が出版された．確か NIH ビルディング 10 の地下書籍店で 30 ドル前後で売っていて，その内容の充実性と価格の廉価なことに驚いた．

　実際にそれを教育に用いたのは順天堂大学助教授時代である．臨床系統講義の始まる4年生を中心に Molecular Biology of the Cell 輪読会を呼びかけた．毎週1回5人ぐらいが参加し，夕方続けた．5年間で3学年が参加してくれた．内容は，日本語訳をしない教育を心掛けた．本文を読むと膨大であるので，図の解説だけを1人ずつ英語で読み，その図の絵解きは日本語で説明する．

　この教科書は，ほとんど全ページに説明図が載っている．実は全世界の生物学志向の学生が学ぶ本書は，典型的な米国教科書で，くどいような原理原則の説明が legend にあり，また図も全編を通して

の一貫性など，よく工夫されている。先に述べた「マンガ」読解と同じ要領である。

　実は本書は立花隆，佐藤優による『ぼくらの頭脳の鍛え方』（文春新書 719，2009）では，立花隆選必読 100 冊の参考書の 2 番目に挙げられている[3]。決して専門書ではない，一般教養書である点が理解できる。さらに最近の第 5 版では DVD が付録となり，RNA polymerase や ribosome での蛋白合成が直感的に理解できるよう movie 化されている[4]。これ以上の教科書は見たことがない。

　東北大学では当初，私も出席して大学院進学の入局者に毎週朝 1 時間本書を読ませた。この本を完読しなくても，1 年の間マラソンのように輪読会を続ければ，門前の小僧が経を読めるようになる。私が医学部へ異動して後は，再度学生にも輪読会を勧めた。「まんが本 Molecular Biology of the Cell を読もう」（基礎医学の先生には貫和先生よく言うねと冷やかされたが，順天堂以降の実績が自信となった）というタイトルで，夕方 5 時から 1 時間，6 時からは製薬企業の説明会に参加し，弁当の分け前を食べて医局生活を経験してもらった。

　何よりもうれしいのは，順天堂大学時代にこの輪読会に参加した学生が，10 年もたつと教官として大学に残ったり，トップジャーナルに名前が載るようになったことである。学生へのアプローチの重要性を実感する。

東北大学「呼吸器腫瘍研究分野」，「呼吸器病態学分野」の教育システムとしての臨床

　以上のような説明をすると，入局して大学院進学した医局員は，毎日研究かと想像されるかもしれない。とんでもないことである。Physician scientist の教育は臨床とは何かを，身をもって経験してもらうことから始まる。大学院 1 年生は病棟主治医となり，それぞれの研修病院で身に付けた理解と，当方の臨床をすり合わせてもらうことになる。

Chapter 1 診断する呼吸器科医から治療する呼吸器科医へ
Bilingual な呼吸器病学研究とは何か？

　その中心は病棟回診の前に行う chart round（温度板回診，データ回診）である．これを医局行事にすることは，いろいろな意味がある．

　第一に，臨床への考え方でグループの方向性をつけることになる．呼吸器における肺癌，炎症，感染症などに対して，どういうスタンスで臨床に臨むか．そのためには受持ち医の症例提示を事務的に「流す」ということがあってはならない．シニアの教官は自分の意見を述べることが要求され，あるいは黒子のようにヒントを与えて，大学院生の方向をつける．

　第二に，受持ち医の発表能力をつけることである．発表能力とはコミュニケーション能力でもある．患者，家族への説明，コメディカルへの説明，さらには地方会などの学会での発表や質疑応答のトレーニングになる．医学研究は芸術家のような個人でやれる仕事ではない．グループで自分の意思を通すためには，相互の理解度を深化する必要がある．

　第三には，自験症例集積への記憶に，データ回診の議論が作用する．EBM といわれながら，現実の個々の症例はあたかも複合問題を加えた応用問題であり，結局その一例一例をどう考え，どう対応したかが臨床の力であることは，昔も今も変わらない．自分で症例を集積して初めて EBM が理解できるし，さらにそれを改良する研究に進むことができる．症例集積の面では退院サマリーや独自のデータベースを持つことも，cohort 研究など医局としての基礎力になる．医局活動は共同資産でもあるわけである．

　こうした臨床に励みながら，入局 1 年生は朝の抄読会，ランチセミナー，Molecular Biology of the Cell の抄読会に出席する．5 月，6 月には多少ともにパニックとなる．一体こんな先端論文などをどう理解できるのか．

　しかし血液内科，内分泌内科の大学院生が数カ月するとこれが理解できるようになると同様に，秋口になれば呼吸器の医師が自分でも論文を読もうとするようになる．朝の抄読会で論文を読破できることを確認すると，私は「君はもうどの方向で基礎研究をするか，考

え始めていいよ」と次のステップを示す。そして2年目の4月より2～3年，臨床dutyのない研究生活に入る。

　私はいろいろな縁を頼って関東のみならず，関西の京都大学，大阪大学，また九州まで大学院生教育をお願いした。その理由は，次の呼吸器病学を築く人材は，自分と同じレベルの研究をする中ではなく，現在進む最先端の基礎研究を学んだ人々から出現すると考えるからである。

Postdoc研究者の指導は？　留学から助教へ

　大学院研究を経て医局に戻った医師は，再度臨床を担当し，関連病院を経験し，さらに医局で進行する研究の一端を担ってもらいながら，次のステップの留学を考えることになる。

　留学に関しては後述するが，最大の目的は，将来西欧研究者とロジックで競うことができ，自分の論文を書けて，受理されることである。理屈上は日本でも可能であるが，異文化環境に入るとハッと気付くことも多い。その人の能力にもよるが，日本にいると甘えに走ることが多いというのが，指導しての実感である。

　さて留学して帰国すると，いよいよアカデミック環境での研究展開が始まる。しかし，大学院時代と異なり，2つの要素が必要となる。一つは，自分のテーマを一緒に研究するグループの形成，2つは研究遂行のための研究費の獲得である。あまりに当然のことであるが，研究を志向しながらも，この面が自分の中で消化できるようになる人材は，経験上限られてくる。

　第一はグループの形成である。ここで生きてくるのはコミュニケーション能力である。一般企業活動とほとんど変わらない。グループへの参加は自分で勧誘する必要がある。自分の熱意を相手にどう伝えられるか？　仮に教授から大学院生や留学生の指導をまかされたとしても，彼らを教育し興味を持って働いてもらうためには，当然大変な多方面のコミュニケーションが必要となる。

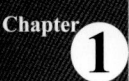
診断する呼吸器科医から治療する呼吸器科医へ
Bilingual な呼吸器病学研究とは何か？

　第二には研究費の獲得である．臨床の医局はある程度製薬企業などから研究寄付金があるが，金額は限られているし，今後は COI などでさらに企業からの研究費は困難になる．日本といえども publish or perish ということになる．当然スタッフ教官は各種の科学研究費を申請する．ここでも査読者との間で申請書を通してのコミュニケーションが必要になる．

　医局によっては申請すらしないところもある．しかし競争的資金獲得の政策の中，それも許される状況ではない．ある種の技術的な側面もあり，海外学会などでは研究申請書の書き方の教育セッションもある．

　しかし何よりも，研究費獲得には実績が大きな要素となるのは疑いもないことである．申請者の研究実績欄への論文業績記載は，査読者が最初に目にする項目である．論文執筆と研究費獲得はアカデミックに生きる教官の生活の両輪である．この点の覚悟と実行も，教授の助教への重要な指導であると考える．

　東北大学呼吸器病態学では，助教以上の教官は苦労しながらも毎年その 80〜90％ は，自身で研究費が獲得できる状況が実現した．

　それでも，文部科学省科学研究費の 2 段審査に参加すると，呼吸器領域は申請数が少ない．例えば基盤研究 B では各領域総申請数の約 20％ が採択される．同じ内科でも申請数の多い他の領域がより多くの研究費を獲得し，それは畢竟論文数に相関し，ひいては教授選考に優位になって，その領域の若手数が増加する．こうしたメカニズムは不思議なことに，呼吸器内科の世界ではあまり話題にならない．

　アカデミック生活の必然の目的は教授選考を受けることである．教授になるとは自分の研究プロジェクトの「チーム」を持つことである．自分が実行したい研究プロジェクトへの情熱が基本である．

　そのためには日ごろから「発信力」を訓練しておく必要がある．発信力とは学会などの質疑におけるコンセプト提示力や論文における斬新性，シンポジストとしての発表内容のメッセージ性など，当然のことながら人間としての総合力が問われることになる．

助教から始めるグループ形成力，研究費申請，論文作成などの精進が複雑に絡み合う。アカデミック生活を生きるとは complicated business を生きることであり，正解は容易には見いだせない。

●文献
1) 貫和敏博．もう一つの Bilingual 呼吸器における母国語と共通語．呼と循 1994；42：1129.
2) 坂田一裕．2010 入試速報：大学合格者高校ランキング 医学部 VS. 東大．週刊朝日 2010 年 4 月 16 日号．
3) 立花　隆，佐藤　優．ぼくらの頭脳の鍛え方．文春新書 719．東京：文藝春秋社, 2009.
4) Alberts B, Johnson A, Lewis J, et al. Molecular biology of the cell. 5th ed. New York：Garland Science, 2007.

Chapter 2

Brain scienceからenzymologyへ：機能不明の酵素の意義は40年後解明された

Tryptophan 5-monooxygenase と Indoleamine 2,3-dioxygenase

なぜBrain science？

　東北大学の最終講義は，「Connecting the dots―東北大学に勤めて―異端から新しい呼吸器病学へ」として本稿同様の私自身の研究展開をまとめた．

　そのもとは2010年の医学部6年生卒前講義として始めた「医師メンター論」にある．振り返ると自分の道程の重要な岐路にはメンターが存在する．2011年10月，夭折したSteve Jobsがスタンフォード大学卒業式祝辞に述べた第一の内容，「connecting the dots」は，有名なMacintoshのフォントが，彼が退学後も続けたリード大学のcalligraphy講義に由来する話で，人生は振り返って初めて意義の理解できることの多い点を示している[1]．

　実は私はもともと呼吸器病学を志向したものではない．医学部学生から卒業前後はneurobiochemistry，今でいうbrain scienceが大きな関心事であった．しかしなぜbrain scienceに興味を持ったのか？　結果的にはその過程で生化学，酵素学を学ぶことになったが，その背景を少し述べておきたい．

　そもそもは自分の進路決定が不十分なことなどを自覚していて，大学受験は結果的に浪人生活を送ることになった．兵庫県出身の私は，高校時代から「機会があれば四国遍路を」と考えていたが，浪人生活のはじめに自分の将来を考えるため実行しようとした．その矢先，伯父から「禅仏教」を経験したらと勧められた．神戸三宮の祥福僧堂で2週間ほど居士として過ごし，初めて座禅を経験した．その

Chapter 2

Brain science から enzymology へ：機能不明の酵素の意義は 40 年後解明された
Tryptophan 5-monooxygenase と Indoleamine 2,3-dioxygenase

　後母の故郷で過ごしたが，夏になり祥福寺の縁で，花園大学学長の山田無文老師が住職をなさる京都妙心寺霊雲院で花園大学の学生に加わって生活した．
　9月，銀閣寺近くに下宿し，予備校に行かぬままラジオ講座だけで翌春受験した．幸い東京大学に入学できたのは，座禅により左脳人間から右脳人間への転換が多少なりともできたからだろう．駒場では「陵禅会」と言う座禅サークルに加わり，構内西端の三昧堂で座禅を続けた．
　翌1968年になると東京大学ストライキがはじまったので，指導を受けていた中川宋淵老師が師家である三島の龍澤僧堂に移り，居士としてほかのサークル同人と1年間過ごした．雲水同様の読経，作務の生活で，月1回は「接心（1週間の間起床より就寝まで，1日中座禅に集中する）」に臨んだ．12月の接心で同人が「見性（いわゆる悟り体験）」し，初めて仏教という宗教の中の脳科学的側面の重要さを実感した．医学を学ぶ方向性のようなものである．翌早春，雲水に「安田講堂が焼けている」と伝えられた．スト終了とともに復学して，本郷に進学した．

早石修教授との出会い
基礎医学のメンター

　医学部では山岳部活動を楽しんでいた．基礎修練の3カ月は，電気生理や生化学を実習した．生化学は高校時代に有機化学が好きだったので，興味があった．京都大学と東京大学兼任教授である早石修教授（図 2-1）に，「米国人研究者と日本人研究者の違いは，学生時代から実験しているかどうかだ」という言葉に魅かれ，同級生4人と栄養学教室に出かけた．先天性代謝異常の流行期であったが，それに魅かれたわけではない．
　早石教授は滞米10年，Arthur Kornberg 教授の助教授を経て，NIH toxicology の部長を務められ，ここで分子状酸素が酵素反応で化合物に取り込まれる酸素添加酵素（oxygenase）の発見者となっ

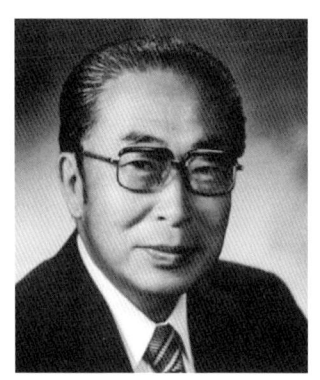

図 2-1　早石修教授

た。1958年京都大学に戻り，日本の酵素学研究の実際的中心として多様な研究を展開した。1972年私が学生で栄養学教室に通った時期，文化勲章を受賞なさった。

　また医学会総会に師でノーベル賞受賞者のArthur Kornberg教授を招かれた。学生として一緒に実験をしていた幕内晴朗君(聖マリアンナ医科大学教授)と楽屋に訪ね，生意気な質問をした。「電顕であれだけ詳細に見える蛋白質を，なぜ大量精製して結晶化までする必要があるのか」。これに対してKornberg先生は「蛋白質の単一標品として各種性質を調べることが，サイエンスとしての第一歩である」という内容を答えてくださった。Protein chemistryとは何かという明確な答えで，私は米国のtop scientistとはこういう人物であるのだと納得した。

牛松果体からの酵素精製

　大きな転換は市山新先生(元浜松医科大学副学長)がウィスコンシン大学の留学から戻られ，新たなプロジェクトとして，牛松果体よりセロトニン合成系の第一段階の反応の酵素であるtryptophan 5-monooxygenase(当時はtryptophan 5-hydroxylaseとも呼んだ)を精製する計画を示されたときである(図2-2)。Neurotransmitterとしてのセロトニン(5 HT)が脳でどれだけ重要な物質かという事実は理解していたので，すぐ希望を述べ，研究参加を許された。Assayは水酸基添加が律速であるので，最終の反応を触媒する過脱炭酸化酵素を過剰に加え$^{14}CO_2$を発生させ，これをアルカリでトラップして測定するという，画期的なものであった。ようやく酵素学の基礎である反応time courseやpH依存性，Km測定などを学び，蛋白精製を経験した。

Chapter 2

Brain science から enzymology へ：機能不明の酵素の意義は 40 年後解明された
Tryptophan 5-monooxygenase と Indoleamine 2,3-dioxygenase

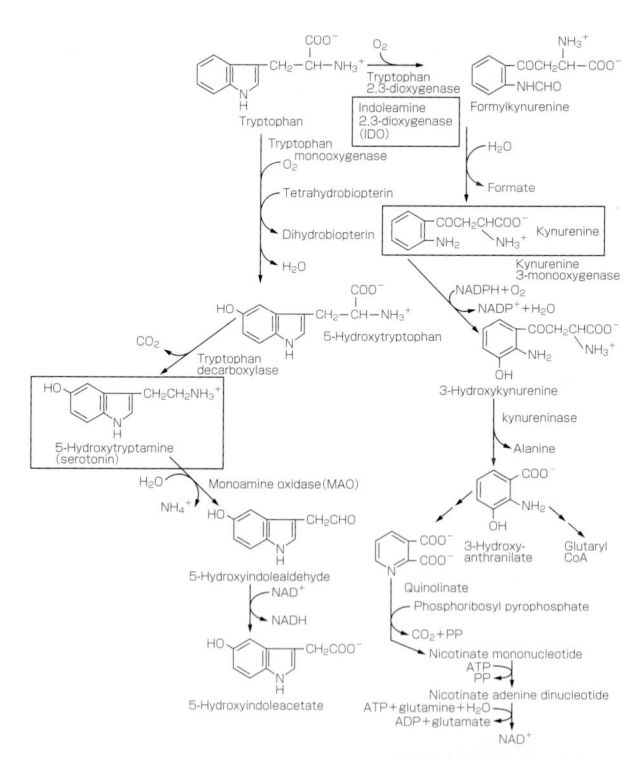

図 2-2　哺乳類における tryptophan 代謝：Serotonin 合成経路と L-kynurenine 合成経路

Tryptophan は indole 環を持つ特異なアミノ酸で，蛋白構造との親和性上，生理活性物質への生体内での代謝とその利用が，進化を経て獲得されている。一つが脳の生理活性物質としての serotonin (5HT) であり，もう一つは，2011 年になりようやくその生理意義が判明した L-kynurenine である。さらなる代謝産物である anthranilate の派生化合物が薬剤として使用されているのも興味深い。

　　酵素学の面白さは，現在とはその規模が違うものの，蛋白質の性質を用いた精製ステップの多様さ，また一方で活性測定は機能評価であり，double reciprocal plot を用いて Km や competitive inhibitor, uncompetitive inhibitor などを理解した。これは結局蛋白質と小分子化合物，あるいは蛋白質間の相互接触における親和度 (affinity) の問題に帰着する。現在遺伝子レベルの取り扱いには習熟した若手研究者は，今後こうした蛋白質の取り扱い，機能評価はどこか

で再度遭遇する問題である。将来の systems biology における蛋白質機能評価と比べ、この古典的な酵素学は懐かしく、一方では stoichiometry など化学反応論的基礎概念を学んだことになる。

酵素学を知らない臨床の脆弱性
分子標的薬における Ki と MTD

先に述べたように、Km, Ki などは酵素反応論上は酵素と基質化合物の親和性(affinity)を示している。それに対して阻害薬存在下に同様の計測を行えば、今度はその阻害薬の阻害濃度が基質と競合する酵素蛋白への親和度として計算される。言うまでもなく多くの薬剤は、酵素阻害作用により細胞生理を変化させ、薬効を発揮する。

実は分子標的薬の時代に入り、多くの分子標的が、細胞内情報伝達の要の位置を占めるリン酸化酵素の阻害薬である点から、この問題は重要である。薬剤副作用が問題となったゲフィチニブ(イレッサ®)の EGF 受容体細胞内リン酸化酵素への阻害は非常に低濃度(Ki＝約 50 nM)で十分である。しかも変異受容体は野生型受容体より分子標的阻害薬に対し 10 倍も親和性が高い。酵素学の素養があれば、これがどのくらい強力な阻害作用か理解できる。ゲフィチニブは市販には MTD(maximum tolerated dose)の 1/3(250 mg)が使用されたが、それにもかかわらず間質性肺疾患の副作用が前面に出た。本来 75 mg(1/10 MTD)でも十分の効果が予想される。

しかし製薬企業は必ずしも 1 回投与量を下げようとしない。その理由は効果がなくなるという点だが、エビデンスとしての臨床試験はない。現在では薬剤耐性も明らかになり、効果がないのは投与量が低いのか、耐性機序なのか、明確にする必要がある。しかしこの点はあいまいなままである。エルロチニブや、市販が計画されるアファチニブに至っては MTD そのものが 1 回投与量である。Oncology の一概念である「MTD 信仰」は強烈である。結果、何が起こるか？ エルロチニブ(タルセバ®)は 1/6 MTD の 25 mg 製剤もあるが、企業はこの量の使用を推進しない。しかし MTD 量で投与する

Chapter 2

Brain science から enzymology へ：機能不明の酵素の意義は 40 年後解明された
Tryptophan 5-monooxygenase と Indoleamine 2,3-dioxygenase

と，皮疹などが強すぎて患者は使用を拒否することになる．その結果，市販後エルロチニブ使用患者数は少ないままである．患者の訴えは MTD 論理の蚊帳の外である．何のための開発だったのか．世の中，不思議なことばかりである．

「学生さん」と呼ばれランチセミナーを楽しむ

東大，京大を兼任なさる早石教授，また京都大学大学院から早石教授に師事された市山先生は，東大栄養学教室にも京大医化学の雰囲気を持ち込んでおられた．当時各学年の医学生 2～3 人の学生が常時出入りしていた．同級は岡本治正（生命工学工業技術研究所），幕内晴朗（聖マリアンナ医科大学教授），植木彰（自治医科大学教授）の各君．下の学年には辻省次（東京大学教授），片岡徹（神戸大学教授）君など多彩であった．これらの学生は「さん」付で呼ばれた．「学生さんが来ている」，「今日は学生さんが当番だ」など，学生と呼び捨てることはない．学生を大切にする京都では当たり前のことであるのだが，新鮮でうれしかったのを覚えている．後年，私も抄読会に参加する学生を「学生さん」と呼ぶようになった．

栄養学教室では高井克治先生（東京大学），倉科喜一先生（キッセイ薬品）など活発な研究がなされていたが，京都に比べ教官陣容が小さく，京都大学医化学教室では昼のメイン行事であるランチセミナーも小規模であった．しかしそのおかげで学生にもランチセミナー当番があたり，生意気にも J Biol Chem など図を使って，月に 1 度は参加していたような記憶がある．まだコピー器械はなかったが，それに近い機器があった．これは後年，文献検索などの習慣，あるいはプレゼンテーションの訓練として身についた．

医学部卒業後基礎医学へ，研究生から京都大学へ

　実験室に顔を出していたのは学部4年生，5年生のときで，6年生はほとんど実験しなかった。私は，本来ならば東大脳研で本格的にneurochemistryを専攻することも考えた。一方関西出身で，京都大学に知人も多く，京都大学における大学院生活も魅力であった。基礎医学者として本当に研究を継続するのかは不安であったが，後に判断することにした。

　1973年9月東京大学卒業後，6カ月を栄養学教室で研究生として過ごし，1974年4月より京都大学大学院へ進んだ。市山先生は，将来基礎医学に残れとの意味も込めて，BBRC(Biochemical and Biophysical Research Communications)論文の筆頭著者にしてくださった[2]。恐縮の限りである。しかし2年後私は臨床に戻ることになる。

　京都へは下宿道具をまとめてトラックをレンタルし，東名高速を自分で運転して引越した。途中トラックは故障し，車を交換して少し大型の車で，京都の下宿への狭い道を運転した。京都大学医化学の歓迎会では，早石教授から「貫和君はatypicalな東大生です」と私を紹介されたことを記憶している。私の後の人生を象徴するような師匠の言葉である。

　後年，学生を指導するようになって別のことに気づいた。私は実は生化学の試験に落第した。実態の理解できないmetabolic mapを暗記することが嫌で仕方がなかったのである。そんな学生が専門として生化学を専攻する。やはりatypicalと見えたことであろう。

奇妙な酵素 indoleamine 2,3-dioxygenase

　京都大学では神経化学から，一見関係がありそうで，今となっては免疫反応の重要な酵素を課題として与えられた。早石研究室では

Chapter 2 Brain science から enzymology へ：機能不明の酵素の意義は 40 年後解明された
Tryptophan 5-monooxygenase と Indoleamine 2,3-dioxygenase

　各種酸素添加酵素の研究がなされていたが，もともとは精製の容易な細菌の代謝酵素研究から出発している。アミノ酸がどう代謝されるかも，この当時 1 つのテーマであった。トリプトファンは必須アミノ酸として重要である。哺乳類の肝臓では tryptophan 2,3-dioxygenase(TDO)が存在し，tryptophan の indole 環に 1 分子の酸素が取り込まれ L-formyl kynurenine を経て，kynurenine が生成される(図 2-2)。

　しかし，京大医化学の山本らは，ウサギ小腸に肝臓同様 tryptophan を代謝する酵素を見いだした[3]。この酵素は methylene blue という補酵素で活性を示すなど，肝臓の TDO とは性質が異なることがわかっていた(現在はともにクローニングされ，染色体上の位置も異なることが判明している)。この酵素は tryptophan のみならず構造の共通する indole 環を持つ化合物，セロトニンなども開裂するという点で indoleamine 2,3-dioxygenase(IDO)と命名された。したがって，TDO や IDO がなぜ哺乳類に存在するのか？ 反応産物である kynurenine に生理学的意義があるのか？ あるいはさらなる代謝産物が生理的意味を持つのか？ などという点が問題となる(図 2-2)。

　私に与えられた直接の課題は，小腸で見いだされた methylene blue 要求性の IDO の臓器分布はどうかという点であった。しかもセロトニンなどの脳内の代謝も検討する必要があり，鋭敏な assay 法の開発が必要であった。実は indole 環開裂時に，L-formyl kynurenine を経て L-kynurenine に変化するとき，formamidase で蟻酸 HCOOH が産生される。これは加熱で蒸発するので $H^{14}COOH$ を測定すれば，学生時代に教えていただいた $^{14}CO_2$ のトラップ同様，鋭敏な assay が可能である。

　基本的にはこの方法で臓器分布を調べた。驚いたことには，小腸のみならず消化管に高比活性(単位蛋白量当たりの活性)が見られ，さらには副睾丸に非常に高活性を見た点である[4]。結局，私自身は 2 年で臨床に戻ったが，実際の生理的意義が明らかになったのは，40 年を経て私の退職後である。

IDO，TDO の生理的意義
kynurenine が免疫抑制機構の ligand である

　大学院生は課程修了後も，与えられた課題のことが気になる。初恋の人，また帰巣本能のようなものかもしれない。しかし，真実はとんでもないところにあり，さらに2,3年頑張って研究しても答えが出るものでもない。私は大学院生には学位が終了したら，新しい課題にも目を向けるように指導していた。

　しかしこの不思議な IDO は何の役割を持つのか？　初恋の人の後日談を記しておきたい。臨床に戻り初期研修を修了し，自治医科大学にいたときに，共同研究者であった吉田龍太郎先生（大阪医科大学教授）が，LPS の腹膜投与で肺の IDO が 30〜50 倍も誘導されることを報告した[5]。同様の変化はウイルス感染やインターフェロン

Column-1 　Aryl hydrocarbon receptor(AHR)の ligand としての kynurenine の同定[9]

　ドイツ，ハイデルベルグ大学のグループによる TDO の生理的意義解明を目的に，kynurenine が関連する蛋白群から AHR を同定した研究である。インターネットで検索すると本論文(Opitz CA, et al. An endogenous tumour-promoting ligand of the human aryl hydrocarbon receptor. Nature 2011；478：197-203)の PDF がみつかる。
　図 3.a. はグリオーマ細胞株(U87)に kynurenine を投与し，8 時間後の遺伝子発現を網羅的に調べ，高発現の 25 遺伝子を選び mining したものである。
・高発現した 25 遺伝子のほとんどが AHR による発現制御を受けることが判明した。
・図は AHR を中央にこれらの遺伝子を示す(赤印は発現亢進，緑印は発現抑制)。
・AHR はステロイド受容体同様，脂溶性化合物(ベンツピレンなど)と結合すると細胞質から核に移動し，遺伝子発現を制御し，免疫反応を抑制する。
・L-kynurenine はこの AHR の natural ligand であることが同定され，免疫過剰炎症反応の抑制に関与することが判明し，大きな発見となった。
　この論文の glioma では，ホスト免疫系が腫瘍細胞を攻撃しないよう，腫瘍細胞は IDO や TDO を高発現して kynurenine を産生し，AHR シグナルによってホスト免疫細胞活性を抑制する。これは免疫寛容の機序の 1 つである。したがって，IDO，TDO 高発現の腫瘍細胞では，これら酵素の阻害薬開発が創薬となり得る。

Chapter 2 Brain science から enzymology へ：機能不明の酵素の意義は 40 年後解明された
Tryptophan 5-monooxygenase と Indoleamine 2,3-dioxygenase

投与でも見られた。

さらに後年東北大学赴任後，実に胎盤における IDO の発現が，その阻害薬でマウス胎児が拒絶されることから，IDO が母親由来免疫細胞の機能抑制に作用していることが示された[6]。一方，IDO を発現する CD123+ 樹状細胞は，T 細胞の増殖抑制に作用し，IDO の阻害薬でその抑制が取れると発表され[7]，やはり免疫抑制作用が示された。また kynurenine のさらなる代謝産物の派生物である N-(3,4,-Dimethoxyciannamyl) anthranilic acid (3,4-DAA)（市販名トラニラスト）が自己免疫疾患に効果があることも報告された[8]。

しかし，その真の解明は 2011 年，glioma の研究で TDO が過剰発現し，kynurenine が高濃度検出される事実をもとに，glioma 細胞株に kynurenine を作用させ，発現遺伝子解析することで明らかになった。Kynurenine という不思議な代謝産物は，実は aryl hydrocarbon receptor (ARH) の ligand であり，ステロイド受容体のように遺伝子発現を制御し，免疫抑制に作用することが明らかになった[9]（Column-1）。

これは臨床的に非常に大きな意味を持つ。正常組織で副睾丸での高発現は炎症抑制による精子保護の意味があろう。肺癌など多くの癌で IDO が高発現していることは，宿主の免疫細胞攻撃を回避する作用が予想され[10]，これを個別化して判定できれば，その患者群のみに IDO 阻害薬を使用することで，宿主免疫攻撃系を活性化し，腫瘍縮小効果をもたらすことが期待される。

IDO 生理作用追及の過程で明らかなことは，従来の酵素学的研究をさらに展開する技術としての，遺伝子発現解析の重要さである。21 世紀は情報生物学時代であるが，その成果として 40 年来の謎が解明されたわけである。

京都大学医化学教室
梁山泊的人材とその後の分子生物学への移行

京都大学医化学教室は，現在は改築され，私の在籍当時の古い建

物はない．そこは全国の医学部のみならず，農学，薬学，理学，工学部などから俊秀が集う場であり，そういう時期に2年間を過ごせたのは私の人生の幸運であったと実感する．清水孝雄（東京大学教授），岡山博人（東京大学教授），成宮周（京都大学教授）諸先生をはじめ多数の人々に出会うことができた．第一講座（早石修教授）と第二講座（沼正作教授）合同のランチセミナーは毎日1時間行われ，基礎研究者の切磋琢磨の場であった．NCIから戻られた中西重忠先生などに「俺はバカだからわからん．もう1度説明してくれ．」などと言われると，ビーコンとなり，準備のやり直しとなった．

　後年，東北大学では火曜日朝，1人30分の抄読会を行い，高水準の論文紹介がなされるようになったが，私自身こうした環境にいたので，医局の先生方を指導できたのだろうと実感する．

　また研究室には今のようなMilliporeによる蒸留水生成装置はまだなかったので，建物屋上で全研究室の蒸留水が作られ，その温水は裏庭の露天風呂に使われていた．図書室には沼先生用ベッドもあった．1974年秋，中西先生の帰国とともに，医化学は第二講座を中心に，新規遺伝子クローニングの分子生物学時代に入って行く．大学院生仲間で中西先生にセミナーをお願いしたり，夏休みには黒部の源流で岩魚釣りを楽しみ，赤牛岳を縦走したのも懐かしい思い出である．

　いろいろ事情が重なり，1976年大学院を中退して京都を後にした．京都駅で購入した夕刊に，私が医学生として愛読し，生化学や蛋白科学への夢を与えられた『偶然と必然』の著者，天才的生化学者Jacques Monodの死が報じられていた．

● 文献
1) Commencement. Stanford at iTunes. (itunes.apple.com/jp/itunes-u/.../id384463719)
2) Nukiwa T, Tohyama C, Okita C, et al. Purification and some properties of bovine pineal tryptophan 5-monooxygenase. Biochem Biophys Res Commun 1974；60：1029-35.
3) Yamamoto S, Hayaishi O. Tryptophan pyrrolase of rabbit intestine. D- and L-tryp-

tophan-cleaving enzyme or enzymes. J Biol Chem 1967 ; 242 : 5260-6.
4) Yoshida R, Nukiwa T, Watanabe Y, et al. Regulation of indoleamine 2,3-dioxygenase activity in the small intestine and the epididymis of mice. Arch Biochem Biophys 1980 ; 203 : 343-51.
5) Yoshida R, Urade Y, Tokuda M, et al. Induction of indoleamine 2,3-dioxygenase in mouse lung during virus infection. Proc Natl Acad Sci U S A 1979 ; 76 : 4084-6.
6) Munn DH, Zhou M, Attwood JT, et al. Prevention of allogeneic fetal rejection by tryptophan catabolism. Science 1998 ; 281 : 1191-3.
7) Munn DH, Sharma MD, Lee JR, et al. Potential regulatory function of human dendritic cells expressing indoleamine 2,3-dioxygenase. Science 2002 ; 297 : 1867-70.
8) Platten M, Ho PP, Youssef S, et al. Treatment of autoimmune neuroinflammation with a synthetic tryptophan metabolite. Science 2005 ; 310 : 850-5.
9) Opitz CA, Litzenburger UM, Sahm F, et al. An endogenous tumour-promoting ligand of the human aryl hydrocarbon receptor. Nature 2011 ; 478 : 197-203.
10) Smith C, Chang MY, Parker KH, et al. IDO is a nodal pathogenic driver of lung cancer and metastasis development. Cancer Discov 2012 ; 2 : 722-35.

Chapter 3

呼吸器病学ことはじめ
なぜ angiotensin-converting enzyme (ACE)を課題に選んだか？

東京大学附属病院研修医として臨床再教育

　1976年6月より東京大学付属病院で研修医生活を始めた。2年遅れの研修であるが，幸いに栄養学教室で学生仲間であった辻省次先生（東京大学）に，私が彼らの学年で研修することの了承，ならびにローテーション順のくじ引きの労を取っていただいた。本当に感謝しています。

　研修は第1内科より始まり，2学年の研修医はそれぞれ7, 8名ぐらいであった。したがってどう計算しても，病床数50床の病棟では受け持ち患者は3名程度になる。指導医は活動家で有名なH先生。もちろん臨床再教育の身にとって，同期や1学年上の研修医は大先生で，何でも教えていただいた。型通りチャートラウンドでの発表。その指導の中心は鈴木秀郎先生（産業医科大学）であったが，3例の患者では調べることもなくなる。教授回診は織田敏次先生であった。

　症例で記憶に残るのは再生不良性貧血の中学女学生，劇症肝炎での緊急入院患者，形質細胞腫の白血病化症例，COPD急性増悪で酸素吸入管理であった患者（ベッドの下からタバコが見つかった）など。当時動脈血ガス分析は，胸部外科医局で週1度のみ測定できた。

　さすがにもっと一般症例を見たいと思い始めた頃，山岳部同級の菅野健太郎先生（自治医科大学）に「お前みたいに学生時代に臨床をさぼっていた奴は，市中病院で症例を積め。自分も研修した湯島の病院を紹介してやろう」ということになった。初期研修マッチングに悩む現在の学生からは想像もできないだろう。しかし，小平記念

25

Chapter 3 呼吸器病学ことはじめ
なぜ angiotensin-converting enzyme(ACE)を課題に選んだか？

東京日立病院で呼吸器病学のメンターと出会うことになる．人生は本当にわからない．

スーパーローテート研修を自分で試みた日立病院時代

湯島の通りから少し入ったところに，日立製作所本社の企業病院として小平記念東京日立病院がある．4階建のこぢんまりとした病院だが，内科，外科をはじめ企業病院として診療科は多かった．内科は岡庭弘先生，原田敏雄先生のお2人．岡庭先生には，「え，その考えでいいの？」などの言葉で考える臨床を指導していただいた．もちろん，肺炎，肝炎，慢性腎炎，胃潰瘍など一般の患者が多かった．実は，急性白血病（当時の診断名で AMMoL）を担当したとき，大学へ送るべきを，大学から研修医1級上で優秀であった岩本愛吉先生（東京大学医科学研究所，彼は当時血液内科志向）から，治療 protocol，strich による blast 判定などを教えていただき，日立病院で寛解導入に成功した．しかし自分が何を専門にするのか，まだ決まってはいなかった．

一方で，学生時代十分にできなかった臨床実習をこの機会に経験を積みたいと，岡庭先生に相談し，築地産院での出産実習，阿佐ヶ谷の河北総合病院での夜間救急当直を東京医科大学外科当直先生とペアで研修した．その後，日立病院外科宮川静一郎先生のご指導で，外科研修もさせていただき，小児科の経験はないものの現在のスーパーローテート的な研修を1年6カ月にわたり受けた．日立病院や河北病院の当直には，東京大学生化学教室の村松正實先生がときどきいらっしゃり，「貫和君は基礎をやめたのか．今は分子生物学が進み shotgun 法など面白いぞ」と刺激してくださった．また研修中，地階での胃カメラ検査室から心肺停止コールがあり，研修医仲間と直行し蘇生した．院長のご褒美で赤坂「Cordon Bleu」でショーと食事をいただいた（今になって code blue と懸けてあったと気づく）．

さて臨床のメンター吉良枝郎教授（図3-1）との出会いは突然やっ

figure 3-1 吉良枝郎先生

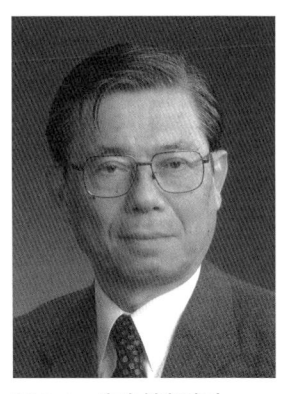

てきた．岡庭先生が同級の，自治医科大学呼吸器内科教授吉良枝郎先生に「血液ガス」の講義を依頼されたのである．吉良教授の専門は肺循環．講義の後，代謝による修飾も加わった血液ガス異常症例を提示したが，臨床対応を叱られた．先に東京大学附属病院で研修し，その先生方は皆さん紳士的指導であった．それに比べ，東京大学卒の先生でこれだけ親身に叱って下さる方がいらっしゃる，ということがまず新鮮だった．京都大学での蹉跌も自己批判し，次の師匠はとことん指導を受けられる先生をと漠然と考えていた．私は吉良教授を師とし，呼吸器病学をまったく知らずにこれを専攻するという，異端の学徒の道を歩むことになる．

一方で，第1内科の先生方には，生化学的素養を基礎に血液グループや内分泌グループにお誘いを受けた．しかし一度は断念した生化学をその近い領域で専門とするのにも抵抗があった．この臨床再教育の2年間に，私生活では結婚し，長女が誕生し，米国で家庭医として暮らしたいという，途方もない将来も考えていた．

栃木，茨城，埼玉の前線病院：自治医科大学

自家用車がないと生活もできない，自治医科大学シニアレジデント．日立病院の退職金で車を購入し，1978年6月，東北道を栃木インターで降り，ナビもない中を自治医科大学へ着いた．

今は取り壊された構内住宅（通称「かまぼこ宿舎」）から大学病院に通った．自治医科大学呼吸器内科の医局は，卒業生が残らないので，全国からの混成旅団の雰囲気があった．吉良先生を慕って，順天堂大学出身の先生が多かったが，非常に個性的でエネルギッシュな先生が多かった．

病棟はすでに肺癌が50％以上を占めており，ほぼ常時レスピレー

Chapter 3 呼吸器病学ことはじめ
なぜ angiotensin-converting enzyme（ACE）を課題に選んだか？

ター管理の重症がいた。しかし私はイロハから呼吸器病学を学ぶことになった。指導は順天堂大学から移られた荒木高明先生でよく教えていただいた。

しかも私にはジュニアレジデントがつく。それが本間栄先生（東邦大学）であった。とにかく呼吸器の病気がわからない。胸部 X 線写真も読めない。肺機能もわからない。本間先生には私の事情を話して，呼吸器疾患症例集を 2 人で勉強したのを覚えている。優秀な指導医につくはずであった本間先生には，申し訳ない限りである。

その後，吉良教授が医局で 1 人で昼のお弁当を食べられるのを見て，家内に弁当を作ってもらい，食事をしながら肺機能のわからないことを直接指導いただいた。これは弟子として幸せな限りである。吉良教授は，実は東京大学第 3 内科入局時は，循環器志望であった。当時の沖中重雄教授に，循環器はもう数名決まったので，君は呼吸器をやりなさいといわれ，呼吸器でも肺循環を専門に選んだと聞いたことがある。

医局関連病院ローテーションとして，栃木市の下都賀総合病院や，宇都宮国立病院へ 3 カ月交代で出張し，実際の医局生活が始まったのは 2 年目からである。2 年目からは助手として月曜日初診外来を受け持った。獨協医科大学はできていたが，自治医科大学の初診外来は北関東 3 県の前線病院であるという実感を持った。肺分画症，肺胞蛋白症など，教科書でしか知らない患者が多数受診し，呼吸器トレーニングとしてこれ以上の環境はなかった。

「考える臨床」を叩き込まれた chart round と退院サマリー報告会

東北大学退職を前にして，臨床の教室で「臨床の意味」を教えることがいかに困難であるか再認識した。一見診断治療マニュアル的な現代の EBM の最も基底にあるのは，実は患者の全体像のとらえ方である。病気のみならず，患者には生活があり家族がある。その中で主治医として何を患者にオプションとして勧めるのか？

かつて温度板回診(データ回診, chart round)は温度板の中に主治医が多様な情報を書き込んでいた。そうした全体像の把握は，電子カルテシステムで崩れつつある。診断への模索・治療選択への思考訓練の場が chart round である。しかもこれは若手医師の時期に経験させる必要がある。

　具体的な自治医科大学 chart round の状況を記録しておきたい。病棟回診の前日が Seven-Eleven と呼ばれる臨床対応の1日である。朝7時より胸部外科との手術症例検討会がある。内科サイドから結構な要求が出る会で勉強になった。終了すると日常臨床に入るが，17時より chart round となり，指導医と研修医のペアが症例提示を行う。

　症例検討は教育という視点がなければ，いくらでも事務的に流せる。しかし，研修医にとってこの場の報告は，患者やその家族への説明，看護サイドへの説明に通じる，考え方の筋書き，ストーリーの教育として重要である。診断への論理展開，治療選択へのロジックがなければならない。場合によっては，指導医と研修医は，前日深夜遅くまで症例提示のためのX線写真選びやロジックを予行していた。それでも鋭い吉良教授の追及に論旨が破綻すると，通常は3〜4時間で終了するものが，6時間，深夜23時となり，セブン・イレブンと呼ばれた。

　この教育は，臨床判断教育とコミュニケーション教育を兼ねたものである。医局員全員の前での議論となるので，多くの質問も出される。参加者自体が，一例一例の毎週の経過理解で臨床判断力がつき，ノートをとれば貴重な臨床知見となる。主治医と教授のみでなく病棟の全症例を全医局員が理解できる。

　これに加えて退院症例サマリー会ではこうして議論した臨床上の問題点が集約される。これも主治医のみならず，医局の共通臨床経験として，別の機会の症例集積論文でだれかが読み返しても，その問題点が明瞭となり，検証される。私自身，後述するように自治医科大学呼吸器内科全症例の入院時血液ガス値の解析にあたり，800例の退院サマリーの通読は呼吸器初心の私に強力な学習資料であっ

た(こうした課題を課されたのは,今となって,吉良教授の老婆親切でなかったかと考える)。

こうした議論のうえに,死亡例の病理解剖所見が加わる。当時剖検率は80%であって,全員剖検室に顔を出した。加えて外科手術症例も教授以下全員が参加した。そこで胸部画像所見による臨床判断の是非や問題点が明らかになる。外来当番など立ち会えないときは,昼の食事に参加すると,その議論からいろいろ耳学問ができた。

「自分の症例でものを言え。臨床は自分の症例を整理しろ。」と指導を受けた。臨床とは地道な努力と時間がかかるものである。エビデンス対応が全盛の今,若い医師は自分の経験した症例をどう整理しているだろうか? 医学はまだまだ未知である。新しい医学は目の前の患者の中にある。EBMが信仰のようになって,自身の臨床判断の思考停止を来すことのないよう強く願うのみである。

学位研究としての肺障害と angiotensin-converting enzyme
呼吸器病学における肺生理と生化学の連携

京都大学での研究を中退したので,学位研究を自治医科大学で行うことになった。松岡緑郎先生が吉良教授発案のイヌ片側肺障害モデルを作成していたので,私はこれを用いて肺障害の生化学的評価はできないかと検討した。

当時,肺生理全盛の中にも,非呼吸性肺機能として肺循環が注目されていた。セロトニン(5HT)は肺循環で不活化される。一方,angiotensin Ⅰ は肺循環で血管内腔側に突出する angiotensin-converting enzyme(ACE)で昇圧物質 angiotensin Ⅱ に転換される。

実はACEは時を同じくして,サルコイドーシスのバイオマーカーとして,その血清酵素活性の測定が報告され始めたばかりであった。呼吸器臨床のバイオマーカーとしてACEは魅力的な研究対象であった。

当時はまだ大型実験動物としてイヌを使うことができた。栃木県山中にある野犬などの処分場から技官がおとなしそうなイヌを選ん

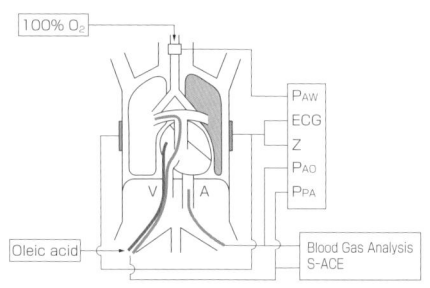

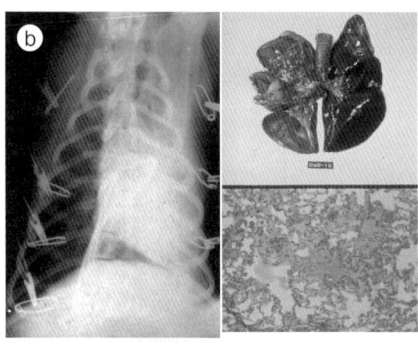

図 3-2　イヌ片側肺オレイン酸肺水腫形成
a．片側肺水腫作成のシェーマ．イヌを臥位で横にして，股静脈よりバルーンカテーテルを挿入，まず右肺動脈主幹をバルーンで閉塞し，経静脈性にオレイン酸を bolus で注入．3 分間左肺循環のみ継続．その後バルーンを解放し，右肺循環も回復する．
b．左肺片側肺水腫の X 線写真と摘出肺，組織像．3 時間後に作成された肺水腫の X 線写真，肉眼所見，組織の出血性肺水腫を示したもの．
(Nukiwa T, Matsuoka R, Takagi H, et al. Responses of serum and lung angiotensin-converting enzyme activities in the early phase of pulmonary damage induced by oleic acid in dogs. Am Rev Respir Dis 1982：126：1080-6 より引用)

　できた．動物愛護の問題とともに，日本のイヌにかくもフィラリアが肺動脈に多いかを実感した．
　オレイン酸(アーモンドの主成分油)は不飽和脂肪酸として，静注すると肺循環を通る際に，その毛細血管を傷害し，非心源性肺水腫を惹起する．
　右心カテーテル操作で右肺動脈をバルーンで閉塞後，オレイン酸を静注すると，左肺片側性に肺障害を受ける(図 3-2)．約 3 分後にバルーンを開放しても，その後障害は進まないので，左肺出血性肺水腫による低酸素血症になる．
　3 時間後，カテーテルを左肺動脈に移しバルーン閉塞すると，血液が還流する右肺は障害されていないので，動脈血酸素ガスは瞬時に 500 mmHg 以上(100%酸素換気下)に戻る(図 3-3a)．$\dot{V}a/\dot{Q}$ ミスマッチを理解するモデルとしてこれ以上のものはない．
　私は酵素学を学んだ身として，肺障害を受ければ毛細血管内腔向きの ACE が血中に遊離し，肺組織では相対的に活性が低下すると

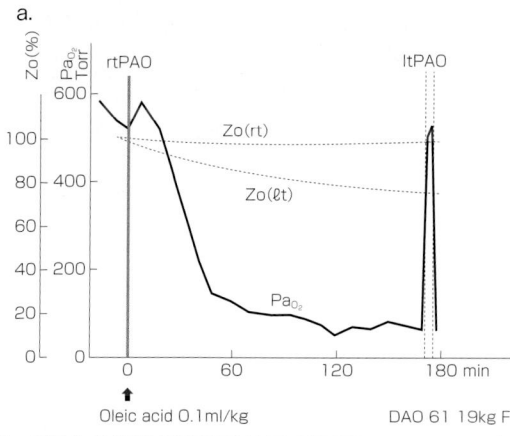

Chapter 3 呼吸器病学ことはじめ
なぜ angiotensin-converting enzyme (ACE) を課題に選んだか？

a. 片側性肺障害の生理データ。オレイン酸による肺血管床障害は左肺で進行する過程がインピーダンス値の変化で理解される。3時間後、今度は障害側の左肺動脈をバルーン閉塞すれば、健常である右肺還流でガス交換が改善され、Pa_{O_2}は即座に500 Torr以上に回復する。

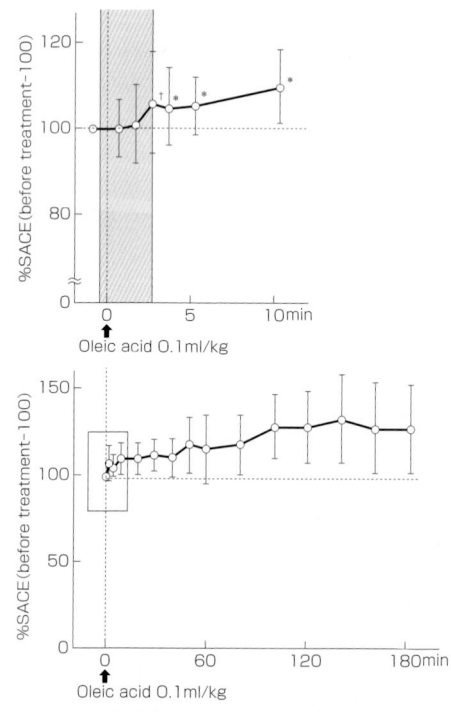

b. 血清ACE値変化の時間経過。図3-2の系における流血中ACE活性を測定し、肺毛細血管障害との関連を生化学的に示した。肺血管障害の早期よりACEは流血中で上昇し、膜酵素であるACEの障害による遊離が示唆された。網かけ部分は右肺動脈閉塞を示す。

図3-3 イヌ片側肺オレイン酸肺水腫形成：生理データと肺組織、血中ACE活性推移

予想し，これを多数のイヌを用いて時系列で調べた．予想通り血中 ACE は数分後から優位に上昇し，蛋白量や水分量の影響を受けない組織単位 DNA 当たりの ACE 活性は障害側で低下した（図3-3b）．肺障害を動脈血ガス分析や肺インピーダンス値以外に，障害を受けた肺血管 ACE 活性変化として物質論的に測定することができた．

　幸い論文は ARRD（Am Rev Respir Dis, 現在の Am J Respir Crit Care Med）に受理され[1]学位審査を受けることができた．肺障害の指標としての ACE はその後研究はないが，私は現在も意義があると考える．しかし測定は酵素活性でなく，抗 ACE 抗体での評価が鋭敏な検出を可能にすると予想される．

　この実験は自治医科大学の「学生さん」と一緒に行った．自分の学生時代を思い出してのことであり，その1人は石井芳樹先生（獨協医科大学）である．生理実験はデータを記録すればその日は終わるが，生化学実験は時系列での採血，摘出した肺葉を各肺葉重量ごとに比例して肺組織をポリトロン・ブレンダーでホモゲナイズし，遠心上清で酵素活性を真夜中まで測定した．学生諸君も一緒に付き合ってくれた．

　このイヌ肺循環の実験系では，実際の1回肺循環による ACE 酵素活性も直接測定しようとした．合成基質である，hippuryl-L-histidyl-L-lecine を大動脈より bolus で注入し，股動脈より約15秒間細いゴム管に誘導瀉血し，そのゴム管を即座にペアンで10ヵ所に分け，ACE 活性を各分画で測定した．実際に *in vivo* での反応産物は肺循環通過を反映してピークとして検出された．留学のため論文化はできなかったが，COPD や IPF における肺血管床評価として臨床応用の可能性も考えていた．

ACE その後日談
想像を絶する dipeptidyl peptidase の生理的意義

　自治医科大学で呼吸器病学を専攻し，ACE を研究課題として選んだもう1つの理由は，この時期 Lieberman らにより血清 ACE 活性

Chapter 3 呼吸器病学ことはじめ
なぜ angiotensin-converting enzyme(ACE)を課題に選んだか？

がサルコイドーシスのバイオマーカーとして注目されていたからである[2]。周知のようにサルコイドーシスはその病原がいまだに同定されていない。個人的には P. acnes に注目しているが，世界的認知に至っていない。

自治医大外来で患者の臨床経過追跡に 100 例以上で血清 ACE 活性変化を自分で測定し検討した。当時免疫抑制薬としてプレドニゾロンも使用されていた。ACE 活性は免疫抑制薬で低下するが，使用をやめるとやがて再燃する。ステロイド薬は使用しない方がよいと考えるようになった。留学直前，新潟でのサルコイドーシス学会で泉孝英先生を相手に「ステロイドの使用はロウソクにコップを被せるようなもので，noxe が肉芽腫に残る限り，コップを外すと再燃する」と生意気な議論をしたのを覚えている。

ACE は酵素学的には dipeptidyl peptidase(EC 3.4.15.1)に属し，C 末端から2アミノ酸ずつを分解する。一般に総説を探すと，ほとんどが Renin-Angiotensin-Aldosterone 系として検索される。もちろんこの系の ACE 阻害薬や angiotensin 受容体系の創薬の臨床的意義は大きい。

しかしなぜ肉芽腫に ACE が高発現するのかはごく最近まで不明であった。これも生理作用不明の数多くの蛋白同様，遺伝子がクローニングされ，しばらくして遺伝子改変動物の表現型解析で明らかになる。ACE に関してはまたしても目からウロコの落ちるような機能が示されている。

ACE は 1988 年にクローニングされ，実は進化的に遺伝子重複を受けている。したがって 1,306 残基中に膜貫通部分と metallo-peptidase としての Zn 活性中心が 2 カ所に存在し，その前後 300 アミノ酸には高い相同性がある[3]。活性中心は基質 peptide の親和性による違いがある。通常の angiotensin-I は C 末側活性中心であるが，骨髄で産生される AcSDKP の分解は N 末側のものであり，これを遺伝子操作で不活化すれば bleomycin 肺障害が軽減される[4]。こうした最近の知見は Shen, Bernstein らの総説に詳しい[5]。

ACE のような peptidase は，MHC class I に提示される抗原認識

34

としてのペプチドに関与する可能性がある。Shen らは 2011 年，ACE が抗原提示細胞に特化する樹状細胞ほど高発現であることを示し，野生型と ACE KO マウスを用い，その腹腔マクロファージを野生型に免疫し，10 日後その脾細胞を *in vitro* で同一腹腔マクロファージで再刺激すると，IFNγ $^+$CD8$^+$T 細胞数が，ACE KO マウス由来腹腔マクロファージで免疫したときに増加することを示した[6]。

一方，ACE を特異細胞で高発現する系として，ACE 10/10 マウスが作成された。これは通常の ACE 遺伝子の上流に，強い c-fms プロモーターを挿入したものであり，myelomonocytic lineage で ACE が高発現する。これは非刺激下では変化がないが，リステリア菌や黄色ブドウ球菌に感染すると，proinflammatory となり，ACE 10/10 マウスで殺菌性が亢進する。さらにマウス黒色腫 B16 を皮下注射すると，野生型に比べて B16 の増殖が抑制された[7]。これらは ACE 阻害薬でその効果が消失する。こうした事実は ACE は Renin-Angiotensin-Aldosterone 系の重要な構成因子であると同時に，まだ未知の peptide の活性化（あるいは非活性化）を通して，炎症反応を亢進する機能をもつことが示唆される。

サルコイドーシス肉芽腫において ACE 発現が亢進することは，もう少し研究が必要だが，例えば細胞内寄生菌としての P. acnes への防御がこうした ACE 機能と結びついていることが予想される。先に述べた IDO 同様，遺伝子の生理機能を同定することは，遺伝子改変マウスや網羅的遺伝子発現解析で明らかになる。私自身が研究対象に取り上げたもう 1 つの例といえる。

パーソナルコンピュータによる入院症例データベース作成

現在，臨床の教室には入院台帳としてデータベースソフトは普通に使われている。実ははるか 30 年以上昔 1980 年ごろにも，ほぼ同様のことが可能であった。NEC8800 が市販される数年前である。米

Chapter 3	呼吸器病学ことはじめ
	なぜangiotensin-converting enzyme（ACE）を課題に選んだか？

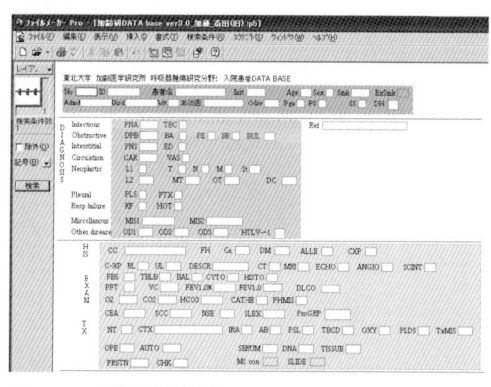

図3-4 自治医科大学におけるTandy Radio Shack社PCによるProfileの患者データ入力場面

NECのPC8800（1981）の以前に，米国製でワードプロセッサーほか，種々のソフト使用が可能であったのがTandy Radio Shack製のPCである。Profileというデータベースソフトを用いて，現在のFile Maker Proのように入力画面を作成し，入力できた。ただし1人の患者情報が100バイトと限られていたので，病名を略号化し，また主要呼吸器疾患に分類するなど工夫をして作成した。1979年のことであるが，基本的には現在のデータベースと変わらない。表計算ソフトへのデータ移動は，自分でBASICプログラムを組む必要があった。同じシステムを順天堂大学，東北大学加齢医学研究所と使用したが，図は加齢研における入力画面である。

　国の家電量販店としてどの町にもあるTandy Radio ShackがPCを販売し，日本でも入手可能であった。これをワードプロセッサーとして使用していた研修医が辻省次先生（東京大学）である。
　入局初年，全入院症例のパンチカードによるデータソートに苦労した私は，その上位機種とProfile（データベースソフトに相当），VisiCalc（表計算ソフト），BASICなどを購入していただき，自治医科大学2年目の夏休みを返上して，約800例の入院症例データベースを作成した。ただし，当時検索可能な文字数は100バイト前後であり，呼吸器疾患を感染（細菌，真菌，結核，ウイルスなど），腫瘍（肺癌，臨床病期，TNM分類，縦隔腫瘍，過誤腫など），閉塞性肺疾患，拘束性肺疾患，胸膜疾患などに分け，退院サマリーを検討し，実践的な入力画面を作成し（図3-4）入力した。もちろん患者の年齢，性別，入院時の血液ガス値も入っている。疾患の特性を示す雑項目5バイトも使用した。
　当然ながら現在のICD10などに及ばないが，吟味済みの診断名として症例整理には十分使用に耐えた。BASICプログラムを自分で書いて，ProfileからVisiCalcにデータを移せば，平均年齢やSDなどをすぐ計算できた。ソフト間のデータ移行は素人の私が作るBASIC

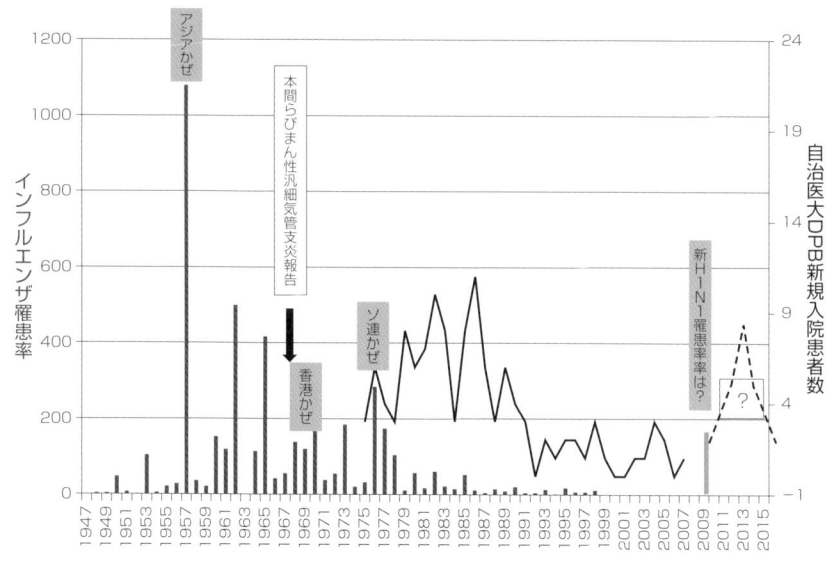

図 3-5　自治医科大学におけるびまん性汎細気管支炎（DPB）入院患者の 35 年間の推移

図 3-4 の入院患者データベースは機種を更新しながら 30 年以上使用されているので，疾患の歴史的推移がよく理解できる．図右半は DPB 患者の症例数推移である（杉山幸比古教授より）．1990 年代以降，ほとんど入院患者はない．図左半はインフルエンザ流行患者数推移（日臨 2006；64：1790）も示してある．2009 年の H1N1 豚インフルエンザ流行時気が付いたが，この 30 年間香港，ロシア風邪のような大規模流行がない．*H. influenzae* の命名の歴史のように，インフルエンザ流行と DPB は関連があるのか？　次回大流行が起これば，ある時間をおいて，再度慢性細気管支炎患者が増加するかもしれない．

プログラムであったが CHR$ などを使いながら，結構楽しかったことを覚えている．これは留学前に雑誌「内科」に小文を投稿して報告した[8]．自治医大呼吸器内科ではその後も同じシステムで入力を継続してくださっている．40 年弱にわたる呼吸器疾患の変遷を見ることも可能である（図 3-5）．

米国留学への意欲とイーライリリー国際奨学生
なぜ NIH を選んだか？

オレイン酸片側肺障害を ACE 活性で生化学的に解析した論文が

Chapter 3 呼吸器病学ことはじめ
なぜ angiotensin-converting enzyme(ACE)を課題に選んだか？

　ARRD 誌に受理され，京都大学中退後の宿題でもあった英文原著と学位審査を順調に経過した。吉良教授に留学への希望を述べた。幸い推薦していただいた国際イーライリリー奨学生に選ばれ，1983 年留学先を決めることになった。私自身は肺障害研究の延長を考えると，デンバーが当初の希望であった。

　ところが師匠の吉良教授からは予想もしなかったことを言われた。「デンバーもいいが，ワシントン近郊の NIH は米国医学研究の中心だ。NHLBI の Dr. Crystal は BAL を取り入れ，呼吸器に新しい方向を出している。彼に手紙を書きなさい。」そのころ，高橋英気先生と炎症肺の BAL 解析も始めていた。1981 年仙台での日本胸部疾患学会（第 21 回，会長：滝島任教授）では Dr. Crystal の招請講演を聞き，感銘を受けていた。

　初めて英文手紙を送ったところ，「α1-antitrypsin の cDNA を入手した。全米患者の肺気腫遺伝子解析をプロジェクトにするように。」という返事であった。人生はまったく不思議なものである。私は基礎医学の大学院を中退し，横目で分子生物学の進展をみながら，もう自分には遺伝子研究のチャンスはないと諦めていた。1983 年末，翌 4 月に合流する家族に先立って，クリスマスのベセスダに旅立った。

　自治医科大呼吸器内科の先生方に壮行会をしていただいた。その場で留学の目的として，ジョージ・ルーカス監督の「スター・ウォーズ」を取り上げ，「なぜ米国はあんな革新的映画を作る風土があるのか。研究も同じことであろう。その本質を学んできたい」と述べたのを覚えている。実際，米国留学中の師匠である Dr. Crystal から，私は学究生活の基盤的な面の再教育を受けることになる。何が本質的テーマであるのか？　コンセプトを立てるとは何か？　日本では受けられない教育を受けることになる。若い医師の中には留学を躊躇する人が多くなっている。留学は研究とその成果だけではない。米国学究社会で自分を作り直すことが，留学の目的である。

●文献
1) Nukiwa T, Matsuoka R, Takagi H, et al. Responses of serum and lung angiotensin-converting enzyme activities in the early phase of pulmonary damage induced by oleic acid in dogs. Am Rev Respir Dis 1982；126：1080-6.
2) Lieberman J. Elevation of serum angiotensin-converting-enzyme(ACE)level in sarcoidosis. Am J Med 1975；59：365-72.
3) Soubrier F, Alhenc-Gelas F, Hubert C, et al. Two putative active centers in human angiotensin Ⅰ-converting enzyme revealed by molecular cloning. Proc Natl Acad Sci USA 1988；85：9386-90.
4) Li P, Xiao HD, Xu J, et al. Angiotensin-converting enzyme N-terminal inactivation alleviates bleomycin-induced lung injury. Am J Pathol 2010；177：1113-21.
5) Shen XZ, Ong FS, Bernstein EA, et al. Nontraditional roles of angiotensin-converting enzyme. Hypertension 2012；59：763-8.
6) Shen XZ, Billet S, Lin C, et al. The carboxypeptidase ACE shapes the MHC class Ⅰ peptide repertoire. Nat Immunol 2011；12：1078-85.
7) Shen XZ, Li P, Weiss D, et al. Mice with enhanced macrophage angiotensin-converting enzyme are resistant to melanoma. Am J Pathol 2007；170：2122-34.
8) 貫和敏博. マイクロコンピューターと data base 用 application program. 内科 1983；51：1540.

補遺 1

Chart round―人材発掘（学生，研修医の関心を引き出す）の場

呼吸器内科志望者が少ない

 呼吸器は人体の中で酸素を取り込む，ガス交換機能の臓器である。医療の立場からは，その機能維持に問題となる感染症，喘息などアレルギー性疾患，または加齢肺としてのCOPD，肺癌，肺線維症などがこの順で歴史経過的にも呼吸器診療の課題となってきた。そしてこれらの問題に対応するのは，肺を構成する細胞とそれを制御する遺伝子群の理解を基礎に，ゲノム医学の物質論と呼吸器臨床expertの両方をbilingualに生きることだ，ということは本書（連載）で述べてきた。

 しかし目の前の問題として，呼吸器学会の将来計画委員会では会員数増加が課題となる。そもそも世界的にも内科志望は減少しているようである。2013年秋のAPSR横浜学会で来日した，師匠のCrystal教授が，米国医学生のいわゆるklein専門医志向を嘆いていた。内科の中でも急性期医療としての循環器や，消化管検査に特化した消化器が研修医の目には止まりやすい。

 しかし一方，呼吸器専攻の中でも学術部会の動向をみると，2007年と2013年の比較では，学術部会所属が3,000名増加（41％）する中，腫瘍学術部会（全体の25％，実会員増65％増），びまん性肺疾患学術部会（全体の10％，実会員増52％増）などは若手呼吸器科医の関心の推移を理解できる（表3-1）。私の研究領域である肺癌はEGFR

表3-1　日本呼吸器学会主学術部会登録会員数推移

学術部会	主学術部会登録会員数 2007年	2010年	2013年
細胞・分子生物学	178	180	194
アレルギー・免疫・炎症	1,002	1,158	1,339
形態・機能	171	173	176
閉塞性肺疾患	1,110	1,266	1,372
びまん性肺疾患	601	725	915
感染症・結核	1,105	1,386	1,571
腫瘍	1,375	1,687	2,275
呼吸管理	428	480	534
臨床諸問題	295	281	267
肺循環・肺損傷	73	132	323
計	6,338	7,468	8,966

driver変異の高頻度存在，分子標的薬，抗体製剤の応用など，今後大きく変化する．肺線維症では，肺の組織変化を理解するという課題と，その進行抑制の薬剤開発が進み始めている．若年医師はいかにinterventionできるかにやはり興味を持つようである．ここには呼吸器科医増加へのヒントがある．

Chart roundという場は医師にとって何の意味があるか？─答えを教えるのか？若手に考える課題を提示するのか？

本書(連載)の中では，私自身を育ててくれたものとして，自治医科大学や順天堂大学での入院症例検討の場となるchart roundに言及した．入院全症例40～50例を2～3時間，時には5～6時間にわたって，主治医からの診断過程，治療方針，治療経過の報告をもとに，全医師が議論する．Chart roundの場の舵取り役となる教授の力量が，本当の意味の教育である．

まず主治医グループは質問に備え，症例一例一例を再把握し，報告の準備をする．この学習効果は「考える臨床医」となる重要なステップである．呼吸器病棟入院患者の90％前後は診断は画像情報などから比較的容易である．しかし右から左への表面的な報告のみでは「考える臨床」の機会を失う．一方，原因不明熱(FUO)として鑑別診断を進める必要性，あるいは胸水貯留の鑑別診断など，あるいは循環器との境界(心不全か感染症か？)，糖尿病による修飾効果の判断など，その思考推論は現在もなお困難を極める．

治療経過として呼吸器疾患入院病棟に多い肺癌や難治性肺炎，COPD，IPFの急性増悪など，毎週毎週数十例に関して専門医としての思考や判断を重ねることは，このchart roundの運営こそが医師教育の中心であると理解される．メディアは表向きの病院の専門医評価を記事にするが，ある施設の本当の「臨床力」はこの訓練の中にある．

指導者の背中から学ぶ教育方法やグループ形成法

いかにして呼吸器内科医を増加させるか？ いかにしてグループを形成するか？ こうしたことには結局方法論がない．自分が置かれた，あるいは選んだ環境でのロール・プレイ・モデルの背中から学ぶしかない．逆にそうした人に遭遇した経験がないなら，若手医師に接触することは，あるいは非常に困難であるかもしれない．

こうした観点から自分を振り返ると，京都大学医化学の学生対応のシステムを自分なりに使ってきたことに気がつく．自治医科大学時代の学生との実験である．また自治医大では，私は参加しなかったが，吉良教授は肺生理の教科書を学生と輪読しておられた．それは順天堂大学時代に，私自身が学生とMolecular Biology of the Cellのfigureだけの輪読会を実行することにつながった．何かそういうことがしたくなると，自然に動い

補遺 1 Chart round—人材発掘（学生，研修医の関心を引き出す）の場

たというべきか。

東北大学時代は chart round では学生は私と並んで最前列に座った。主治医や初期研修帰りの大学院生と症例をめぐって議論をしながら，一方で横に座っている学生には X 線写真の読影を質問する。「この写真はなぜ心臓が見えないんだろう？」。質問は単純なもので良い。医局員は「また」と言う顔をしているが，学生は次々にローテーションしてくるので新鮮だ。この質問はよく吉良教授もなさっていた。医学部学生は東大入試合格レベルの偏差値の優秀な人材である。関心を持たせれば自分で学習を開始する。

もう一つの場は「臨床実習のレポート報告会（東北大学では defense といった）」である。20年間，よほど避けられない用事以外は私自身が対応した。2～3週に1回の金曜日，昼の弁当を食べながら約2時間実施する。病棟実習の3～5名の学生でまず history taking からはじめる。私は「この職歴は具体的にどういうことか」などと質問する。学生が答えられないと，指導した担当医が説明する。

このレポート報告会はスタッフにも参加を要請した。時に後ろを向いて，助手先生方にも質問する。おそらくこうしたシステムを数年経験すると，スタッフは「指導するとは何であるのか」を自然に身につけてくれたのではないかと思う。胸部 X 線写真はレポートとして A4 紙 1枚に大きくスケッチさせた。自分で描いて初めて写真を注意深く見ることを指導し，スケッチの要点を1枚1枚講評した。

最近はようやく日本でも faculty development として授業改革のための講義受講が義務付けられてきた。それは否定しないが，それに加えて師匠から学ぶ，師匠から盗むものがある。何もアカデミックな世界だけではない。板前など職人修行もそうだし，ビジネス世界でもメンター論の人気はあとを絶たない。人間社会のコミュニケーション訓練の不思議な側面である。

私自身は，こうした教育は留学中にも受けた。翌年の春の学会のために，自分の研究の abstract を投稿する。Dr. Crystal の部屋で添削を受けるが，何度も何度もダメ出しをされる。「日頃何を考えて実験しているのか？ それが問われるのだ！」と彼は実験室を叱咤して回る。Abstract は論文の core として自分のメッセージが最も端的に出る。

一方，学会2週間前となると発表リハーサルになる。ここでも，スライドは徹底的にわかりやすさと聴衆の理解という点から見直され，発表時の姿勢まで指導された。「聴衆を誘導するのは発表者の責任だ。」

こうして指導を受けた人材が欧米で多数教授となるのは当然のことと言える。こうした師匠の背中を見て育つと，それを自分のグループ形成や指導に直接活かせるだろう。私自身，東北大学ではこの「盗んできた教育法」を実行した。師匠としての Dr. Crystal は 2014年 Amberson Lecture を受賞した。彼の弟子が全世界で 45 名教授だと知らされた。

学生の指導，研修病院紹介，東北大学大学院入学へ

　Chart roundやレポート指導の場は，学生と私の間で相互に人物評価の場でもあると思う。評価は知識の多寡ではないのはもちろんである。学生の受け答えのコミュニケーションの的確さ，レポート記載の的確さで学生評価ができる。学生レポートは彼らが研修を終了し，入局勧誘まで残していた。何か学生にpassion（熱意）があるか？　こちらの言うことに「心が動く」か？

　初期研修医制度の始まる前から，レスポンスのある学生には東京の研修病院を紹介した。聖路加病院，虎の門病院，関東逓信病院など難関の研修病院にも採用される優秀な人たちが多かった。しかし，この先も折に触れ，食事をするなど接触を維持する努力が必要である。上京の際には年1,2回食事をしては呼吸器の面白さを話して説得を続ける。

　数年後実際に仙台に戻ってきて，呼吸器病態学の大学院に入学するのは，10〜20％程度である。私の力が足りないのか？　東京の魅力がそれほど大きいのか？　しかし，入局した人材は一騎当千の優秀な人たちである。ここからは連載で記したバイリンガル教育が始まり，東北大学のみならず全国の基礎医学研究室で修練し，次の呼吸器病学を築く人材が育っている。そうしたすべての人間関係の基礎は，病棟実習の学生との接触や出会いであり，それを私の身につけさせてくれたのはいろいろな師匠や環境である。

Chart roundでの発言：その治療選択にはエビデンスがありません！―エビデンスは「考える臨床」志向で臨床試験を組み立て実施する中から出てくる

　Chart roundは臨床を考える場として有用だが，最近では若手から「治療選択がevidence basedでない」と発言がでる。さて，senior医師はどう指導するのか？　エビデンスには抗菌薬使用判断のように確度の高いものと，炎症性肺疾患に対するステロイド剤のように臨床試験の組み立て方の困難なものまで多様である。ARDSに対するステロイド剤の効果などがそれである。ARDSという，原因が多様なwaste basket的疾患分類に対する理解と洞察がないと，臨床試験で決してクリアな結果にならないのは言うまでもない。IPFへの臨床試験にしても重症度IV度の患者をRCTに登録しても有意差のでる薬剤はないだろう。

　若手のエビデンス信仰医師には，こうしたエビデンス獲得へ何を試験するのか，また時間がかかる努力が必要である，という現実が見えていない。

　Chart roundで訓練を受け「考える臨床」が身についた医師は，当然次の展開としてprospective clinical trialを組み，仮説の有意性を検証する必要がある。そのためには登録症例の選択基準や，検証すべきエンドポイントを設計するにあたって，十分な臨床経験と論理構築が必要である。

　現時点で必要なもう一点は，こうした臨床試験を動かすシステムの構築であ

る。日本では肺癌や感染症では先行研究組織があるが，炎症性肺疾患ではそうした組織はないに等しい。厚生労働省科学研究費の班研究で少しはなされてきたが，症例集積への熱意が不足で，また単一臨床試験でのCRO等の構築は過重である。新たな臨床試験研究組織を立ち上げるか，あるいは既存の組織を拡張し「非癌領域」部門などで対応し，phase Ⅱから実績を積み，phase Ⅲのエビデンス形成へ挑戦すべきでないのか？

「エビデンスがない」と切り捨てる若手医師に聞きたい。「君達はいつまで，他人の褌，白人のエビデンスの上に自分の臨床判断を任せて，思考停止するのか？」と。

呼吸器内科医の専門性と総合医的診療実態：これを逆手に独自性を伸ばす

Chart roundが勉強になる点は，呼吸器の専門領域だけではない。呼吸器診療には否応なく総合医的診療が必要になる。確かに，学会の学術部会に見られるような感染症，アレルギー，炎症，腫瘍から加齢肺など対応すべき範囲は広範である。しかしその多くが高齢者であることも特徴であり，他臓器疾患との合併は過半数に見られるのでないか？

したがって毎日の診療は呼吸器科医であり，同時に総合医（プライマリケア）的診療となる。これはおそらく，循環器科医の急性期対応，あるいは消化器科医の検査対応の診療とは大きく異なる呼吸器の特性でないか。地域の病院では，なし崩し的に総合診療を受け持つ呼吸器科医が多いと思われる。また，高齢者に対する終末期ケアにも対応している。現在，国でも総合医養成を大きな課題としている。

それならば逆に，学会として学術部会の1つに総合医部会を立ち上げ，これを呼吸器学会に取り込んで，総合診療医の専門医資格を補完するような学術講演会プログラムを提案するのは，現場のニーズに合致するのでないか？ 呼吸器外科学術部会の設立にも見られるように，今後の高齢者医療を支える臓器として呼吸器疾患は需要が大きな領域であり，呼吸器に興味を持つ若手医師に訴え，また会員数増加にも寄与するのではないかと考えられる。

Chapter 4 分子生物学ことはじめ
NIHと西欧ロジックの洗礼（α1-antitrypsin, neutrophil elastase, IGF-Iなど）

NIH, Bethesda, MD

　人生は振り返ると偶然の連続といえる。米国留学も必ずしも予定していたものでなく，自治医科大学研鑽中に猛然と留学の気持ちが昂じてきた。留学先も偶然にも吉良枝郎教授の考えでNIH（National Institutes of Health）となった。しかしNIH, Bethesda, MDという地名は学生時代からの論文抄読会では何度も目にした。基礎医学のメンター早石修教授はNIHのToxicology部長から京都大学医化学教室に戻られ，NIHの話はしばしば聞いていた。偶然憧れの場所で研究生活が可能となった。

　1983年12月末，当時パンアメリカン航空を使い，ニューヨーク経由でナショナル空港（現レーガン空港）に到着予定であったが，はるか離れたダレス空港に降りた。迎えていただいた先生には到着地変更に伴い大変なドライブであったが，無事，深夜Bethesdaの宿に泊った。翌日歩いてNIHへ向かい，その広大なキャンパスに驚愕した。

　東北大学退職後のニューヨーク滞在中，久しぶりにワシントンDCに下り，NIHを訪れた。「Never ending construction」といわれたClinical Centerのあるビルディング10は，30年を経て玄関など建築は豪華に完了していた。何よりも驚いたことは，9.11事件以降，NIH立ち入りへの軍の検閲が厳しくなったことである。もともと核戦争に備え，ワシントンDCの政府施設とNIHの間には巨大なトンネルが存在することは目撃していた。今回はさらにバイオテロへの

Chapter 4 分子生物学ことはじめ
NIH と西欧ロジックの洗礼（α1-antitrypsin, neutrophil elastase, IGF-I など）

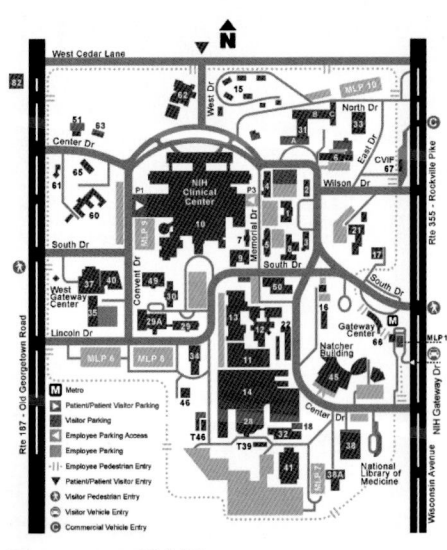

図 4-1　NIH 構内図

現在の Bethesda の NIH キャンパス。中央上部の大きな建物がビルディング10。30年前より建物数も増加し，むしろ狭くなった印象も受けた。メトロの駅もあるが，かつてのように自由に出入りはできなくなっている。

対応も重要な役割となった。

　NIH は Bethesda キャンパスだけでも現在は60以上のビルからなる巨大な施設で（図 4-1），研究所群（複数表記）を指す。現在ではゲノム解析など新しい分野も含む21研究所群と6つのセンターからなる。NHLBI（National Heart, Lung, Blood Institute）はその1つで国立心臓・肺・血液研究所と呼ばれるものである。その呼吸器研究を担当する Pulmonary Branch はビルディング10の6階 D 廊下にあった。

　Dr. Crystal（図 4-2）の部屋はマラソン関連のポスターが張りつけてあり，論文原稿が散らばる雑然とした印象を受けた。初対面の挨拶後，彼からは「分子生物学を学ぶにはちょうどいい時期だ。新年までは米国生活の準備手続きを完了するように」と話された。

　Dr. Crystal 自身も，不思議なことに呼吸器オタクではない。ボストンの MGH（Massachusetts General Hospital）のチーフレジデントから，ベトナム戦争を回避して，血液学を学ぶため NHLBI に移った。そして NHLBI のディレクターであり高脂血症分類でも有名な

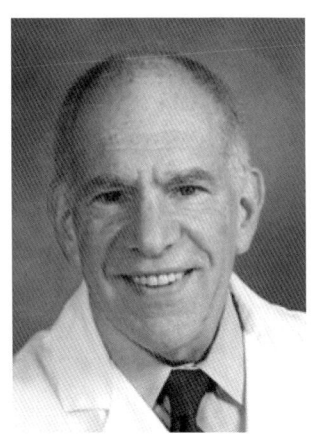

図 4-2　Dr. Ronald G Crystal

Fredrickson の抜擢で 35 歳前後に Pulmonary Branch のチーフになっている．アメリカンシステムの自由度とダイナミックさである．

　サルコイドーシスや肺線維症などの研究グループに加え，彼の α1-antitrypsin（A1AT）を研究する実験室は，2 人の米国人研究者と 2 人の実験助手の女性がいて，Dr. Brantly（フロリダ大学）は留学直後の手続きに世話になり，以降家族ともども付き合うようになる．

　当時 Pulmonary Branch ではすでに川並汪一先生（日本医科大学）や柴原茂樹先生（東北大学）が帰国し，福田悠，尾崎敏夫，平田健雄の各先生方が在籍していた．徳島大学から留学の尾崎先生は，NIH から徒歩 10 分の Sonoma Rd の端の一軒家を引き続き借用することを勧めてくださった．

　家族が渡米する 4 月まで，徒歩 5 分の下宿を決めた．家主は小学校教諭の Ms. Seward で彼女とはその後数十年付き合っている．この独身の 3 カ月，車で DC に出て街並を覚え，時には大西洋岸までドライブして米国の広大さを実感するにつれ，よくこんな国と戦争したものだというのが米国の最初の印象であった．

僕はもっと molecular biology を勉強したい
こんなことを習いに留学したのではない

　年が明け，具体的な研究テーマは 1983 年 7 月に Nature の Article に掲載された，A1AT 遺伝子の点突然変異を 19-mer oligonucleotide でハイブリダイゼーションして捕捉することであった．しかし時代のトップ技術を素人の私がすぐ実施できるわけではない．

　では指導者は？　これが Crystal 研にはいないことはすぐわかった．A1AT 研究グループの Dr. Brantly, Dr. Paul が実際にやっているのは RFLP（restriction fragment length polymorphism）と呼ばれ

Chapter 4 分子生物学ことはじめ
NIH と西欧ロジックの洗礼（α1-antitrypsin, neutrophil elastase, IGF-I など）

る手技である。「ほら Toshi すごいだろう。この患者には polymorphism がある」。当時はそうした臨床研究が中心だった。「Great!」と答えながら，心では「俺はこんなことを習いに NIH に来たわけではない」と叫んでいた。

　背景を説明する必要がある。京都大学で学んだ酵素学は蛋白としての機能を評価するため反応速度論的解析を行う。しかし分子生物学では，現在では「組換え DNA 技術」で蛋白も評価できるが，当時の対象はほとんど核酸のみである。

　研究対象とする核酸を解析する方法は，①制限酵素（restriction enzyme）で核酸を切断し断片サイズを調べる（変異が切断認識部塩基にあれば断片サイズが変化する），②^{32}P で標識した核酸と対象検体をハイブリダイズさせる southern blotting 法（相補的塩基配列なら，サンプル核酸と標識核酸が過熱・冷却で二重らせんを作るのでフィルムに感光させ同定できる），③核酸配列を読んで直接確認する，などである。

　私にとって幸運であったのは，日本で分子生物学を学んだことがなく，米国で 1 から始めた点である。何がよかったか？　第一にクッキングブックなどと呼ばれるプロトコール集（実験技術ノウハウ）で先輩の技術をそのまま真似るのではなく，あちこちの実験室に問い合わせて，そのエッセンスで自分のプロトコールを作った点である。

　第二は実験キットや試薬，放射性同位元素が，NIH 契約で市販の 1/3 程度の価格で購入でき，ケチケチせずに実験ができたことである（残念なことに，日本では各種輸入業者が科学研究費という税金の 1/2 から 2/3 程度を中間マージンとして価格に組み込んでいるようである。基本的試薬類は米国のような契約があっていいのでないか）。

　核酸を対象とする分子生物学では，制限酵素ほど大きな意義のある道具はない。GFP 同様，ノーベル医学・生理学賞受賞の対象になって当然である。「制限」酵素とは核酸配列の palindrome（「タケヤブヤケタ」的回文配列）を認識し，通常 dimer で核酸に結合し，これを 2 塩基，4 塩基あるいは blunt end などで切断する酵素である。

多くのDNA認識の蛋白はこうした二量体で作用する。

　この点では医学部学生実習のときの子牛胸腺からのDNA抽出を鮮明に思い出した。最後のステップのエタノール沈殿で試験管の中に糸のようなDNAが析出し可視化される。そのとき、「こんな複雑な重合体をどう研究するのだ？　塩基配列をどう読むのだ？」という技術的難問に茫然とした記憶がある。この複雑な重合体を化学的に切断するのが制限酵素であり、コンピュータ用語の「カット」に相当する。組換えDNA技術の基礎にある酵素の1つである。

　酵素学と分子生物学の相違点はもう1つある。前者は蛋白質を精製する過程で、純品になるほど絶対量が減っていく。後者は、ある核酸配列をplasmidという細菌由来DNA（よく大腸菌が使われる。菌体中の環状二本鎖DNAで染色体とは独立して増殖し得る）にligase反応で取り込めば、あとは無限に増幅できる。技術的にはコンピュータ同様、「コピー＆ペースト」が可能であり、分子生物学が「情報」生物学である基本的類似性である。

　今日の全ゲノム配列読破の基礎となった「組換えDNA技術」で、この切断を制限酵素が担う。「組換えDNA」とはplasmid構造の1部を制限酵素で切断し、一方研究対象の核酸配列（通常はある遺伝子のcDNA）の両端も同じ制限酵素で切断する。そうすると断端の数塩基配列は同じなので、DNA ligase（DNA断端の接続合成酵素。コンピュータ用語の「ペースト」の役割）でつなげば環状DNAとなり、大腸菌の中で例えばインシュリンが次々合成されることになる。

　少し時間をとって制限酵素の意義を説明したが、話を元に戻す。留学直後、被検患者DNA検体を制限酵素によるRFLPで解析していたが、こんなことを習いにNIHに留学したのではないという点である。ではどうするか？　患者DNAのA1AT遺伝子をクローニングして、より情報量の多い全塩基配列を読む以外にない。その技術がCrystal研で継承されていない現実に直面した。

　これが私のNIHでの次の展開に繋がった。実はCrystal研自体が転換期であったのだ。分子生物学技術を担っていたのはPhD研究者が中心で、MDには十分に広がっていなかった。BALと蛋白化学の

Chapter 4 分子生物学ことはじめ
NIHと西欧ロジックの洗礼（α1-antitrypsin, neutrophil elastase, IGF-I など）

方法論からの脱皮は可能か？　当時 Crystal 研の論文に名前を連ねていた Peter Bitterman, Steve Renard, Alan Hans, Bruce Robinson 達はちょうど売れ時で教授として赴任し，あるいは帰国していった。そのあいさつの「Good luck! Be productive!」という彼らの言葉には，ここにいても分子生物学は勉強できないよ，という意味が込められていた。

　Dr. Crystal が私を信頼してくれたのは，ボストン・マラソンを一緒に走ったのは当然として，私自身が MD でありながら，研究室内の MD に継承できる分子生物学の技術を，NIH のほかの実験室から Crystal 研に移植し，彼自身が研究室を次なる遺伝子治療研究へと舵を切る基礎を作ったからであろうと考えている。実際この頃実験室を去った人々にとって，その後の Crystal 研の変貌は驚きであったようである。

λphage cloning 法と Sanger 塩基配列決定法
論文量産への必要基礎技術

　留学して 6 カ月が過ぎたころ，日本に招聘された Dr. Crystal が吉良先生に，「貫和はよくやっている」といったと連絡が入った。内心，強い焦りを感じた。まだ実際には何も進んでいない。1984 年 6 月，私は Dr. Crystal に相談した。「与えられた突然変異検出のテーマは，夜 Crystal 研で続ける。日中は NIH のほかの研究室で λphage cloning 法や塩基配列決定法を学びたい」と申し出，許された。彼からは後者は内部でできると言われたが，今実際に動いていないと意味がない。

　実は当時 NIH 全研究者の 10％，400 人が日本人であり，その情報網を通し，どこの誰にどういう技術があるかは伝わってきた。限られた留学時間を有効に生かすために，日本人であるネットワークを活用したことになる。

　先程の plasmid は細菌内の環状 DNA で，抗菌薬の耐性などに関与し，遺伝子導入という面からは vector（媒介体）と呼ばれ，平均

1〜4キロベース(kb)程度の cDNA を組換え対象にする。A1AT 遺伝子の変異を調べる場合，そのエクソン，イントロン構造は 10 kb 程度であり，これに適する vector は plasmid でなく λphage となる。医学部学生時代，細菌に対する月面着陸船のようなファージが，ヒトの遺伝子解析に役立つとはと驚いた。λphage には 5〜10 kb 程度の染色体ゲノムの1部が取り込まれる。

　実際には患者 DNA を制限酵素で軽く切断し，すでにかつてのフィルムつき簡易カメラのようにキット化された λphage cloning kit で phage に ligase を用いて取り組む。それを大腸菌に感染させ，シャーレの上に一定の希釈率でまくと，phage による溶菌部分がコロニーとして抜けてみえる。これを位置オリエンテーションを付けて nitrocellulose 膜に接触させ，この膜を^{32}P 標識 A1AT cDNA とハイブリダイズすると，A1AT 遺伝子のエクソンを含むゲノムのコロニーが識別される。

　確率的に数十枚のシャーレを用いれば確実に数個の A1AT ゲノムが回収できた。それを増幅して A1AT 遺伝子部分を回収し，さらに plasmid にサブクローニングし，これを 19 mer 程度の oligonucleotide を合成して Sanger 法で塩基配列決定をすれば，患者のエクソン部分の変異は容易に同定できることになる。

　この方法は実際には NIDR(Dental Research)の山田吉彦先生に習った。複雑な工程ではあるが，山田先生のプロトコールは確実にクローニングできるものであり，NIH での私の成果は山田先生のお蔭である。実験プロトコールは安定したものでないと意味がない。NIH の日本人研究者にはいろいろ個性が見られたが，山田先生は優しい「大人」という風格があった。

　一方塩基配列決定法は，反応そのものは単純で，ある確率で DNA 鎖が伸長できなくする化合物を加え，G，A，T，C それぞれの反応を行い，途中で合成が止まった DNA の鎖を polyacrylamide の分子篩で分けるという原理である。こちらはむしろ，技術的に 30×50 cm の polyacrylamide gel を薄く作成することや，感光のためにガラス面から剥がすことが問題であったが，すぐ修得できた。塩基配

Chapter 4 分子生物学ことはじめ
NIH と西欧ロジックの洗礼（α1-antitrypsin, neutrophil elastase, IGF- I など）

列決定法は，NCI の Dr. Aaronson SA（NIH 3T3 の開発で有名）の実験室で日本人研究者より習った．

　NIH には4年間いたが，その滞在最後のころ，これもノーベル賞を受賞した PCR（polymerase chain reaction）法が開発された．この方法を使えば，ゲノムのいかなる位置でも増幅することができる．もはや λphage によるクローニングの必要はなくなった．後述するように順天堂大学における Siiyama 遺伝子変異同定は PCR 法による．現在も続く分子生物学の技術革新のすさまじさである．

　しかし λphage を用いた chromosomal jumping 法は，呼吸器遺伝性疾患として有名な，cystic fibrosis（CF）遺伝子分離に用いられた．米国で JCI の学会にポスター発表したときのこと，少し離れてこの chromosomal jumping 法を提示している研究者がいた．この方法で何をクローニングするのかと聞いたら，即座に「CF 遺伝子」との返事が返ってきた．この人物は Francis S Collins．現在 NIH ディレクターで，またヒトゲノム全解読の Dr. Venter と並ぶもう1人の立役者である．人生の邂逅とは不思議なものである．

自分で克服した oligonucleotide probe 技術

　こうした分子生物学の技術的課題を NHLBI 以外の実験室で克服でき始めた1984年秋以降，本来の研究課題である 19-mer oligonucleotide probe による，点突然変異検出も，この技術習得段階でのノウハウを転用することで克服できるようになった．Nature の Article に掲載される技術であるが，数カ月経てもどこの実験室も追試ができていなかった．

　面白い経験をした．NIH から全米のいろいろな研究室に電話をかける．こちらが下手な英語で質問しても，丁寧に実験プロトコールを教えてくれる．NIH はいろいろ予算を握っているからだろう．しかし点突然変異検出技術の答えはなかった．

　最大の問題は ^{32}P-標識放射比活性を高くすることである．詳細は

> **Column-2　オリゴヌクレオチドを用いて点変異を同定する方法**
>
> NIH留学時に，最初にDr. Crystalより与えられた課題。もちろん現在はPCR法で容易に判定できる。
> 　図はインターネット検索で本論文（Nukiwa T, Brantly M, Garver R, et al. Evaluation of "at risk" alpha 1-antitrypsin genotype SZ with synthetic oligo-nucleotide gene probes. J Clin Invest 1986；77：528-37）のPDFが閲覧できる。
> 　その図3にA1ATの正常型M，欠損型のS，Z，またヘテロ接合のSZを判別する図が示してある。
> ・左端はEcoRIとBgIIで切断した場合のエクソンIからVの泳動位置を示している。
> ・図の上段はS型（exon III：glu264→val264），Z型（exon V：glu342→lys342）の変異配列オリゴヌクレオチドと対応する位置の正常M型配列オリゴヌクレオチドを用い，まず，各遺伝子型のホモ接合個体を示している。
> ・左端のM1M1はエクソンIIIもエクソンVも正常配列でシグナルを認める。
> ・中央はS型でエクソンIIIはS型配列でシグナルを認め，エクソンVは正常配列側でシグナルを認める。
> ・右端のZ型は逆にエクソンVで変異配列にシグナルを認める。
> ・図の下段は3つのヘテロ接合のシグナルであるが，SZヘテロはエクソンIII，Vに相互に正常型配列がシグナルを示している。
> 　留学1年の時間をかけて開発した技術であるが，PCR法の開発で不要となった。分子生物学の技術革新の激しさを示す1例である。

　論文に譲るが，要点は各核酸種のラベル化合物，^{32}P-GTP, ^{32}P-ATP, ^{32}P-TTP, ^{32}P-CTPを全部使ってprobeを作成すること。次にこの高放射比活性に標識された^{32}P-19-mer oligonucleotideをどう精製するかである。後者は，実は塩基配列決定に用いる大きくて薄いゲルを使用した。技術の転用である。猛烈な放射比活性であるのでゲルを流しているときから，放射能計測器はガリガリ音を立てる。分離を終了し，ガラス板を外してラップフィルムをかぶせ，未開封のX線フィルムをそのゲルの上に置き30秒曝射。現像室で見事に高放射比活性probeの位置が同定できた。このゲル部分を切り抜き，bufferに抽出してハイブリダイゼーション用のprobeとした。
　点突然変異のA1AT遺伝子Z型と正常配列検体を制限酵素で処理したsouthern blotting同様のnitrocellulose膜に反応させると，点突然変異が見事に検出できた（Column-2）。結果の感光フィルムを

Chapter 4 分子生物学ことはじめ
NIHと西欧ロジックの洗礼（α1-antitrypsin, neutrophil elastase, IGF-Iなど）

持ってDr. Crystalの部屋に報告に行くと，「Congratulation!」といって部屋の冷蔵庫からBudweiserを出して乾杯してくれたことを覚えている。

さて，こうした技術は日本ではそれだけでも論文化されるが，Dr. Crystalはこれを使って新しい医学，生物学を証明してこそ，ワンランク上の論文になるのだという指導である。偶然にもA1AT遺伝子Z型（欠損）とS型（中等度欠損）のheterozygote家系の解析依頼がきた。Z型とS型の変異アミノ酸は別のエクソンにあるので，高放射比活性probeと組み合わせると本方法のいいデモンストレーションになる。すぐにこの家系の実験を済ませ，次の段階の論文作成教育を受けることになった。

論文の構成作業は映画の脚本・脚色と同じ
A1AT遺伝子SZ型はat riskである

黒澤明監督に『蝦蟇の油―自伝のようなもの』という随筆集がある。山本嘉次郎監督の助監督をしていたときの映画脚色の話が書いてある。「母馬の悲しみ」をいかに映像表現するか。脚本に従って撮影したフィルムは存在するが，編集の段階でこれを観客により訴えるよう脚色を加えて，再度工夫する。いまさらロケや再撮影はない。

私は後年日本でこれを読んで，論文作成にも通じるものを理解した。論文報告もさまざまな内容を取り扱い，むろん新発見ばかりではない。自分の研究経過をreviewerがacceptするようなストーリーを再度考えねばならない。初心の研究者は一般読者を考えて論文を書くが，実は査読者を通過しないと，一般読者に苦労した論文は届かない。

私の1年超に及ぶ研究の論文化のコンセプトは「A1AT遺伝子Z型homozygoteは肺気腫を惹起するが，SZ heterozygoteもat riskなgenotypeである」というものである[1]。

論文作成はfigure作成から始まる。映画の脚色に相当する。どの順にどのデータを図として使うか？ この順番そのものが論文のス

54

トーリーであり，メッセージである。「What's your message?」と何度もくり返しDr. Crystalに言われた。図の構成の細かい点にまで指導が入る。縦軸，横軸。左から順に最も示したい変異例，次に正常対照例など，読者の思考の流れを考える。

　約1カ月かけてこの段階が終われば，図の説明（figure legend）の作成。この段階で図を修正すると大叱責が飛ぶ。絶対ストーリーは変えない。図の説明は京都大学でも言われたが，方法論に戻らずとも，その図1枚で読者が理解できるように，十分な内容を盛り込むよう指導される。

　次にMaterials & MethodsからResultsに進む。もうストーリーは決まっているので，「記載すべき内容はcrystal clearだ」というのが師匠Dr. Crystalの言い方である。ただResultsの原稿作成に入り，初めて西洋におけるパラグラフとは何か（彼らには常識）の再教育を受けた。「Paragraphの最初の文章（topic sentence）は，そのパラグラフのoverviewである」というものである。最初の一文にmessageが表現されている。

　日本人の論理展開は周辺から進むのでそのメッセージが見えない。この点は2007年の呼吸器学会に来日願ったMimi Zeiger先生の論文の書き方[2]にも示されている。さらに最近，学士会報に外山滋比古氏が日本は明治開国で，逐語訳（取扱説明書的）文化移入に終わり，パラグラフで展開する西欧ロジックの移入に失敗したと述べている[3]。結局留学の本当の目的はこの辺にある。国際社会におけるコミュニケーションと共通ロジックを学ぶことが海外で暮らす意味である。ある意味，日本には国際ロジックへの再開国が必要である。

　こうして数カ月間で完成した論文は，J Clin Investに投稿され，私は家族と2年目の夏旅行（イエローストーンからグランド・キャニオン，サンフランシスコまで）に出かけた。DCに戻った頃，朗報が届いていた。論文はnon reviseで受理された。時間をかけ，メッセージをclearにすると，論文はそのまま受理されると知った。

　Dr. Crystalの指導の強烈さ，西洋ロジックの論文文節構成，また

1枚の図における細部までの配慮に見えるユダヤ系の文化。私はこの論文作成過程でこれらの基礎をしっかりと身につけた。後に順天堂大学や，東北大学での後進の指導にその文化を引き継いだ。

A1AT 遺伝子 Z 型の全塩基配列を調べて何になる
実は人種差を示す SNP が見つかった

では塩基配列決定技術を何に使うか？　私自身は A1AT 遺伝子 Z 型を sequence しようと考えていた。理由はその 342 番の，突然変異〔Glu^{342}(GAG)→Lys(AAG)〕はアミノ酸解析による同定なので，アミノ酸 coding 領域塩基配列決定で病的変異蛋白の全体像が知りたかった。Dr. Crystal はこの考えには反対であった。新しいものはないという予想であった。

Z 型患者の DNA は手元にあるので自身の訓練も兼ね，λphage cloning, そのサブクローニングによるエクソン全塩基配列を決めてみた。すると正常配列と異なるもう1カ所〔Ala^{213}(GCG)→Val(GTG)〕に変位が見いだされた[4]。実はこの変位は現在でいう SNP (single nucleotide polymorphism)として重要な遺伝子多型であることが判明した[5]。

実際にやってみなければわからないことがあるものだ。こうした SNP の意義をさらに明らかにするために数種類の類人猿，チンパンジー(アップジョン研究所より)，ゴリラ(当時 National Zoo の人気者 Tomoka より)，ヒヒなどの A1AT 遺伝子をクローニングして，全塩基配列を決定した[6]。類人猿間とヒトでは塩基変異は非常に限られていた。

全米からは変異場所不明の A1AT 欠損患者検体が解析依頼で次々と送られてくる。この辺が NIH のすごいところである。そのため，まず等電点分画装置で A1AT 蛋白の電気泳動位置を決定し，新規と予想されると，クローニングし，変異を同定し論文化された[7,8]。等電点電気泳動による表現形 M1, M2, M3 などの変異位置を決めた[9,10]。日本から留学してきた佐藤研先生や高橋英気先生ほ

か，多くの先生方と共同研究を行った[11)〜13)]。

白血球エラスターゼ遺伝子クローニング

　肺の破壊の防御因子であるA1AT遺伝子変異を研究する一方で，タバコ煙による肺胞マクロファージ活性化，白血球リクルートにより放出されるneutrophil elastase（NE）は攻撃因子であるが，まだクローニングはされていなかった。実はA1AT蛋白は「Kamikaze protein（神風プロテイン）」ともいわれ，このNEに一対一で不可逆に結合する自殺分子（suicide molecule）でもある。A1AT欠損が肺の破壊による肺気腫形成に強く影響するのは，こうしたNEとA1AT間の阻害形式特性が関与する。

　こんな話をしていた1986年春，学会から戻ったDr. CrystalはNEのアミノ酸配列が発表されていたので，同伴の研究者の1人とメモしてきたとニヤリとして告げた。30〜50アミノ酸のメモであった。いずれは公表されるアミノ酸配列なのだろうが，この情報を今使えばほかのグループとほぼ同時にクローニングできるのでないか。分子生物学は情報戦である。

　これは高橋先生のプロジェクトとなり，私は手伝うことになった。比較的長いoligonucleotide probeをアミノ酸配列から複数種準備し，市販のU937細胞（macrophage系の細胞株）cDNA libraryをスクリーニングした。やはりoligonucleotideでは比放射活性が低いので，感光されるシグナルが弱い。1カ月ほど，結果は得られなかった。「ジョギングをやらないから仕事がはかどらないのでないか？」と高橋先生を冷やかすと，彼はムスとして猛然とクローニングに励み，遂にいくつかのクローンを手に入れた。この論文化にも，またひと捻りをDr. Crystalから要求された。結局，HL60という骨髄球系細胞株をdimethyl sulfoxide（DMSO）で好中球系へ分化することによりNEが発現する，というストーリーでJ Biol Chemに受理された[14)]。

Chapter 4 分子生物学ことはじめ
NIHと西欧ロジックの洗礼（α1-antitrypsin, neutrophil elastase, IGF-Iなど）

好中球エラスターゼ(NE)cDNAクローニングが完了すると，NE遺伝子のエクソン，イントロン構造を含む全ゲノム構造解明が次の目標となる。高橋先生や，新しく日本から留学した吉村邦彦先生などがこのプロジェクトに取り組んだ。A1AT遺伝子変異解析はエクソン，イントロン構造は既知であるので，エクソン部分で患者検体から変異を見つけるだけでいい。

しかしNEの全ゲノム構造はλphage cloningを行った後，sequence probeを合成しながら，入手したクローンを全塩基配列決定しなければならない。論文化は私の帰国後になったが，全4kbの遺伝子でエクソン5個からなるゲノム構造がJ Biol Chemに報告された[15]。私の留学したときに比べると，Crystal研の分子生物学の力は飛躍的に大きくなったといえる。

いったい肺胞マクロファージとは何か？
AMDGFとIGF-I

現在でこそマクロファージをM1型（細菌，ウイルス，真菌感染時の活性化，病原菌排除，TNF, NO, IL-6, IL-1βなどの産生）とM2型（寄生虫感染，アレルギー応答，創傷治癒，癌転移などに関与）に分類する考え方が定着しつつある。しかしそれ以前は，マクロファージはまるで千手観音のような多機能細胞と理解された。

肺胞腔に存在する肺胞マクロファージは，機能的にはM1型と考えられるが，BALの解析により，各種増殖因子の産生も知られ，創傷治癒的M2型の機能も持つ。これら増殖因子はG1期で細胞分裂の準備段階に関与するcompetence因子と，DNA合成開始シグナルとなるpromotion因子が存在し，前者はPDGF，後者はIGF-Iなどである。

1980年代前半Crystal研のBittermanらは肺胞マクロファージにpromotion因子活性を見いだし，これをAMDGF (alveolar macrophage derived growth factor)と命名した[16]。IGF-I/SomatomedinCは1つの候補であるが，分子量が合わなかった。肺胞における細

Column-3　肺胞マクロファージにおける IGF-I mRNA の発現

　肺胞マクロファージの機能は非常に複雑であり，まだまだ未知の部分が多い。気管支肺胞洗浄法 BAL により細胞形態は日常的に見ている。TGF-β をはじめ多様な増殖因子を発現するが，Bitterman らは新規増殖因子 alveolar macrophage derived growth factor (AMDGF) の存在を報告していた。しかし，各種増殖因子がクローニングされ，AMDGF といわれたものは IGF-I であることを，蛋白精製や溶液ハイブリダイゼーションで示した。
　インターネットで本論文 (Rom WN1, Basset P, Fells GA, et al. Alveolar macrophages release an insulin-like growth factor I-type molecule. J Clin Invest 1988；82：1685-93) を PDF で入手する。
　その図 6 を見ると，肺胞マクロファージから抽出した RNA を用いて，IGF-I の存在を証明している。
・図 6-a にはプローブとして用いた IGF-I cDNA のエクソン I から III までの 380 bp が示してある。
・図 6-b は solution hybridization の結果である。左端はポジティブ対照である肝臓，右端は血中の単球でネガティブ対照である。
・BAL で回収した肺胞マクロファージでは，病的なアスベスト肺でも，正常肺でも，IGF-1 のシグナルを認める。
・しかもそのシグナル強度は IGF-I の主要産生臓器とされる肝臓とほぼ同じである。
　血中の細胞ではまったく発現を認めないが，肺胞腔内では正常肺も，病的肺も IGF-I を発現している。しかしマクロファージにおける IGF-I 産生の生理的意義の研究はその後進んでいない。

胞増殖の問題は，肺の線維化とも結び付き，大いに興味がもたれる。
　しかし 80 年代後半，IGF-I ゲノム遺伝子構造が明らかになり，肺胞マクロファージの promotion 因子はやはり IGF-I ではないかと予想された。同僚の Dr. Rom (NYCU) は蛋白解析を担当し，その部分精製，抗 IGF-I 抗体による promotion 活性抑制などを示し，貫和は肺胞マクロファージに IGF-I が発現することを mRNA で示した。実際血中単球系細胞では IGF-I 発現はなく，逆に IGF-I 産生臓器として知られる肝臓と比べ，肺胞マクロファージの単位 mRNA 量当たりの発現量はほぼ同程度であることを確認した (**Column-3**)[17]。
　肺胞マクロファージの IGF-I が実際にいかなる生理機能に関与するのか？　残念ながら現在 PubMed で検索しても約 40 報のみで，まだ研究の進展はない。これはあまりに多機能であるマクロファージはさらに研究推進の必要があるのだろう。M1 型，M2 型マクロ

Chapter 4 分子生物学ことはじめ
NIH と西欧ロジックの洗礼（α1-antitrypsin, neutrophil elastase, IGF-I など）

ファージの分化機能やそのシグナルが理解されると，肝臓に匹敵する遺伝子発現を示す IGF-I が肺胞マクロファージでいかなる生理機能を持つのか明らかになることが期待される。

　以上留学中の研究は，全部が順調であるかのようだが，もちろんそうではない。留学延長時には，xenopus oocyte を用いた migration inhibitory factor（MIF）遺伝子クローニングを計画したが，これは実らなかった。習いに行った NIH の研究室に日本人はおらず，十分な技術情報が得られなかったからかもしれない。

米国での生活を振り返り，留学の意味を考える

　いくら内容が正しい教育を受けても，日本の環境では身につかない，理解できないものがある。論文の書き方に記したように，西欧のロジック展開としてのパラグラフ構造などである。多くの日本企業が焦っているように，現状の日本国内ではこのロジック展開が身に付かない。社内英語公用化など，単に言語の問題でなく，英語でコミュニケーションする抵抗感克服とともに，背景の西欧ロジックを社員が身につけるのが狙いでないか。中国，韓国の近年の変化を目の当たりにして，東アジアでもロジック構成でバイリンガルでないのは日本だけの可能性がある。日本は近い将来，ロジック再開国が必要である。

　もう1つの Crystal 研の訓練は学会発表の目的とスライド形式である。相手の理解を引き出すのにいかなる工夫が必要か。Crystal 研での学会予行に参加すると，「You win」，「You lose」という批判が飛び交っていた。「win(lose) your audience」の意味である。このコミュニケーション技術も日本の大学では真剣に教えられていない。

　典型的な Dr. Crystal 流スライドを示す（図4-5）。タイトルは疑問符付き問題提示，左半分には方法論，右半分にはそれによる結果，そして解釈をスライド下に簡潔にまとめる。そしてその実験で生まれた新たな疑問が，次のスライドのタイトル，問題提示になる。基

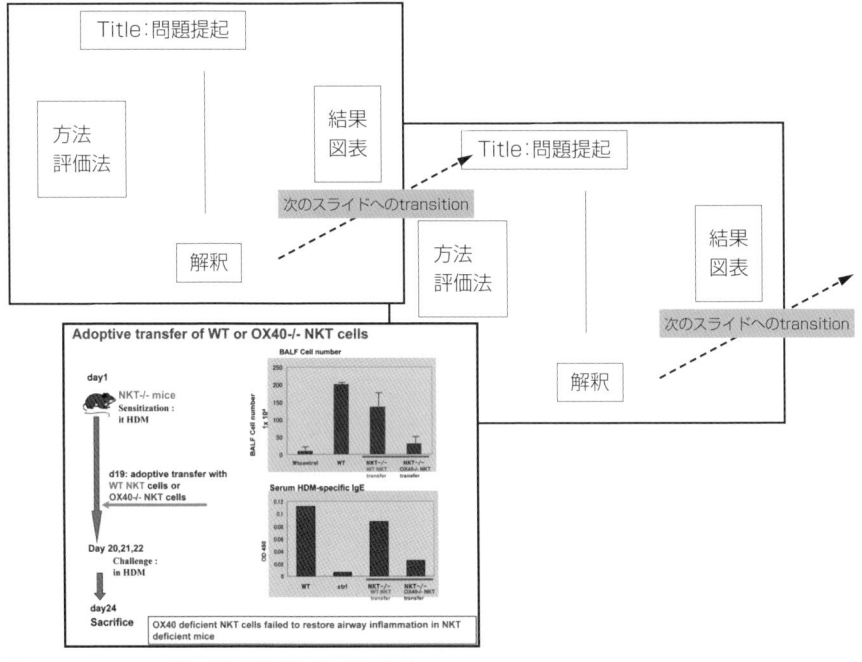

図4-5 Crystal研の典型的発表スライド
米国では学会発表は聴衆の理解を得ることが重要視される。研究の経過を示すのに，タイトルに問題提起，スライド左半では方法論の説明，スライド右半にその結果を示し，その解釈をスライド下端にまとめ，ここでの新たな問題を次のスライドのタイトルとする。スライド1枚1枚で話は完結しながら，ストーリー全体は流れていく。わかりやすさという面では優れている。Crystal研後輩の菊地利明先生のグループの実際のスライドを示す。

　本は「聴衆をコントロールする責任は発表者にある」という立場である。聴衆がfollowできなくなる複雑なロジックは避ける。
　発表内容のレベルは，聴衆の理解レベルの平均以下に置け，とDr. Crystalから聞いた。聴衆がわかったと合点するとき，発表は成功だという。この考え方や教育は，Crystal研に限らず全米に共通するだろう。こういう思考過程，こういう相手の理解に重点をおくコミュニケーション法は，異文化に留学して初めて獲得されるものである。異文化に身を置くことで自分の生きざまを考える。それが留学の意味でないか？　研究技術習得やインパクト・ファクターの高い論文など，日本でも可能である。私は留学により自分の人生を獲得

Chapter 4 分子生物学ことはじめ
NIH と西欧ロジックの洗礼（α1-antitrypsin, neutrophil elastase, IGF-I など）

した，と振り返って納得する。

もちろん周囲との付き合いも留学の大きな要素である。実験が順調に進み始めた 1984 年暮れ頃，Dr. Crystal がジョギング後，汗をかきながら「What's new?」と実験室めぐりをしていた。彼はすでにフルマラソンを 15 回以上走破している。それを見て，「よし私もボストン・マラソンを走ってやろう」と決めた。挑戦の気持ちである。実験室の同僚，ことにヨーロッパからの留学者には，「よくあんな crazy guy と走るね」と冷やかされた。

週 3，4 回，NIH ビルディング 10 を出て Beach drive という公園道路を Dr. Crystal と一緒に往復 5 マイル（8 km）を走った。単にフィジカル・トレーニングだけではない。英語の会話，走りながらの会話は発声練習にもなる。会話は，時事問題に関してのアメリカ人の考え方，映画評論などで面白かった。時には自分のプロジェクトの説明や了解，欲しい実験機器をねだりもした。

ボストン・マラソンは 4 月第 3 月曜日の Patriots' Day に開催される。郊外の Hopkinton から 42.195 km，ボストン中心部の保険会社ビルまで戻る。1985，86，87 年と 3 回も楽しめたのは沿道を埋める観衆，ゴールでの達成感とともに，Dr. Crystal と走るのも楽しかったからだと思う。彼は全行程 42 km 中，いつものジョギングのように私と話し続けた。1987 年にはセコイアを守れと訴える走者の横を並走するわれわれ 2 人の写真が翌日の Boston Globe に載った（図 4-6）。

後年，お返しに 2001 年にはマラソンをやめた 60 歳の Dr. Crystal を槍ヶ岳に案内した。加えて，留学時の同僚，同窓の network も，前述した京都大学大学院の同僚同様，大きい意味を持つ。現在，ATS（American Thoracic Society），ERS（European Respiratory Society）に出席すると，彼らの多くは教授として参加している。海外学会出席がそのまま同窓会となる。

アメリカ社会を理解するには，家族を通しての要素も大きい。毎日夕方にはいったん帰宅し，家族と夕食をとる。日本ではできない毎日である。2 人の娘は現地小学校へ通い，週末は日本人学校へも

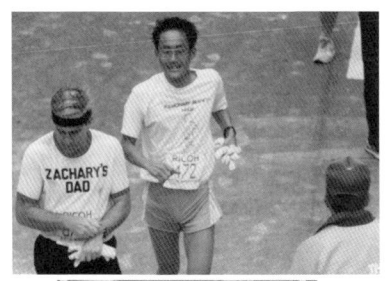

ボストン・マラソンは Dr. Crystal と 3 度走った。1987 年にはセコイア保護を訴えるランナーと抜きつ抜かれつ走った。目立つランナーだと思っていたら，翌日の Boston Globe 紙にそのランナーが掲載されていた（下図）。よく見るとその左右に Dr. Crystal と私（白いヘアバンド，上図のゴール写真では外していた）が写っている。面白い偶然で，Dr. Crystal は喜んでいた。

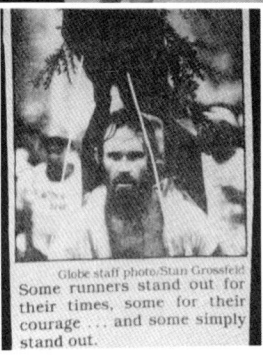

図 4-6　Boston Globe に載った 3 人のランナー

連れていった。PTA で現地小学校長と面談する。いろいろの学校行事を通して，アメリカ教育も理解する。娘が誕生日の祝いに全クラスメートからもらったカードを見て本当に驚いた。「I love Mio, because…。」と全員が「because」をつけている。どう教育するのか知らないが，個人として判断理由をつける教育が自然になされるのだろう。これも日本との大きな差である。さらに，幸いにも長男が産まれ，産科医との面談，出産時の立ち会い（臍帯は私が切った），家内の仕事のための保育士探しなど，楽しい思い出である。

　2012 年 1 月，mini-sabbatical でニューヨークのコーネル大学 Dr. Crystal の研究室に 1 カ月滞在した。この 30 年間に米国人口は 6,000 万人も増加し，アメリカ社会はその移民のパワーを成長力にしている。ワシントン DC を訪れる Am Track の車窓から沿線風景を見ていると，留学した初期の新鮮な気持ちを思い出した。多少のストレスはあろうが，老後，この国で暮らしたいという気持ちも生まれた。

63

Chapter 4 分子生物学ことはじめ
NIH と西欧ロジックの洗礼（α1-antitrypsin, neutrophil elastase, IGF-I など）

● 文献
1) Nukiwa T, Brantly M, Garver R, et al. Evaluation of "at risk" alpha1-antitrypsin genotype SZ with synthetic oligonucleotide gene probes. J Clin Invest 1986 ; 77 : 528-37.
2) Zeiger M. Paragraph structure. In : Essentials of writing biomedical research papers. New York : McGraw-Hill, 2000 : 51-103.
3) 外山滋比古. 知識と思考. 學士會会報 2010 ; 883 : 41-54.
4) Nukiwa T, Satoh K, Brantly ML, et al. Identification of a second mutation in the protein-coding sequence of the Z type alpha 1-antitrypsin gene. J Biol Chem 1986 ; 261 : 15989-94.
5) Nukiwa T, Brantly M, Ogushi F, et al. Characterization of the M1(Ala213)type of alpha 1-antitrypsin, a newly recognized common "normal" alpha 1-antitrypsin haplotype. Biochemistry 1987 ; 26 : 5259-67.
6) Nukiwa T, Ogushi F, Crystal RG. Alpha1-antitrypsin deficiency : α1AT gene evolution in Alpha1-antitrypsin deficiency. A new volume in a series of "Lung Biology in Health and Disease". Marcel Dekker Inc, 1992 : 33-4.
7) Garver RI Jr, Mornex JX, Nukiwa T, et al. Alpha 1-antitrypsin deficiency and emphysema caused by homozygous inheritance of nonexpressing alpha 1-antitrypsin genes. N Engl J Med 1986 ; 314 : 762-6.
8) Hofker MH, Nukiwa T, van Paassen HM, et al. A Pro---Leu substitution in codon 369 of the alpha-1 antitrypsin deficiency variant PI MHeerlen. Hum Genet 1989 ; 81 : 264-8.
9) Nukiwa T, Brantry ML, Ogushi F, et al. Characterization of the gene and protein of the common alpha 1-antitrypsin normal M2 allele. Am J Hum Genet 1988 ; 43 : 322-30.
10) Okayama H, Holmes MD, Brantly ML, et al. Characterization of the coding sequence of the normal M4 alpha 1-antitrypsin gene. Biochem Biophys Res Commun 1989 ; 162 : 1560-70.
11) Nukiwa T, Takahashi H, Brantly M, et al. Alpha 1-antitrypsin NullGranite Falls, a nonexpressing alpha 1-antitrypsin gene associated with a frameshift to stop mutation in a coding exon. J Biol Chem 1987 ; 252 : 11999-2004.
12) Satoh K, Nukiwa T, Brantly M, et al. Emphysema associated with complete absence of alpha 1-antitrypsin in serum and the homozygous inheritance of a stop codon in an alpha1-antitrypsin-coding exon. Am J Hum Genet 1988 ; 42 : 77-83.
13) Takahashi H, Nukiwa T, Satoh K, et al. Characterization of the gene and protein of the alpha 1-antitrypsin "deficiency" allele Mprocida. J Biol Chem 1988 ; 263 : 15528-34.
14) Takahashi H, Nukiwa T, Brantly M, et al. Myelomonocytec cell lineage expression of the neutrophil elastase gene. J Biol Chem 1988 ; 263 : 2543-7.
15) Takahashi H, Nukiwa T, Yoshimura K, et al. Structure of the human neutrophil elastase gene. J Biol Chem 1988 ; 263 : 14739-47.
16) Bitterman PB, Adelberg S, Crystal RG. Mechanisms of pulmonary fibrosis. Spontaneous release of the alveolar macrophage-derived growth factor in the interstitial lung disorders. J Clin Invest 1983 ; 72 : 1801-13.
17) Rom WN, Basset P, Fells GA, et al. Alveolar macrophages release an insulin-like growth factor I -type molecule. J Clin Invest 1988 ; 82 : 1685-93.

Chapter 5

バイリンガル呼吸器科医育成への試行錯誤
日本の A1AT 欠損 Siiyama 同定

自分達の研究を若手医師とどう組み立てるか
順天堂大学での試行

　通常の留学期間である2年は，ひとつの仕事を終了するにはいい期間であるが，もう少し展開したい気持ちになると不十分である．幸い，Dr. Crystal の勧めもあり，吉良枝郎教授より留学期間の2年延長の許可を得たが，自治医科大学は退職することになった．2年の延長は仕事の継続とともに，新規面への展開も試みたが十分には深化できなかった．

　Dr. Crystal とのジョギング中，沿道の立派な家を指して，「あの家屋は half million dollars だ．Toshi, アメリカに残らないか．」といわれる．子供も米国で生まれた．心が動かないわけではなかったが，日本の師匠の吉良教授は自治医科大学から順天堂大学に異動され，順天堂大学に戻ってもよいとも話をいただいた．米国に残る不安の大きなものは，もちろん熾烈な競争社会である点もあるが，自分の思考過程をどこまで米国的に変えられるか？　それを英語で表現することへの不安があった．

　留学当初3カ月下宿した家主の小学校教諭に，小学校高学年の語彙数を尋ねたら，約30,000語ということであった．われわれは専門語を含めてもその半分程度である．実際，近所の土井俊夫先生（徳島大学）の娘さんは，小学校の図書館から本を借りては次々読破しているという（彼女は帰国後再度米国に戻り，現在は研究者）．研究申請など語学は米国学究生活の大きな要素である．

　結局1987年12月日本に帰国し，翌1988年1月より，順天堂大学

Chapter 5　バイリンガル呼吸器科医育成への試行錯誤
日本のA1AT欠損Siiyama同定

助教授として勤務を始めた。順天堂大学は臨床重視の大学で，現在の病院棟である順天堂医院（私の赴任時は昭和期の古い建物であった）への誇りが大きい。学生に勧められて読んだ司馬遼太郎『胡蝶の夢』に松本良順，佐藤泰然よりの歴史がたどれる。当然のこととして，この環境で帰国後の研究展開を考えることになる。

君の教室は実験室はいらないということだった

現在の順天堂大学呼吸器内科は医局員居室，実験室ともども，うらやましいスペースを持っているが，1988年当時は狭いものであった。教授室，医局員居室，その一部を改装して助教授用の机があった。吉良教授の生理実験は，少し離れた建物にようやく一室を確保し，研究が始まっていた。

生化学の実験は共同実験室になるが，そこにようやく狭い実験台を分けてもらえた。そのとき，共同実験室を管理なさっていた教授から「君の教室は先代の時代に実験室はいらないと聞いた」と聞かされたわけである。驚くとともに，まさにゼロからの出発であった。

この窮状に手を差し伸べて下さったのが免疫学教室の奥村康教授と，廊下を挟んで対側の生化学教室の山下辰久教授であった。高橋和久現呼吸器内科教授が，ちょうど奥村研究室で，大学院生として研究をスタートし，いろいろな便宜をいただいた。生化学教室の長岡功現教授は，吉良教授の紹介でNIHのDr. Crystal研究室に留学していたので，帰国後いろいろとお世話になった。

臨床，臨床というが，基礎研究が伴わないと何も残らないよ
科学研究費申請，若手研究者リクルート

研究体制の準備とともに，秋になると文部省科学研究費補助金への申請を準備しなければならない。研究の継続性は，NIHでの研究を実績として使えるので，A1AT（α1-antitrypsin）に関して研究申請

することにした。「末梢気腔破壊の機序における蛋白分解酵素阻害物質の異常に関する分子生物学的研究」がタイトルである。

周知のように日本人にはほとんどA1AT Z型欠損遺伝子は見いだされていない。九州大学で一家系に遺伝子解析はなされていた[1]。実はこの申請段階では，後にSiiyamaとして新変異を同定した家系は，まだわれわれには紹介されていなかった。

研究費がなければ研究を開始できない。留学後の最も苦しい状況である。幸いこの申請は一般研究（A）として採択された。40歳そこそこの助教授に大きな励みである。後に審査くださった先生の感想ももれうかがったが，本当にありがたいことである。

初年度は順天堂大学の先生方とともに，自治医大で初期研修を終了した瀬山邦明（順天堂大学），瀬戸口靖弘（東京医科大学）の両先生が私の研究に参加してくださった。しかし物事はそんなに容易には進まない。自治医大から呼吸器を専攻するはずの瀬山先生は，実は直前に循環器からの誘いがあり，上京して順天堂に断りに来られた。瀬山先生は北海道大学卒業後，私同様基礎医学の生化学を専攻し，博士課程を修了後，理由があって臨床に転じた。私が考える研究を推進するには，これ以上は望めない若手医師であるが，彼は循環器を選ぶことに決めたという。

今でも覚えているが，大きな渡り廊下の階段下で，私は彼を説得した。「君は呼吸器内科が他科と比べてどんなに遅れているか，初期研修で理解できただろう。君のような生化学素養がある人材が，これから呼吸器病学には必要だ。私と一緒に呼吸器病学の分子生物学を切り開こうではないか。」幸い彼は私の説得を受け入れ，順天堂で呼吸器を専攻すると決めてくれた。

今から振り返って，これは恐らく私の将来を左右する重要な説得であったと理解する。瀬山先生には深く感謝するとともに，自分の研究チームは，自分で説得して道を開く以外ないことも体得した。

もちろん，順天堂大学は臨床重視の大学であり，NIH帰りの臨床力は折りに触れて問われた。初診外来，助教授回診，chart round，教授回診，加えて学生教育など，自治医科大学に輪をかけてdutyは

Chapter 5 バイリンガル呼吸器科医育成への試行錯誤
日本の A1AT 欠損 Siiyama 同定

増えている。肺癌治療ではシスプラチン系抗癌剤の効果がみられるようになり，自治医大時代の絶望的治療状況からは改善しつつあった。

こうした中，特に実験台を使用させていただいた免疫学教室奥村先生の言葉が心に残っている。「貫和先生，臨床，臨床と皆さんいうけれど，基礎研究が伴わないと，後になって何も残らないよ。」いったい自分はアカデミックな環境に残り，臨床で何をやらなければならないのか？ この言葉は，その後自分の中で何度も反芻した。

日本の A1AT 欠損症 Siiyama との遭遇

文部省科学研究費補助金は一般研究(A)を獲得したが，日本では Z 型はほとんど報告がないし，新規欠損変異もみつからない可能性を予想していた。

その頃，長野県飯山市の北信総合病院では高部和彦先生に，38歳の若年性肺気腫症が紹介されていた。血清 A1AT 値は 55 mg/dl 以下であり，1989 年 4 月の肺機能検査では，VC 5.97 l，FEV$_1$ 1.73 l，FEV$_1$% 31.5%，RV 2.12 l，RV/TLC 26.1%，D$_{LCO}$ 17.9 ml/min/mmHg，%D$_{LCO}$/VA 49%で，肺の破壊による閉塞性が進行しつつあった。動脈血ガス分析値は pH 7.418，Pa$_{CO_2}$ 39.0 Torr，Pa$_{O_2}$ 65.7 Torr，HCO$_3^-$ 25.1 mEq/l であった[2]。胸部 X 線写真，CT 写真では下肺野の気腫性変化を認めた。

秋になり高部先生より相談を受けた際に，私は北信総合病院へ患者診察に出かけた。患者は柔道をやっていたというがっちりした体格の方であるが，喫煙指数 300，養豚業で職場は粉じんが多いという。家族歴ではご両親が従兄妹で，その血清 A1AT 値は正常の半分であった。私は日本にも米国の A1AT Z 型のような常染色体劣性遺伝が存在する事実に愕然とした。

高部先生から血液の送付を受け，DNA 抽出をし，瀬山先生が PCR で増幅した 5 カ所のエクソンを sequence した。その結果，Ser53

(TCC)がPhe53(TTC)に変異している事実が明らかになった。

問題はむしろ血清中のA1AT蛋白の表現型決定であった。A1ATは等電点電気泳動の泳動位置で，M型やS型を決める。しかし欠損型で蛋白量が少ないことや，S型の標準血清がないことが問題となった。瀬山先生はトロントのCox教授に同定用標準血清の分与を依頼し，本患者の泳動位置をS型と決定した。われわれは患者出生地が長野県飯山市であるのでこの欠損遺伝子をSiiyamaと命名した。さらに瀬山先生はZ型同様，肝細胞の封入体の有無も慎重に検討し，A1ATの凝集体が肝細胞に存在することが判明した。これは後に新たな展開となった。

一体この新変異はなぜ病的なのか？

生殖細胞のある遺伝子に変異が偶然起こる。その変異は蛋白質として機能的には正常なのか？ 機能不全を惹起するのか？ あるいは分泌蛋白であるのに血中に出ないのか？ こうしたことが一番調べられている蛋白質はヘモグロビンであり，ヘモグロビン症（hemoglobinopathy）という言葉がある。変異が本当に病的かどうかは，通常その変異遺伝子を培養細胞内で発現して調べる必要がある。

しかし，蛋白質の立体構造上，変異により機能異常となる残基部位の特定，すなわち変異の統一的理解が可能でないのか？ A1ATはすでに結晶構造が解明されている。結晶構造の理解により，A1ATは好中球elastaseに切断されると，蛋白の3次元構造全体がネズミ捕りのように反転して，エステル結合によりelastaseに不可逆的に結合するという特異な機能が明らかになった（このため自殺分子やkamikaze proteinとも呼ばれる）[3)4)]（**Column-4**）。この結果のelastase-A1AT複合体はマクロファージにより除去される。

A1AT欠損で，蛋白分解酵素-阻害物質バランスが崩れると，elasetaseによる蛋白分解活性を制御できなくなり，肺胞への好中球遊走が多くなる喫煙者では肺の破壊が進み，若年性肺気腫症とな

Chapter 5 バイリンガル呼吸器科医育成への試行錯誤
日本の A1AT 欠損 Siiyama 同定

> **Column-4　A1AT の 3 次元立体構造：非切断，切断 A1AT の立体構造**
>
> 蛋白分解酵素阻害物質には，分解酵素にとりついて阻害するものや，分解物質に結合して分解を防ぐものなど，多様である．A1AT は前者で，強力な自分の好中球から分泌される elastase を，自身が切断されることにより，elastase に結合して，マクロファージへの貪食を惹起し，elastase を除去する．
>
> 　インターネットで本論文 (Kim S, Woo J, Seo EJ, et al. A 2.1 A resolution structure of an uncleaved alpha(1)-antitrypsin shows variability of the reactive center and other loops. J Mol Biol 2001 ; 306 : 109-19) は free access である．
>
> 　本論文の図 6 をみると，こうした A1AT の切断による立体構造変化が示されている．
> - A1AT は elastase などの蛋白分解酵素で切断され（図 6-a の最上部に突出したアミノ酸鎖部分を bait（餌）といい，この部分を elastase が切断する），ネズミ取りのばねのように跳ねて（図 6-c に断端〈＊印〉が見えるが上下に 180 度反転している）立体構造が変化する．
> - この切断された A1AT は elastase と不可逆な複合体を形成し（おそらく開裂断端のアミノ酸のエステル結合と内部疎水性部分が表面に出て，この部と elastase が複合体生成する），安定な構造となる．
> - この elastase-A1AT 複合体は，マクロファージに貪食され，除去される．このため A1AT 分子は自殺分子（suicide molecule）という言葉もある．
>   Elastase はこうして環境から除去せねばならぬほど危険な物質といえる．同じ阻害薬といえども，通常の阻害薬が酵素の活性中心に結合する小分子であるのに対して，蛋白分解酵素阻害物質がいかなる機序で蛋白分解酵素を阻害するかがよく理解される．

る．その理由は，elastase と A1AT 分子の 1 対 1 応の不可逆阻害という特異な阻害形式によるからである．

　ちなみに，欧米に多い Z 型では，MZ 型という正常と欠損のヘテロ接合が多数存在するが，実際の血中濃度は正常の約半分であり，この量は elastase の不可逆阻害に十分な量なので，肺気腫を発症することはない．こうした常染色体劣性遺伝による欠損の機構は必ずしも一般には理解されていない．

　実は，A1AT にアミノ酸変異があると，立体構造上問題となる位置が，1989 年 Huber らが，多くの serine protease 阻害物質（SERPIN）アミノ酸配列と関連付けて報告していた[5]．見つかった Ser53 はその中に重要な位置として記載されている．こうした意味で，こ

> **Column-5** α1アンチトリプシン(A1AT)の立体構造と重要残基の位置：病的変異を蛋白質の立体構造から考える[6]
>
> A1AT Siiyama の変異位置は同定できた。この変異位置は本当に A1AT 欠損に関与するのか？ これは実際に本変異を A1AT 産生がない細胞株で発現させ，野生型との差として証明する必要がある。しかし本変異の位置，第53番アミノ酸の Ser が Phe に変化すると，立体構造上大きな変化が起こると予想されている場所であった。
> 　本論文〔Seyama K, Nukiwa T, Takabe K, et al. Siiyama (serine 53 [TCC] to phenylalanine 53 [TTC]). A new alpha 1-antitrypsin-deficient variant with mutation on a predicted conserved residue of the serpin backbone. J Biol Chem 1991 ; 266 : 12627-32〕は PubMed 上で free full text であるので，表示してみる。
> 論文の表1を見ると：
> ・A1AT は立体構造が報告されていて，sheet 形成部や hinge 構造など，重要な残基は進化を通して保存されている。
> ・こうした位置は表1の consensus 配列 (Ye ら) により定義されている。
> ・一方，mutational matrix no とは，アミノ酸残基間の置換頻度の調査 (Dayhoff ら) による。
> 　マイナス値は置換が低頻度であること，プラス値は高頻度 (すなわち類似アミノ酸残基間での置換で3次元構造に大きな変化はない) であることを意味する。
> ・Siiyama の変異，Ser53→Phe はまれで，立体構造上の変化を惹起し，病的となる可能性がある。
> 　表2はヒトとヒヒの A1AT のアミノ酸残基の違いの一覧である。
> ・Mutational matrix no はプラス側である。
> ・こうした種間の残基変異は機能的には問題ないことを示す。
> 　詳細は文献6を参照。幸い，また90年代初頭という時期も影響したのか，査読者から実際の証明を要求されることもなく，この論文は non-revise で受理された。

の変異報告の論文タイトルは，"A new α1-antitrypsin deficient variant with a mutation on a predicted conserved residue of the SERPIN backbone"とした。

　すなわち，本報告は単に新しい欠損症例とその変異を見いだしたというのではなく，A1AT 立体構造上予想されていた重要な位置のアミノ酸残基の変異が，現実に日本の A1AT 欠損症患者で見いだされたという内容で，論文の表1にそのメッセージを込めた (**Column-5**)[6]。驚いたことには，この論文は non revise で J Biol Chem に受

理された。Dr. Crystal の教育に従い，「論文には基礎生物学上，臨床医学上の意義を加えること」という教えを守ったものであるが，その指導の的確さを再認識した。

A1AT Siiyama は日本に広く見られる欠損遺伝子だ

　　当時の日本の A1AT 欠損症報告では，遺伝子変異が同定されているものはわずかであった。遺伝子同定には至らない症例報告の A1AT 遺伝子変異はどうなっているのか？　瀬山先生は母校の北海道大学はじめ 6 施設に連絡して患者検体の送付を受け，PCR 法で同定した。すると，北大始め，岩手医大，千葉労災，沼津市民病院など多くの欠損例が Siiyama と同定され，その分布は全国に見られた（図 5-1）[7]。

　現在では細かく検討すれば 10 家系以上の Siiyama 変異が報告されている。2013 年 1 月現在，Siiyama 変異は PubMed 上，近隣の韓国や中国からは報告されていない。したがって本変異は，日本の縄文系，あるいは弥生系渡来人以降に日本で新たに発生した A1AT 変異でないかと推測される。いずれにしても常染色体劣性遺伝形式であるので，日本では近親婚でない限りホモ接合になることはない。しかし西欧の Z 型（Glu342→Lys）は遺伝子頻度 2％前後と，現在の SNP レベルの高頻度であるので，近親婚とは関係なくホモ接合が 2,500 人に 1 人は生じ得る。Cystic fibrosis 同様，遺伝子診断が必要とされる理由である。

なぜ日本人に A1AT Z 型欠損はないのか？

　　ヒト全ゲノム解読が終了し，HapMap project 応用による genome-wide association study（GWAS）解析が進む中で，ヒトゲノム上には数百万カ所の SNP（single nucleotide polymorphism）が存在するこ

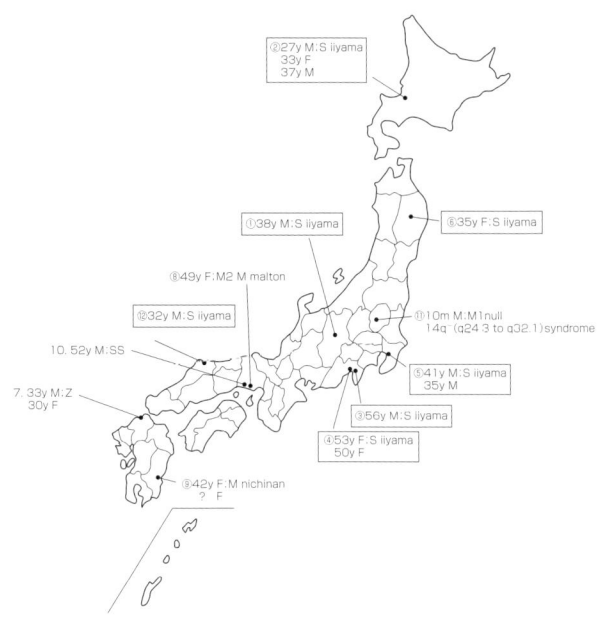

図 5-1 日本における Siiyama 遺伝子同定症例の分布

長野県飯山市の発端家系の変異が明らかになったので，雑誌への A1AT 欠損症例の報告例の主治医の協力で解析したもの．図の□で囲った症例が Siiyama 型と同定され，そのうち 4 家系で近親婚を認めた．日本では A1AT 欠損はほとんどが Siiyama 型で広がったと予想される．
中国，韓国からの報告例はまだなく，分布が海岸部に見られることから縄文系の可能性もある．将来，台湾，マレー系，インドネシアなどから Siiyama 型の報告があれば，南アジアルートのアジア人での伝播の可能性もある．
〔Seyama K, Nukiwa T, Souma S, et al. Alpha 1-antitrypsin-deficient variant Siiyama (Ser53[TCC] to Phe53[TTC]) is prevalent in Japan. Status of alpha 1-antitrypsin deficiency in Japan. Am J Respir Crit Care Med 1995；152：2119-26 より引用〕

とが知られている．これら SNP はアフリカ系黒人，ヨーロッパ白人，東アジア人で明瞭な差が存在する．Z 型に関しては，その起源は西欧白人と予想されており，実際米国の最近の調査でも欠損症は白人，ついでヒスパニック，黒人にみられ，アジア人には見られないという[8]．

　これは SNP の観点からすれば当然のことであるが，今から 25 年

前，米国留学中の頃，日本に CF や A1AT 欠損はいないというと，米国人医師からは怪訝な顔をされたものである．

　米国時代の研究で，Z 型の全塩基配列を決め，Z 型（Glu342→Lys）以外に Ala213→Val という 2 番目の変異を見いだした[9]．注目すべきは，この変異はアミノ酸変異としてともに non polar であるので，等電点電気泳動では泳動差を生じない．すなわち従来電気泳動上で M1 であるものは，genotype 上，M1（Ala213）と M1（Val213）に分かれ[10]．Ala213 は類人猿とも共通するので Val213 が系統上より新しいと考えられる．日本人の 213 番残基を瀬山先生が調べると，193 例全員が Val213 であった[7]．Z 型は Ala の SNP の haplotype 上に，さらに西洋白人の間で 342 番残基が Glu→Lys と変異したと考えると，日本やアジア人に Z 型変異は（まれな混血の可能性を除いて）存在しないことになる（図 5-2）．

Conformational disease としての A1AT 欠損症

　なぜ A1AT Z 型は蛋白質は産生されるのに血中では欠損するのか？　それは肝臓の病理組織像で示されるように，肝細胞の中で，本来は分泌されるべきものが，凝集するからである．A1AT Siiyama 蛋白も同じ可能性があり，英国の Lomas や Carrell らから共同研究を申し込まれた[11]．われわれは意識していなかったが，これが conformational 病，あるいは proteopathy と呼ばれるもので，アルツハイマー病における amyloid β，プリオン病，sickle cell disease など多岐にわたる病態を惹起する細胞内蛋白 processing の問題である．

　A1AT Z 型や Siiyama では変異に伴う立体構造変化で，疎水部分が相互に接着し，連銭形成のように凝集すると考えられる．この Siiyama 変異はショウジョウバエの同種蛋白（ortholog）でも再現され，これは外気温が高くなると変異個体は生存が低下する[12]．考えてみればこの凝集形成を防げば，A1AT は分泌され，肺気腫にはな

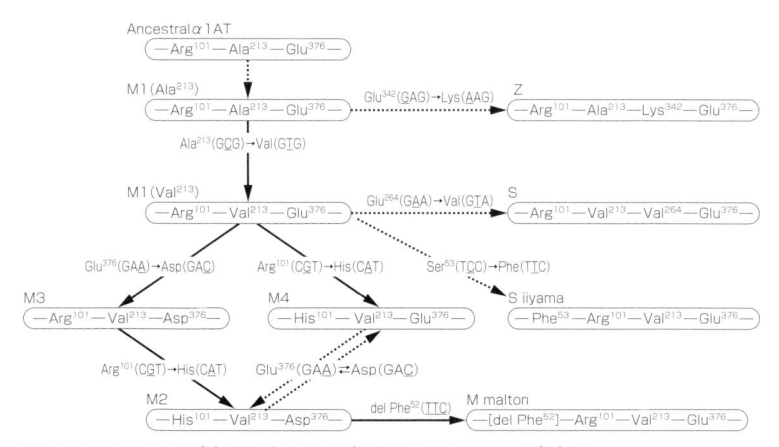

図 5-2　A1AT の遺伝子型とその変遷の haplotype 系統図

ヒヒや類人猿のアミノ酸コード領域の塩基配列決定により，機能正常型表現型では，haplotype の-Arg101-Ala213-Glu376-が古いものと考えられる。Ala213(GCG)→Val(GTG)はヒトの A1AT haplotype 系統上，SNP として大きな変異である。M1 は M1(Ala213)と M1(Val213)に分かれる。西洋白人の 1/3，日本人ではほぼ全員がこの部分が Val213 である。

正常型である M3 は Glu376(GAA)→Asp(GAC)，M4 では Arg101(CGT)→His(CAT)の変化であり，M2 にはこの両方の変化が加わる。

一方，右端の変異型遺伝子である Z, S, Siiyama などはこれら正常型にさらに病的変異が加わり，haplotype 系統が明らかになる。Siiyama は M1(Val213)の系統上で Ser53(TCC)→Phe(TCC)に変異したと考えられる。現在では A1AT 遺伝子近傍の SNP を使ってさらに haplotype が細分されるだろう。しかし機能や表現型としてはアミノ酸部の haplotype で十分理解できる。

〔Seyama K, Nukiwa T, Souma S, et al. Alpha 1-antitrypsin-deficient variant Siiyama (Ser53[TCC]to Phe53[TTC])is prevalent in Japan. Status of alpha 1-antitrypsin deficiency in Japan. Am J Respir Crit Care Med 1995；152：2119-26 より引用〕

らない。実はこうした試みは 4-phenylbutyric acid(4-PBA)などを使えば，A1AT の分泌が増加するなど，研究されているが，実効性の面ではなお不十分である[13]。

呼吸器疾患における遺伝子変異

現在，ヒトゲノム読了から，個人ゲノム情報検査へ技術論は急速に進んでいる。病態形成という表現形は，糖尿病にも見られるよう

に非常に多方面の機序の genetic predisposition を背景に生活習慣や環境要因が加わり病態が顕在化する。一般的な呼吸器疾患においてもその背景には多様な遺伝子背景を持つと考えられる。

　肺血栓塞栓症(pulmonary thromboembolism：PTE)は最近まで日本ではまれで，米国では一般的な疾患であった。順天堂症例で，16歳で肺血栓塞栓症を惹起した男性患者が，凝固因子のスクリーニングで protein C の低下が認められた。大和田明彦先生が exon の塩基配列を調べると，exon Ⅶ に Arg169→Trp 変異を見いだし，活性化を受けにくいと考えられる[14]。これはすでに protein Ctochigi として報告されていた。米国において PTE の人種差は顕著であり，アジア系は低い[15]。欧米人では第Ⅴ因子 Leiden(Arg506→Gln)が高遺伝子頻度であり[16]，prothrombin G20210A ともども，遺伝子検査の対象である。

　瀬山先生はこの後も希少疾患である LAM に見られる TSC1，TSC2 遺伝子変異の解析や，若年男性に多い自然気胸への関心から，最近では Brit-Hogg-Duke 症候群に関して遺伝子解析を続けている。

順天堂大学における若手医師，学生への働きかけ

　順天堂大学呼吸器内科においても，研修医訓練として chart round は実施されていたが，部屋がやや広く討論は自治医大ほど活発ではなかった(むしろ自治医大が個性ある人材の集団だった)。全体を見ていると，若手医師は後ろの方に座り，肝心の X 線写真も見ていない。私は順天堂大学に着任し，自治医大で始めた呼吸器疾患入院患者データベースを MS-DOS で動く FileMakerPro に移植し，登録を始めた。

　このデータベース・ソフトはラベル印刷機能を持っていたので，chart round 用に患者名，年齢，性別，診断名の下に，胸部 X 線写真スケッチ，症例検討のメモ欄をつけた chart round 資料を A3 紙に打ち出し，少しでも研修医や若手医師が自分の臨床経験の一助と

なるよう配布した。個人情報保護のうるさい現在、その管理は厄介だが、モバイルの touch panel に置き換えることも可能だろう。

もう 1 点は、系統講義の始まる 4 年生、5 年生の学生を対象にした、『Molecular Biology of the Cell』の抄読会である。先にも記したが、本書は米国の教科書として全世界で使用され、なによりも図が多くて、直感的に内容を理解できる。しかし学生相手に全文を英文和訳していては時間がかかる。

この点を考慮して、図だけを順に読み理解することにした。しかも figure legend は英語で読んで和訳しない。実際に米国学会で討論するとき和訳など頭でしない。図のポイントは日本語で参加者に説明する。米国教科書の図は、学会などのスライドの説明同様、ストーリーを説明するように作成されている。すなわち米国のロジックも習得できる。1 つの図を 1 人が担当して順に進む。系統講義で参加を勧めると、毎回 5 名前後が入れ替わり集まり、楽しい時間となった。私の不在の時は瀬山、瀬戸口先生が代行してくれた。卒業式後の謝恩会に出ると、参加した学生が集まってくれて、思い出話に花が咲いた。

私にとって驚きは、10 年、20 年後、この学生の中から大学に教官として残ったり、トップジャーナルに論文掲載される人材が出現したことだ。学会で「あの時の学生です。お世話になりました。」と声をかけられるのは、本当に喜びである。同時に教育の重みもしみじみと感じる。

順天堂大学時代には、お茶の水の大学から水道橋を経由して、九段下から皇居一周ジョギングを楽しんだり、現在につながる西野流呼吸法も始めた。呼吸法は吉良教授に「常識の範囲内でやれ」と言われたが、目の前で起こる現象は、常識の範囲でないまったくの新規事象である。浪人時代からの座禅へのテーマに繋がり、この解明への興味は今に至るまで続いている。恐らく人体解剖学から始まった西欧医学とは異なる、魚類以降の動物進化を踏まえた新しい身体論が必要でないかと考えている。

●文献

1) Matsunaga E, Shiokawa S, Nakamura H, et al. Molecular analysis of the gene of the alpha 1-antitrypsin deficiency variant, Mnichinan. Am J Hum Genet 1990 ; 46 : 602-12.
2) Takabe K, Seyama K, Shinada H, et al. A new variant of alpha-1-antitrypsin deficiency (Siiyama) associated with pulmonary emphysema. Intern Med 1992 ; 31 : 702-7.
3) Hopkins PC, Stone SR. The contribution of the conserved hinge region residues of alpha 1-antitrypsin to its reaction with elastase. Biochemistry 1995 ; 34 : 15872-9.
4) Kim S, Woo J, Seo EJ, et al. A 2.1 A resolution structure of an uncleaved alpha (1)-antitrypsin shows variability of the reactive center and other loops. J Mol Biol 2001 ; 306 : 109-19.
5) Huber R, Carrell RW. Implications of the three-dimensional structure of alpha 1-antitrypsin for structure and function of serpins. Biochemistry 1989 ; 28 : 8951-66.
6) Seyama K, Nukiwa T, Takabe K, et al. Siiyama (serine 53 [TCC] to phenylalanine 53 [TTC]). A new alpha 1-antitrypsin-deficient variant with mutation on a predicted conserved residue of the serpin backbone. J Biol Chem 1991 ; 266 : 12627-32.
7) Seyama K, Nukiwa T, Souma S, et al. Alpha 1-antitrypsin-deficient variant Siiyama (Ser53 [TCC] to Phe53 [TTC]) is prevalent in Japan. Status of alpha 1-antitrypsin deficiency in Japan. Am J Respir Crit Care Med 1995 ; 152 : 2119-26.
8) de Serres FJ, Blanco I, Fernández-Bustillo E. Ethnic differences in alpha-1 antitrypsin deficiency in the United States of America. Ther Adv Respir Dis 2010 ; 4 : 63-70.
9) Nukiwa T, Satoh K, Brantly ML, et al. Identification of a second mutation in the protein-coding sequence of the Z type alpha 1-antitrypsin gene. J Biol Chem 1986 ; 261 : 15989-94.
10) Nukiwa T, Brantly M, Ogushi F, et al. Characterization of the M1 (Ala213) type of alpha 1-antitrypsin, a newly recognized, common "normal" alpha 1-antitrypsin haplotype. Biochemistry 1987 ; 26 : 5259-67.
11) Lomas DA, Finch JT, Seyama K, et al. Alpha 1-antitrypsin Siiyama (Ser53-->Phe). Further evidence for intracellular loop-sheet polymerization. J Biol Chem 1993 ; 268 : 15333-5.
12) Burrows JA, Willis LK, Perlmutter DH. Chemical chaperones mediate increased secretion of mutant alpha 1-antitrypsin (alpha 1-AT) Z : A potential pharmacological strategy for prevention of liver injury and emphysema in alpha 1-AT deficiency. Proc Natl Acad Sci U S A 2000 ; 97 : 1796-801.
13) Green C, Brown G, Dafforn TR, et al. Drosophila necrotic mutations mirror disease-associated variants of human serpins. Development 2003 ; 130 : 1473-8.
14) Ohwada A, Takahashi H, Uchida K, et al. Gene analysis of heterozygous protein C deficiency in a patient with pulmonary arterial thromboembolism. Am Rev Respir Dis 1992 ; 145 : 1491-4.
15) Zakai NA, McClure LA. Racial differences in venous thromboembolism. J Thromb Haemost 2011 ; 9 : 1877-82.
16) Bertina RM, Koeleman BP, Koster T, et al. Mutation in blood coagulation factor V associated with resistance to activated protein C. Nature 1994 ; 369 : 64-7.

Chapter 6

遺伝子治療ことはじめ
東北大学加齢医学研究所での展開

なぜ独立,赴任を決意したか

　物事は予定のプログラム通り動くものではない。留学のときもそうであったが,あるとき自分の中から沸々とわき出る欲求が生じる。漠然とであった将来像が,ある時期から自分の中で具体的な行動として表面化する。米国留学の希望を吉良枝郎教授に相談し,業績の少ない35歳の遅れての留学のため,イーライリリー(Eli Lilly)国際奨学生に申請し,幸い奨学金を得て,留学先も偶然NIHのDr. Crystal研究室となり,この偶然で大きく人生が展開した。

　独立への契機は,日本におけるはA1AT欠損症(A1AT Siiyama)の仕事に決着がついた頃である。今度は吉良教授より,1991(平成3)年度日本胸部疾患学会賞である「熊谷賞」に応募を勧められた。日本の呼吸器病学の歴史に疎い私は,熊谷賞の重さを知らず,吉良先生に叱られたが,とにかく応募をした。おそらく,肺生理中心の若手の中で,駆け出しの分子生物学からの応募者は物議を醸したものと想像する。幸い1992(平成4)年の学会で2人の受賞者の1人に選ばれた。

　相前後して東北大学抗酸菌病研究所内科学部門教授選考の候補者の1人として,資料提出の案内を受けた。吉良教授に相談すると,学部でなく研究所の講座では苦労するぞと,必ずしも賛成ではなかった。この師匠の見通しは,後年,国立大学独立法人化と附置研究所の大学直属化,研究所機能の見直しなどで,現実のものとなった。

Chapter 6 遺伝子治療ことはじめ
東北大学加齢医学研究所での展開

しかし，私にとっては呼吸器病学を研鑽する立場として，物質論である生化学や分子生物学を基礎に研究展開できる施設は当時は限られていた。広島大学，徳島大学，京都大学胸部疾患研究所，そして東北大学抗酸菌病研究所ぐらいである。留学同期の佐藤研先生から，抗酸菌病研究所内科では感染症，肺癌，そして肺線維症の生化学研究が展開していることは聞いていた。反面，肺生理系研究の大学呼吸器内科学教室は多数存在するが，自分の研究領域で選考されるかどうか，その困難さも予想できた。できれば自分の専門領域を理解してもらえる施設で研究したいという気持が強くなり，応募する心が固まった。

後になり，抗酸菌病研究所は文部省とも改組を交渉中であり，「加齢医学研究所」となることが決まりつつあったのだが，そうした事情は私には届かなかった。しかし，こうした研究所の流れの中で私の研究方向の可能性を評価していただけたのか，1992（平成4）年末，東北大学に選考を受け，赴任することになった。

君の研究分野は呼吸器腫瘍研究分野になるので肺癌研究をやりなさい

赴任は1993（平成5）年3月となった。伝統ある東北大学抗酸菌病研究所内科学講座に赴任し，呼吸器全般を物質論で考えたいと夢を膨らませていた。しかし3月に赴任すると，同年4月1日付で研究所は改組され「加齢医学研究所（Institute of Development, Aging, and Cancer）」になると知らされた。さらに時の渡辺民朗所長から，「この改組で内科学部門はなくなり，腫瘍制御研究部門呼吸器腫瘍研究分野となる。貫和先生は肺癌を研究するように。」と申し渡された。

青天の霹靂である。同時に呼吸器の分子生物学領域として肺癌研究は irresistible な主題である。しかし，加齢研には化学療法研究分野があるので，oncology にシフトすることはできない。そうすると，呼吸器で非肺生理学的領域を取り込んで，基盤は呼吸器におい

て，肺癌，炎症性肺疾患（肺線維症），難治性感染症の3つの柱で教室を運営することを，渡辺所長，桃井辰一郎事務部長と議論して決めたことを記憶している．

　改組による研究所には大きなテーマがあり，その方向で研究所としての研究展開がなされる．一方，自分たちは日本呼吸器学会に所属し，呼吸器内科医を育成する立場として，基盤領域として呼吸器と肺から離れることはできない．現実にはこうした研究所方針と臨床専門分野の矛盾を抱えることになる．

　また，東北大学の呼吸器臨床は，将来的には加齢医学研究所が中心になると聞かされたが，現実には医学部旧第1内科（感染症呼吸器内科），老年内科，加齢医学研究所呼吸器腫瘍研究分野，呼吸器再建研究分野（外科）に分かれていた．そのまま国立大学独立法人化へ移行することになった．加齢研内部では，内科と外科は手術症例検討会など共同討議の場もあったが，医学部と共同研究会を持つことはなく，相互の研究内容は学会発表の場で理解するという，同一大学の同僚としては不自然な状況が，その後15年近く続くことになった．

遺伝子治療ことはじめ

　以上のような経緯で，東北大学では肺癌を研究対象とすることになった．しかし私にとって肺癌研究，そもそも癌研究は，順天堂大学でamylase産生腫瘍は扱ったが，まったくといっていい未知領域である．自身の呼吸器専攻が師匠（mentor）との出会いが契機であったように，東北大学に赴任して，否応なしに癌研究に入ることになる（恐らく赴任前に聞かされていたら，辞退の可能性もあっただろう）．人生はまったくわからない．

　しかし，自分の感性からこの方向はおもしろそうだと感じるなら，素人から，しかも45歳からのスタートも悪くない．何よりも専門家には見えない面が，岡目八目的に理解できるので，結構面白い

Chapter 6 遺伝子治療ことはじめ
東北大学加齢医学研究所での展開

1995年5月，San DiegoでのAFCR(American Federation for Clinical Research)学会にて。八重柏政宏先生の「HGFによるブレオマイシン肺障害の抑制」の報告がYoung Investigator Awardを受賞し，メンターとして受賞パーティに参加した。Dr. Collinsより受賞者が称えられた。彼は先に記したように，留学中chromosomal jump法でその名を知ったが，CFTR遺伝子クローニング，その後NHGRI(National Human Genome Research Institute)ディレクターとしてのヒトゲノム計画を推進させ，完了した。現在はNIHの所長を務める。もちろんこの時点でそうした将来のことは想像もしなかった。

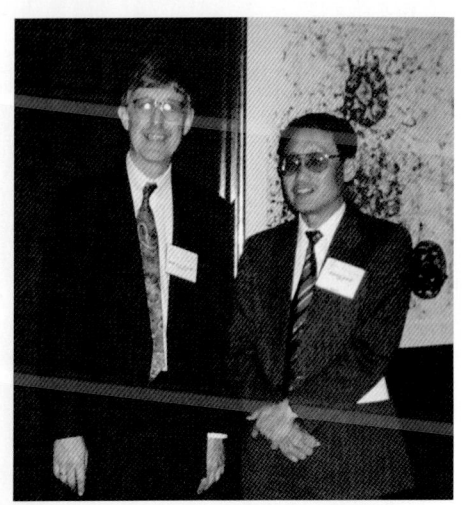

図6-1　Dr. Francis S. Collinsと筆者

ことができる。また，臨床現場の肺癌治療で，患者が抗癌剤の副作用で苦しむのを目にして，「こんなもので満足できない。もっと最適の治療があるに違いない。」という気持ちも強く，新しい方向へのドライブになった。

さて，では肺癌研究として何を主題にするのか。シスプラチンの使用が，絶望的な非小細胞肺癌の治療に少し光明を与え，丁度この頃次世代となるtaxane系薬剤の臨床試験が加齢研附属病院胸部腫瘍内科でなされていた。しかしcytotoxic drugはその副作用が患者を苦しめる。呼吸器を基盤としてoncologyを外から見ている自分には，肺癌化学療法には満足できない気持ちが強かった。ではどうするのか？

漠然とした方向はわかっていた。実は比較的高頻度の白人に見られる慢性炎症性呼吸器疾患遺伝病であるcystic fibrosisの原因遺伝子が，先に記したchromosomal jumpの方法論で，Collinsらにより1989年，CFTR(cystic fibrosis conductance regulator)と命名されてクローニングされていた[1]（図6-1）。NHLBIのDr. Crystal研究室では，この遺伝子を経気道性に気道上皮細胞に遺伝子導入するとい

う研究展開がなされていた。それで遺伝病が完治するとは信じられないが，いわゆる proof of concept(POC)として遺伝子治療への動きが積極的に進められていた。

問題はこうした領域に自分達のグループが本当に飛び込むのかという決断であった。Dr. Crystal の研究室には順天堂大学から瀬戸口靖弘先生，大和田明彦先生が留学し，研究の進展は理解していた。東北大学からは後に鳴海晃先生が留学し，adenovirus vector を使っての遺伝子導入技術を身につけて帰国した。私自身が実験台の上で扱ったこともない遺伝子導入技術を，研究室で取り上げることになる。こうした経緯で最終的に，研究所臨床分野のテーマとして肺癌遺伝子治療を取り上げることを決意した。まだ若かったから決意できたのかもしれない。

1990 年代半ばの分子生物学の学問状況

東北大学に赴任した前後1990年，有名なヒトゲノムプロジェクトが30億ドルでスタートした。塩基配列決定は自動化し，技術的向上はスピードアップし始めていたが，当初は15年計画，ヒト遺伝子数は10万種と予想されていた。

こうしたプロジェクトはリーダーの存在が必要である。国立研究所から独立して Celera Genomics を作った Craig Venter の自伝[2]を読めば，shotgun法の根幹を支えるアセンブリーソフトの重要さがよく理解できる。実際，まずマイコプラズマの全ゲノムが読まれ，H. Influenzae 全ゲノム(1995年)，酵母菌全ゲノム(1998年)，ショウジョウバエ全ゲノム(2000年)と猛烈なスピードでゲノム解析が進んだ。ヒトゲノムはドラフト(2000年)，全解読(2003年)を経て，現在 20,700 種の遺伝子からなると推定されている。

また90年代には重要な技術として MALDI-TOFMS(1994年)，microarray 原理(1995年)と進み，実際に全ゲノムの発現アレイとしては Affimatrix U133 plus2.0(2005年)，さらに HapMap プロジェ

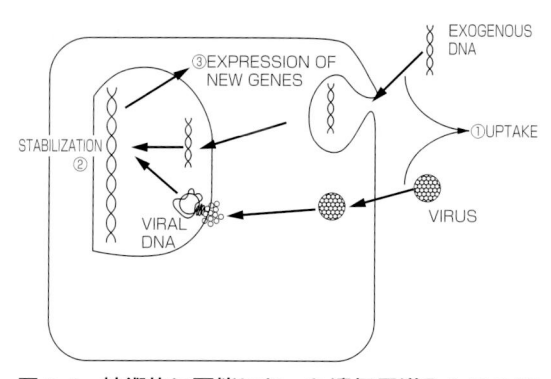

Chapter 6 遺伝子治療ことはじめ
東北大学加齢医学研究所での展開

図 6-2 技術的に可能になった遺伝子導入とその問題点(1972 年)

DNA 組換え技術は，すぐ治療への先走り的な試行もあり，ここでは問題点を論じている。まず，①として外来遺伝子の uptake の機序。②導入遺伝子は染色体に安定して見込まれるか？ 一過性の発現だけか？ ③外来遺伝子による蛋白質発現は過剰な発現か？制御されたものか？ などが示されている。現時点で振り返ると，retrovirus vector による lymphoma 発症や，adenovirus vector 過剰投与による異常な免疫活性化事故が現実に発生した。遺伝子導入は技術的に可能であるが，地球生物の進化の結晶である細胞は，schema で示せるような単純なものではない。

クトの展開で Genome-wide Human SNP array 6.0(2007 年)などの新たな情報とその応用方法論が急速に進行した。

客観的に見るとこれらは electronics の CPU，フラッシュメモリーなどに相当する超微細技術の応用であり，後述するようにその技術は塩基配列決定法にまで及んでいる。すなわちこの 10 年間，旧来の生物学はゲノム解読を機にコンピュータ・ソフトウェアとエレクトロニクスによる情報生物学へ急速に展開している。さらに non coding 領域は，ENCODE 計画で少しずつその未知の機能連関の構造が明らかになっている。

現時点でこうしたゲノム解明の道筋を見れば，遺伝子導入は技術的に可能であるにしても，導入遺伝子とゲノム遺伝子の関連，細胞内の外来 DNA に対する免疫機構などの知見はまだほとんど皆無の状況であり，その中で proof of concept としての試行をやることになる。

そもそもなぜ遺伝子導入が発想されたのか？ その発想は初期には遺伝子の mRNA クローニングやその発現に用いられた plasmid vector にあり，組み換え DNA 技術確立のころ 1972 年にその理念は出ている[3](図 6-2)。当初は recombinant DNA 技術は insulin などのヒト蛋白質合成に応用された。それを一歩進めると DNA を

「drug」として直接使用する理念になる。しかしその具体化にはさらに 10〜20 年の時間が必要であり，組み換え DNA 技術の向上，取り扱いの整備，前臨床動物実験，GMP(good manufacturing practice)，GLP(good laboratory practice)，臨床試験実施施設での審査，上位の国の審査などを経てようやく臨床試験実施へ進む。

1990 年代半ばの状況は 2 つの方向があった。一つは ADA 欠損症などの先天性免疫不全に関して，患者血球細胞に retrovirus vector を用い，欠損している遺伝子の cDNA を導入する系。これは投与遺伝子が患者血球ゲノムに組み込まれることになる(後になり，リンパ腫を発症する例が発生)。これは，NHLBI の French Anderson のグループが，1990 年 4 歳の女児で実施した[4]。

もう一つは一過性の発現で，気道上皮などにも遺伝子導入可能な adenovirus vector〔ウイルス受容体は CAR(coxsackievirus adenovirus receptor)〕を用いる系である。これは NHLBI の Dr. Crystal のグループが 4 例の CF 患者に実施した[5]。もちろんいずれも somatic gene therapy であり，生殖系細胞への遺伝子導入ではない。現在はより sophisticated なベクターが作成されている。iPS 細胞も数種の遺伝子を導入することで多機能性が reprogram され開発された点を想起する必要がある。

さて，実臨床への応用を考えると，肺癌細胞への遺伝子導入で，肺癌細胞を殺すか，細胞死を誘導しない限り，腫瘍の縮小はあり得ない。それならば癌細胞で一過性発現も可能な adenovirus vector が選択肢となる。一方，宿主免疫を介しての腫瘍縮小ならば，患者免疫系細胞に遺伝子導入する方法も選択肢である。

まず研究所主催の「遺伝子治療研究会」を企業の支援で 93 年末に開始した。その頃日本では，米国での遺伝子治療臨床試験を受け，同系統の臨床試験が審査されていた。1995 年に承認を受けた北海道大学小児科山崎らの ADA 欠損に対する患者 T 細胞への retrovirus vector 使用した臨床試験。1998 年には東京大学医科学研究所浅野らの腎臓癌への GM-CSF 遺伝子導入。同じく 1998 年，岡山大学外科の田中・藤原らによる非小細胞肺癌(NSCLC)への p53 遺伝子導入な

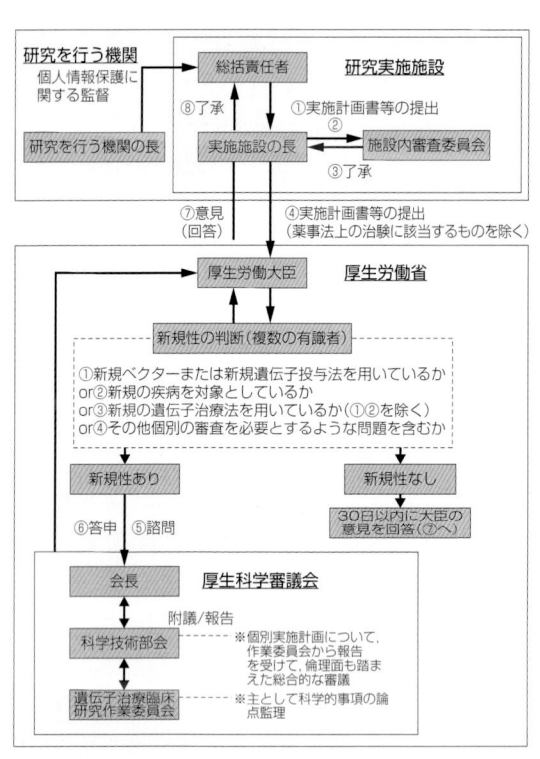

Chapter 6 遺伝子治療ことはじめ
東北大学加齢医学研究所での展開

遺伝子治療は研究実施施設における審査委員会でまず審査される。その審査が終了すれば，次段階として厚生労働省における審査となる。そこでは新規性の判断がなされる。新規性がある場合は，厚生科学審議会の中の科学技術部会の下部組織である遺伝子治療臨床研究作業部会で審議される。p53 アデノウイルスベクターによる非小細胞肺癌遺伝子治療は新規性がないので比較的迅速に回答が出された。しかし，加齢医学研究所における審査会から始まり，多数の先生方のご支援で実施が可能になった。審査資料は，使用する adenovirus vector（ADVEXIN）の資料も含め，膨大なものとなった。

図 6-3　遺伝子治療実施への審査フローチャート（2000 年当時）

どが始まった。これらの研究者には上記の研究会の演者をしていただいた。

非小細胞肺癌に対する正常型 p53 遺伝子発現アデノウイルスベクターおよびシスプラチンシを用いた遺伝子治療臨床研究

臨床試験実施の困難さは，実施承認までの課題のハードルが高いことである。採用遺伝子と生物学的仮説，前臨床動物実験における有効性の提示，使用ベクターの GMP 施設での製造，長期安定性試験，毒性試験などに並行して，「遺伝子治療臨床研究に関する指針」に基づき，施設内，および厚生労働省における審査を受け，実施承

認を得なければならない(図6-3)．そしてphaseⅠ・Ⅱレベルへ進むことになるが，世界的にも新規性がある場合，さらに厚生科学審議会の「遺伝子治療臨床研究作業委員会」の審査が必要となる．

当時，新規遺伝子やベクターを扱うならば最短でも5年，通常でも10年の時間が必要となる．米国で臨床試験が進行する遺伝子を日本でも実施するという現実の背景には，こうした問題があった．前述した先行例の中に，呼吸器内科として，また加齢医学研究所での肺癌研究テーマにも合致するものが，NSCLCへのp53遺伝子導入である．幸いにも他施設に先行してadenovirus vectorを使用した研究に着手していた実績もあり，岡山大学第1外科藤原俊義先生より参加の打診を受け，拡大臨床試験に加わることになった．

本臨床試験は米国MD Anderson Cancer CenterのRoth教授が米国で実施し[6]，そこに留学した藤原先生が田中紀章教授と日本での臨床試験を申請したものである．当初，ローヌ・プーラン・ローラー社，次いでAventis社などが臨床試験を推進していたが後に退いた．しかし臨床試験使用レベルに製造されたadenovirus vectorの供給は続けたので，最終的に15例に実施できた．

呼吸器腫瘍研究分野としては，1995年，大学院終了後の鳴海先生がCornell大学のDr. Crystal研究室に留学し，adenovirus vector取扱いに習熟し，ついで菊地利明先生が1997年より3年間同研究室に留学した．また西條康夫先生(新潟大学)はテキサス大学Dr. Busch研究室でantisense oligonucleotide導入の細胞，動物実験研究の実績があり，東北大学のp53遺伝子導入臨床試験には申請，実施の中心として活躍した．

一方，拡大臨床試験に参加したわれわれは，審査資料作成，学内審査を経て，1999年5月，国に申請書を提出，東京慈恵会医科大学，東京医科大学とともに2000年1月，実施承認を受けた．この間，1999年6月には米国テキサス州MD AndersonでDr. Rothとの面会，実際の透視下遺伝子注入の現場を見学した．またメリーランド州のGeneVec，ペンシルベニア州Pittsburgの田原晃先生の導入遺伝子製造設備などを見学し準備をした．

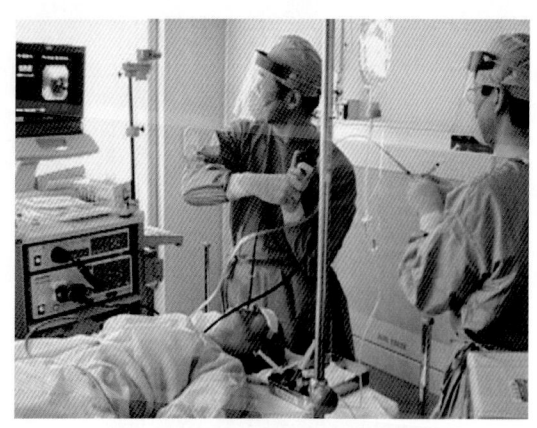

Chapter 6 遺伝子治療ことはじめ
東北大学加齢医学研究所での展開

気管支鏡下に，供与されたADVEXINを注入している。本症例は4回の注入でNCの判定となり，放射線照射を追加実施した。

図6-4 非小細胞肺癌に対するp53遺伝子治療（第2例）

　2000年6月，70歳男性，扁平上皮癌(cT3N1M0, stage ⅢA)患者で，1998年より化学・放射線療法を受けたがなお進行する右上葉の肺癌に東北大学の第1例(1×10^{10}pfu, 単独)を加齢医学研究所附属病院で実施した。6, 7月にも実施したが，結果はPDで治験継続は中止。その後12月に肺癌進行で死亡された。剖検を行った。

　次いで病棟が医学部付属病院に移転後，2003年1月に70歳男性，扁平上皮癌(cT2N2M1. StageⅣ→ⅢA)の先行治療例を第2例(1×10^{11}pfu, 単独)として実施した。本例は1, 2, 3, 4月と4回注入，腫瘍サイズはNCであり，後，追加放射線照射60 Gyを実施した(図6-4)。その2年後肺癌進展で死亡された。

　拡大臨床試験成績は岡山大学藤原先生らによりJ Clin Oncolに報告されている[7]。肺癌のような易転移性腫瘍に対して，局所注入治療だけでは局所制御効果は不十分(RR 8%)であったが，大きな副作用は認めなかった。この頃，困難な課題であるがより細胞死効果のある遺伝子導入を研究する必要があると考えていた。

　遺伝子治療に関しては，先行していたadenovirusによる欠損遺伝子の導入が，治験患者の死亡事故[8]を契機に停滞期に入り，一方のretrovirusによるADA遺伝子導入に関しては，導入位置が制御できないので，lymphoma発症を惹起する[9]などさらなる課題が前面

にでた。一方肺癌に関しては2004年EGFR driver変異が見いだされ，後述するように本格的にこれを臨床の場で証明する方向に展開していった。

遺伝子治療実施への流れが医局に与えた影響
Bilingual physician scientistへの脱皮

　せいぜい20〜30人の医局といっても，その集団の方向を変えるのは容易なことではない。慣性があるので方向転換に時間がかかる。その経過はわれわれのPubMed掲載論文の推移に明らかである。3年間は医局内の分子生物学的研究は表に出ない。Time lagをもって，4年目以降となる。しかしこの間，医局の中では実験室改装，国内，海外留学の推進などに努めた。

　バイリンガル呼吸器科医を育てるのは，ある期間基礎医学に大学院生を送り，臨床から隔離する必要がある。彼らがpostdoctoral fellowとなり，それぞれの指導を受けた研究室の文化，基礎レベルでの注目遺伝子やシグナル機構の知見を医局に浸透してもらうことで，医局の慣性が少しずつ変化する。そうした変化は1997年から2000年にかけ前面に出るようになった。

　遺伝子治療を目標として，医局内部では多方面の前臨床遺伝子導入実験がなされ，その多くが論文化されている。そうした中で，私が積極的に発想段階から関与したものが2つある。一つは細胞死誘導ΔNBax遺伝子導入，もう一つは癌細胞と抗原提示細胞の細胞融合による癌免疫療法である。

　前者はp53遺伝子導入は癌増殖抑制には重要であるが，その導入が「細胞死」に直結しない。より直結する遺伝子をと考えて，cytochrome Cに関して太田成男先生（日本医科大学）に相談した。その結果，むしろ彼が研究を続けている細胞死誘導Bax遺伝子を改変したΔNBax遺伝子を勧められた。これは抗細胞死因子に相互作用するN末を除いたのでΔNBaxと命名されている。

　しかし，このままでは遺伝子導入細胞は，正常細胞も含め確実に

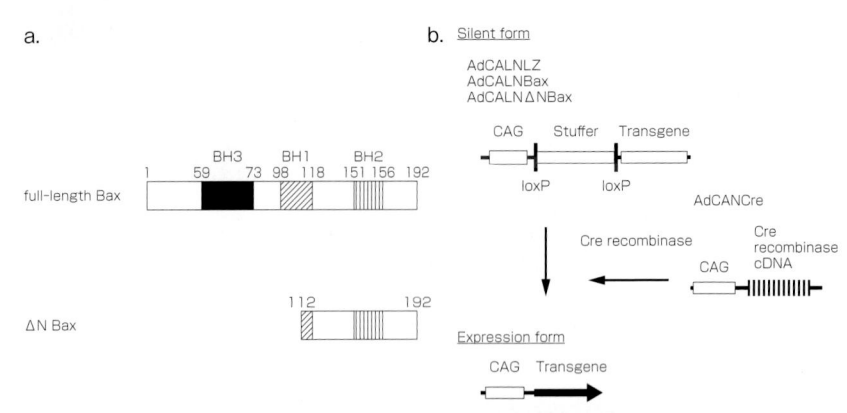

Chapter 6 遺伝子治療ことはじめ
東北大学加齢医学研究所での展開

図 6-5 癌治療に細胞死を惹起する ΔNBax 遺伝子治療の原理

a．正常型 Bax 遺伝子と，治療導入する ΔNBax 遺伝子の発現蛋白構造を示す．正常型では BH1，2，3 と呼ばれる Bcl-2 homology domain (BH) が存在する．これに対して ΔNBax では BH3 が削除してある．実は BH3 は抗細胞死因子，Bcl-2 や Bcl-BXL などと結合する部分である．ΔNBax ではそれがないので強力な細胞死を来す．

b．導入する 3 種の adenovirus vector．AdCALNLZ は陰性対照として組織染色のための β-galactosidase 遺伝子が transgene 部に入っている．AdCALNBax は正常型 Bax が，AdCALNΔNBax は N 末を削除した Bax (細胞死誘導) が transgene 部に入っている．これらは stuffer 部分があるので，単独で細胞に導入されても目的蛋白は産生されない．この stuffer 部分を切り出すのが AdCANCre である．これは Cre recombinase を発現するので loxP 間の stuffer が切断後接続され，目的の遺伝子蛋白が産生される．ΔNBax には強力な細胞死誘導作用があるので，AdCANCre を混合して注入すると，2 種の adenovirus に共感染した場合のみ細胞死が惹起される．Adenovirus 受容体は上皮系細胞に存在するので，転移巣などでは，周辺の細胞には影響なく，癌細胞が細胞死する効果が期待される．

細胞死に至るので，その制御が必要である．研究は大学院生の臼井一裕先生が，adenovirus vector 2 種を用い，腫瘍細胞のみで recombination を行わせる方法で遂行した[10]（**図 6-5**）．動物実験の結果は良好であり，太田先生とともに特許申請し，承認された．しかし，現在各大学に設置された TR 部局がまだなく，また企業が興味を示さなかった（臨床応用への審査などの大変な手続きを考えると当然であるが）ので，特許の維持継続は不可能となった．

もう一つは癌免疫療法である．Adenovirus を使用する方法は局所注入であるのに比較し，この方法は全身性で遠隔転移への対応の可能性もある．癌細胞と抗原提示細胞の融合細胞は，癌抗原認識として興味がある[11]．しかし，肺癌など多くの固形腫瘍では，腫瘍形

成の過程で宿主免疫系細胞は腫瘍組織を免疫寛容にしてしまう。これを惹起するTregなどの機構を打破する必要がある。一つの例は先に紹介した免疫反応抑制作用のIDOを阻害したり，また2012年6月に報告された抗PD-1抗体によるregulatory T細胞抑制の解除[12]は，まさにこの点を改善するものであり，ようやく癌免疫治療の一端が開かれたことになる。

　これら以外にも，われわれは多くの動物実験系を経験したが，それを実臨床に結び付けるには膨大な時間が必要である。しかしこうした過程で医局の医師は旧来の呼吸器からバイリンガル呼吸器科医への変化を成し遂げつつあった。1999年秋には，NCIから萩原弘一先生(埼玉医科大学)にも講師として加わってもらった。

　2000年以降，医局が共有する考え方は大きく変化した。それは月曜日，火曜日の抄読会，研究経過報告会が充実してきたことで明らかである。この変化が存在したので，2004年に明らかになった肺腺癌のEGFRリン酸化酵素のdriver変異，それが癌組織型に特異で，体細胞変異であるのに民族差が存在するなどという新規事実も理解でき，腫瘍組織の変異同定法や，変異陽性患者を選抜しての臨床試験実施など，日本のみならず世界にも先駆けて21世紀医療としての個別化医学の1つのモデルとなる研究が可能になった。

　一方で肺線維症に関するHGF遺伝子導入などの動物実験は，実地にピルフェニドン臨床試験にも繋がっていった。一見無駄とも考えられる研究時間の背面にある，医局医師への大きな意識改革とはいかなる努力によるものかを示している。

　加齢医学研究所時代は，盛んであった医局対抗野球試合には私は参加しなかったが，毎週の広瀬川医局ジョギング(5 km)，医局スキー，医局旅行(山と温泉)などで，仙台，東北を楽しんだ。また，呼吸法は当初ナースの希望で，加齢研で始めたが，その後毎週仙台市民など30名前後の多数が参加する活動として現在まで20年近く続いている。

　また仙台に住む幸せは，職住近接である。米国時代と同様に，夕方には帰宅し，家族と夕食を食べ，その後9時前後から深夜まで医

局で仕事ができた。NIH時代も夕食後，夜の実験のためにNIH研究室に出かけていた。こうした時間は，今になって回顧すると非常に恵まれた貴重なものであったと実感する。

次章以降では，東北大学におけるバイリンガル呼吸器科医のユニークな研究展開を，各論として紹介し，情報生物学時代の将来展望も少し述べたい。

●文献
1) Riordan JR, Rommens JM, Kerem B, et al. Identification of the cystic fibrosis gene : cloning and characterization of complementary DNA. Science 1989 ; 245 : 1066-73.
2) J・クレイグ・ベンター. 野中香方子，訳. ヒトゲノムを解読した男：クレイグ・ベンター自伝. 京都：化学同人，2008.
3) Friedmann T, Roblin R. Gene therapy for human genetic disease? Science 1972 ; 175 : 949-55.
4) Blaese RM, Culver KW, Miller AD, et al. T lympho-cyte-directed gene therapy for ADA-SCID : initial trial results after 4 years. Science 1995 ; 270 : 475-80.
5) Crystal RG, McElvaney NG, Rosenfeld MA, et al. Administration of an adenovirus containing the human CFTR cDNA to the respiratory tract of individuals with cystic fibrosis. Nat Genet 1994 ; 8 : 42-51.
6) Swisher SG, Roth JA, Nemunaitis J, et al. Adenovirus-mediated p53 gene transfer in advanced non-small-cell lung cancer. J Natl Cancer Inst 1999 ; 91 : 763-71.
7) Fujiwara T, Tanaka N, Kanazawa S, et al. Multicenter phase I study of repeated intratumoral delivery of adenoviral p53 in patients with advanced non-small-cell lung cancer. J Clin Oncol 2006 ; 24 : 1689-99.
8) Couzin J, Kaiser J. Gene therapy. As Gelsinger case ends, gene therapy suffers another blow. Science 2005 ; 307 : 1028.
9) Hacein-Bey-Abina S, Von Kalle C, Schmidt M, et al. LMO2-associated clonal T cell proliferation in two patients after gene therapy for SCID-X1. Science 2003 ; 302 : 415-9.
10) Usui K, Saijo Y, Narumi K, et al. N-terminal deletion augments the cell-death-inducing activity of BAX in adenoviral gene delivery to nonsmall cell lung cancers. Oncogene 2003 ; 22 : 2655-63.
11) Suzuki T, Fukuhara T, Tanaka M, et al. Vaccination of dendritic cells loaded with interleukin-12-secreting cancer cells augments in vivo antitumor immunity : characteristics of syngeneic and allogeneic antigen-presenting cell cancer hybrid cells. Clin Cancer Res 2005 ; 11 : 58-66.
12) Topalian SL, Hodi FS, Brahmer JR, et al. Safety, activity, and immune correlates of anti-PD-1 antibody in cancer. N Engl J Med 2012 ; 366 : 2443-54.

補遺 2
留学生を bilingual 呼吸器科医へ

米国留学体験と留学生受け入れ

　私の海外留学希望は奥手であった．自治医大時代，同僚が海外学会に参加するのを見ても，ATSに参加はしなかった（現在とは便利さが違うが）．海外への展開は35歳での留学生活が初めてだった．2人の子供を連れての留学で，留学中に長男が誕生した．こうした研究以外の生活を通して，米国社会がオープンな社会であることを実感した．

　NIHの研究室においても，最初は実験指導の米国人医師に少し悩んだが，ほかの研究室で分子生物学の手技を習い，lambda cloning や sequencing で仕事ができるようになると同僚も一目置いてくれるようになった．また師匠のDr. Crystalとは，週に数日は一緒に5 mileを走りながら，その間の会話を通して，米国の考え方を吸収していった．

　帰国し，American Physiological Society（APS）会員になるにあたり，黒川清先生の推薦状と，自分の抱負として，米国で受けた留学生への支援を感謝し，アジアの若手研究者に貢献したいと記したことを記憶している．そして東北大学では具体的にその機会が訪れた．

バングラデシュの若手医師

　東北大学に赴任すると，ダッカ大学からAsif Mahmud先生（1993～1997年）が留学していた．井澤豊春先生に放射線画像医学の指導を受けていたが，井澤先生の転出に伴い，医局長の手島建夫先生のもとで学位論文を完成した[1]．彼は私のmolecular領域で仕事はしなかったが，東北大学で私が始めたchart roundのシステムや，朝の大学院生勉強会，昼のランチセミナーなど次々と展開していく新たな方向に興味を持ってくれた．

　何度かバングラデシュに招かれたが，実現したのは2008年2月である．Pulmoconに参加し，ダッカ市内を婦人で共に東北大学に留学（渡辺彰教授のもとで感染症で学位取得）した，Binte Lutfor教授が案内してくださった．5年後の2013年にも再度 Pulmoconに参加し，南部でミャンマー国境に近いCox BazarやSt. Martin Islandsに足を伸ばし，またご両親の家にも招待された．父上のA.G. Mahmud氏は日航機ダッカハイジャック事件を管制塔から指揮し，解決した空軍准将である（図6-6）．

　Asif先生は現在ダッカ市内のInstitute

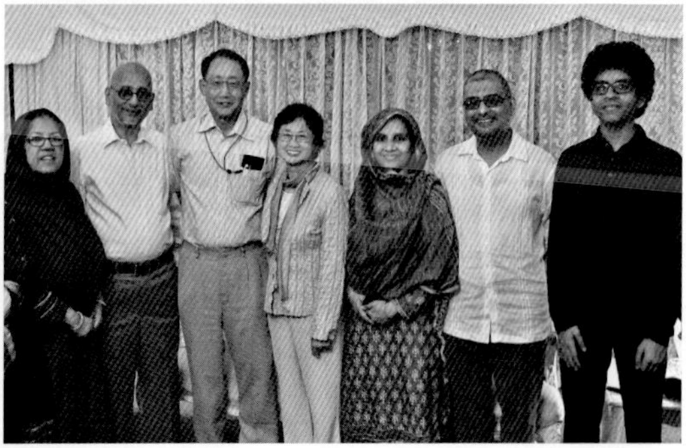

補遺 ② 留学生を bilingual 呼吸器科医へ

小生の右手は御両親(父上は JAL Dahka 事件を解決した准将),左手は Dr. Lutfor と Dr. Asif 夫妻,その右は日本生まれの長男。

図 6-6　Dr. Asif(Bangladesh)一家と(2013 年)

of Epidemiology, Disease Control and Research の助教授として,また Lung Foundation の財務委員長として活躍している。2013 年の Pulmocon には筑波の佐藤誠先生も参加していたが,若手医師の熱意があふれる学会で,経済的に躍進するバングラデシュを象徴していた。

スキーが縁となったインドネシアからの大学院生たち

順天堂大学時代,吉良教授よりインドネシア医師が年末から 3 カ月滞在すると話があった。現れたのが妙に日本になれた,現在の Faisal Yunus 教授である。正月には食事などどうするのかという心配にも「大丈夫,大丈夫!」とあっけらかんとしていた。彼は過去に広島大学,西本教授,山木戸教授のもとで学位を取得した。冬の医局旅行は,霧ケ峰でのスキーであり,少し手ほどきをした(図 6-7)。

その縁か,東北大学赴任後,ERS 学会で会ったとき,ぜひ大学院生の教育をと頼まれた。どんな人物が来日するのか不安であったが,とにかく「Best & Brightest」を派遣してくれと返事した。その後次々とわれわれのグループに加わった 6 人は,文字通り brightest の素晴らしい人材で,留学当初は molecular な研究に戸惑うが,立派に bilingual chest physician に育っていった。

最初に来日したのは Prasenohadi Pradono 先生(通称プラス,1997〜2003 年)で,米国留学帰国後東北大学に加わった田澤立之先生の指導のもと,prostaglandin 系合成酵素遺伝子導入による血管新生亢進や抑制と,腫瘍の増殖や退縮の関連を Cancer Res に報告し,腫瘍における炎症性因子の関与を示した[2]。

その次は,才媛と言うべき Sita Andarini 先生(2001〜2006 年)が来日,菊地利明先生の指導下に,腫瘍や炎症と OX40 とそのリガンドの影響を調べ,同じく Cancer Res に報告した[3]。Sita 先生の大学院入試の論述で,肺癌の概説の解答を

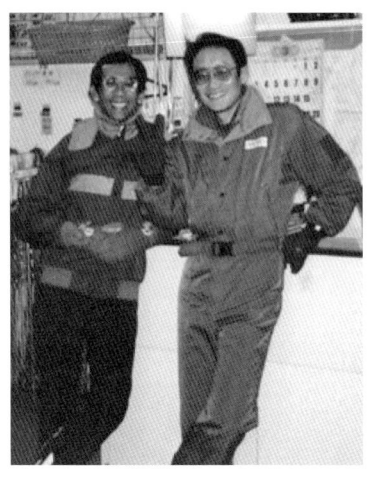

こうした縁が，優秀なインドネシア若手医師との出会いになるとは予想もしなかった。

図 6-7　Dr. Faisal Yunus と順天堂大学呼吸器内科医局の霧ケ峰スキー旅行にて（1990 年）

採点して驚いた．30分という時間で肺癌の組織型，臨床症状，治療などを英語で整然と記述していた．日本語での医師国家試験合格のみをよしとする日本医学教育は何をしてるのかと，衝撃を受けたことを覚えている．

3人目は独身の Jamal Zaini 先生（2004〜2009年）である．彼も菊地先生やSita先生の指導を受け，樹状細胞のOX40系を介するNKTとCD4$^+$細胞の抗腫瘍免疫活性の研究を，JCI に報告した[4]．彼は静かな性格であるが，医局旅行での吾妻連山散策で登山に目覚め，日本のあちこちの山を歩いた．

その次は Triya Damayanti 先生（2007〜2011年）で同じく菊池先生とJamal先生の指導を受け，今度はOX40がNKT，CD4$^+$などを介して気道アレルギー反応に関与することを AJRCCM に報告した[5]．次の Ferry Dwi Kurniawan 先生は，原澤 fellowship によって6カ月間来日，その一期間を EGFR 変異解析訓練として埼玉医科大学萩原先生の研究室で学び，現在再来日を予定している．最後の Arif Santoso 先生（2010年〜）は菊地，Triya 先生の指導の下，気道上皮細胞再生における SLPI の役割を研究している．

特記すべきは，彼らは留学前には分子生物学に関する知見や技術はほとんどなく，来日1年以内にこれを身につけるという素質のクオリティーである．私は彼らに接し，心底からアジアの可能性を実感した．経済的な基盤とグローバルに通用するロジックを身に付ければ，アジアには素晴らしい展開があり得るだろう．

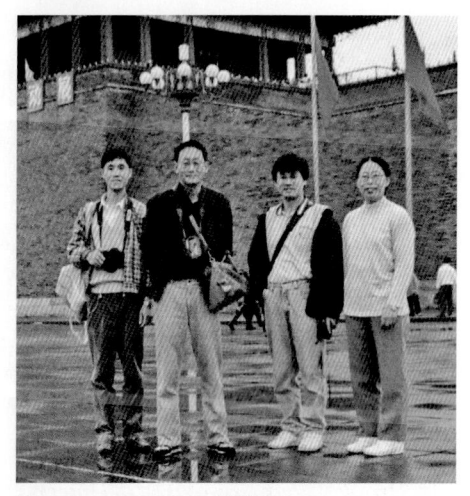

補遺 ❷ 留学生を bilingual 呼吸器科医へ

両端が辛紅先生と御主人，指導の西條康夫先生（現新潟大学）と北京の前門近くで．

図 6-8　APSR1996 に参加して

中国からの個性的な留学生たち

　教授職をしていると海外からの留学希望のメールが常時送られてくる．問題は実際的な人物評価が来日までできないことである．米国では機会を見てインタビューなど受けることになる．

　東北大学でのこうした留学生の最初は，中国医科大学卒業の辛紅先生(1995年)であった．日中医学協会(笹川医学奨学金)による1年間の来日であった．彼女は日本語が堪能だったが，西條康夫先生の指導の下，むしろ実験の方で苦労した．彼女の帰国後1996年のAPSR(Asian Pacific Society of Respirology)学会は北京で開催され，紫禁城や天津市街の案内を受けた(図6-8)．辛先生は2000年に再留学し，今度は大学院に進み，西條先生の指導の下fractalkine(CX3CL1)の研究で学位を取得した[6]．彼女はさらに日本の医師国家試験に合格し，現在仙台の市中病院に勤務し，家族ともども日本で暮らしている．米国留学を通して私の人生は大きく展開した．辛先生の日本留学による人生変化は私以上に大きい．

　次の中国からの留学者は内蒙古医学院よりの呼群先生(2001〜2006年)である．彼は萩原弘一先生の内蒙古の知己の教授を介しての留学であり，当初は萩原先生の指導のもとに肺癌におけるp73遺伝子変異を検討した．萩原先生の埼玉医科大学への異動とともに，新たなプロジェクトとして肺胞微石症原因遺伝子の研究に従事し，学位は東北大学で取得となった[7]．呼先生はモンゴル系の少しシャイな面もあったことが記憶に残っている．

　3人目は西條康夫先生が引き受けた孫若文先生(2007〜2011年)である．彼女は西條先生の指導下にマウス肺の気管支肺

接合部に存在する肺幹細胞様前駆細胞を詳細に検討した[8]。西條先生の弘前大学異動(2008年)に伴い，主たる研究は弘前で行ったが，学位は東北大学で取得した。彼女も穏やかな性格で，現在小児科医として瀋陽で勤務している。

再度笹川医学奨学金による留学希望があり，謝勉先生(2009年)が医学部に異動した研究室に1年間滞在した。彼女は広州の中山大学および広州医学院よりのoncologistとしての留学であり，肺癌に関してEGFRリガンドであるamphiregulinに関して検討した。辛先生の留学から10年以上経過し，中国での英語に対する教育が大きく進歩したことを実感した。決して流暢というわけでないが，教室における意思疎通や研究進展報告は英語でなされ，また医局でのMolecular Biology of the Cellの抄読会にも興味をもって参加した。謝先生は帰国後の翌年，広州での学会に私を招聘してくれ，桂林などの観光も楽しむことができた。

これに加え，夏季休暇の1カ月，北京より女子医学生の滞在も引き受けた。彼女も英語で十分に意思疎通が可能であり，中国国内における英語教育の充実を実感した。

中国からの留学生諸君は，自己主張もあり，当方の研究との協調は必ずしも，例えばインドネシアの医師グループのようにはいかなかった。これはインドネシア大学のように，同一施設から連続して留学生を引き受けると，留学生同士での指導も可能であり，効率的な留学生指導ができる。日本から米国留学に関しても，同様の要素があるであろう。

中東・ヨーロッパからの留学生たち

先に述べたように，留学希望の連絡と，それに返事できる当方のタイミングには微妙なものがある。アジア人とは発想も異なる，中東やヨーロッパ地域の留学生引き受けは，文字通り「縁」を感じる。

現在大変な状況の中東シリアから西條先生がAhmed Katsha君(2006〜2011年)を受け入れた。彼は肺障害修復に関する多機能骨髄由来細胞を研究し，学位を取得した[9]。途中西條先生の弘前大学異動に伴い，彼は呼吸器病病態学で引き受けた。「Welcome! Stray sheep!」と言うと喜んでいた。実験や手技では辛先生の指導，論文作成は大河内眞也先生に手伝ってもらいながら，学位が完成した。彼はさらに米国での研究継続を希望し，何10通ものapplication letterを書き，ついにVanderbilt大学にポスドクのポジションを獲得した。その後，シリアは「アラブの春」の余波で悲惨な状況であるが，彼は研究推進とともにgreen card取得，他大学教官への応募など，積極的に米国での基盤形成を行っている。本当に不思議な「縁」である。

ポーランドからはCezary Treda君(2007〜2012年)が加わり，福原達朗先生の指導で，長年医局で研究が続いた肺発癌とSLPIの研究で学位を取得した[10]。彼はEU内における大学教育の自由な移動修学(アジアの若者には羨ましい限り

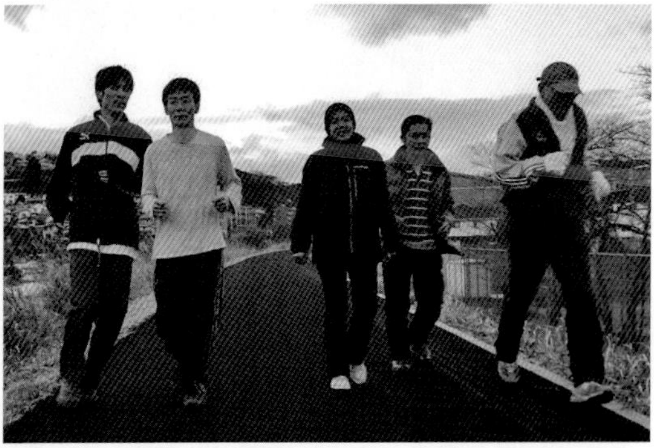

補遺 ❷ 留学生を bilingual 呼吸器科医へ

インドネシア大学から留学の Dr. Triya と Dr. Arif，大学院生の東出，東條先生も参加している．広瀬川・ジョギングコースは医学部から往復 5 km のすばらしい環境だった．

図 6-9　夕焼けの広瀬川 jogging road にて（2011 年）

だが）で，日本に来る前にバスク地方で修学したり，スペインのマドリッドの国立がん研究所（Centro Nacional de Investigaciones Oncologicas：CNIO）で研究もしていた．

しかし実験手技に関しては，指導の福原先生が苦労した．これは私自身も米国留学中経験したことで，アジア人の方がはるかに器用である．彼は日本では登山に惹かれ，北海道，南アルプスなどを楽しんでいた．またポーランド大使館のパーティにも一緒に出席した．現在はポーランドにもどり，両親に将来は国内にとどまって職に就くよう説得されていると連絡があった．

多くの留学生のいる医局生活：アジアの将来を見る

こうした東北大学の留学生は，日常生活を通してもちろん日本語を学ぶが，教室では，私はあえて英語で対応した．その目的は日本人大学院生が，彼らと英語で意思疎通することを狙ったからである．最後の数年間は東北大学の方針に沿って，助教授以上の教官は医局セミナーでは英語でプレゼンテーションをするようにした．もちろん留学生らは学生との"Cell"の抄読会にも加わってくれた．もう少し時間があれば相互に面白い環境が生まれたかもしれない．

外部研究室出向でない，内部で研究する大学院生は，こうした海外からの留学生とともに，私に付き合って医局ジョギングで広瀬川の土手を走った（図 6-9）．医局旅行では東北の温泉と山々を歩いた（図 6-10）．これも私にとっては楽しい思い出になっている．

何よりも強調したいのは，こうした自分の経験を通して，アジア人医師の優れた能力を実感した点である．一般にアジア人はシャイで自己主張をしない．しかし，マレー系の人々の優れた点は歴史的，地理的に，例えばインドネシアのボロブドール遺跡（8 世紀）や，バングラデ

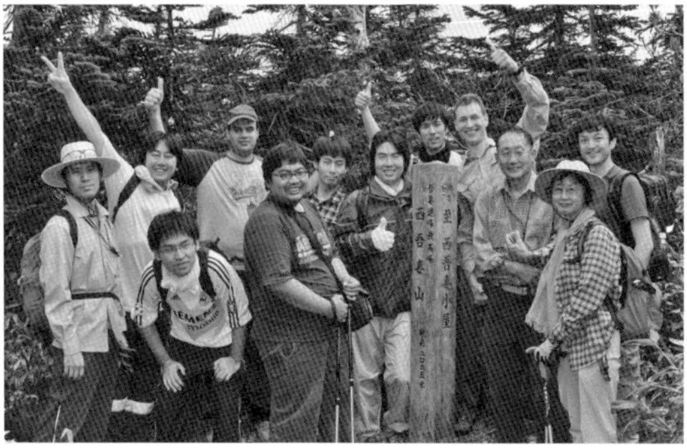

この時の医局旅行は白布温泉。留学生のTreda君（ポーランド），Katsha君（シリア），Dr. Ferry（インドネシア）が参加した。医局は佐々木陽彦先生，大学院生諸君（柴原，綿貫，椎原，東條，宮内，東出の各先生）と家内。この年の山は残雪が多く，Ferry，Katsha両君は苦労したが，楽しそうであった。

図6-10　西吾妻山（2055 m）山頂にて（2010年）

シュの仏教遺跡群（4世紀前後）をみても明らかである。彼らが西欧ロジックを身につけると，伝統的な器用さが前面に出て，学問以外にも多方面で世界的な進出をするようになるのでないかと予想される。

2013年11月には横浜でAsian Pacific Society of Respirology（APSR）学会を開催したが，海外から1,300名，またアジア地域からは多くの若手医師が集まり，ポスターなどを熱心に発表していた。これを見て日本の多くの教授が，日本の若手医師がアジアを軽く見ていると，日本は置いていかれるという危機感を持ってくださった。私もまったく同じ印象を持っている。Look Westの時代からLook Asiaの時代へ。世界の状況は明らかに展開している。グローバルに相手とコミュニケーションできるロジックと，英語を日常的に使えるという状況が日本やアジアに拡がれば，日本という国を国土という面からも，人材という面からも，明治期の開国とは違った，本当の再開国をすることになるであろう。

●文献
1) Mahmud AM, Isawa T, Teshima T, et al. Radionuclide venography and its functional analysis in superior vena cava syndrome. J Nucl Med 1996；37：1460-4.
2) Pradono P, Tazawa R, Maemondo M, et al. Gene transfer of thromboxane A(2) synthase and prostaglandin I(2) synthase antithetically altered tumor angiogenesis and tumor growth. Cancer Res 2002；62：63-6.
3) Andarini S, Kikuchi T, Nukiwa M, et al. Adenovirus vector-mediated in vivo gene transfer of OX40 ligand to tumor cells enhances antitumor immunity of tumor-bearing hosts. Cancer Res 2004；64：3281-7.
4) Zaini J, Andarini S, Tahara M, et al. OX40 ligand expressed by DCs costimulates NKT and CD4[+] Th cell antitumor immunity in mice. J Clin Invest 2007；117：3330-8.
5) Damayanti T, Kikuchi T, Zaini J, et al. Serial OX40 engagement on CD4[+] T cells and natural killer T cells causes allergic airway

inflammation. Am J Respir Crit Care Med 2010 ; 181 : 688-98.
6) Xin H, Kikuchi T, Andarini S, et al. Antitumor immune response by CX3CL1 fractalkine gene transfer depends on both NK and T cells. Eur J Immunol 2005 ; 35 : 1371-80.
7) Huqun, Izumi S, Miyazawa H, et al. Mutations in the SLC34A2 gene are associated with pulmonary alveolar microlithiasis. Am J Respir Crit Care Med 2007 ; 175 : 263-8.
8) Sun R, Zhou Q, Ye X, et al. A change in the number of CCSP(pos)/SPC(pos) cells in mouse lung during development, growth, and repair. Respir Investig 2013 ; 51 : 229-40.
9) Katsha AM, Ohkouchi S, Xin H, et al. Paracrine factors of multipotent stromal cells ameliorate lung injury in an elastase-induced emphysema model. Mol Ther 2011 ; 19 : 196-203.
10) Jan Treda C, Fukuhara T, Suzuki T, et al. Secretory leukocyte protease inhibitor modulates urethane-induced lung carcinogenesis. Carcinogenesis 2014 ; 35 : 896-904.

Chapter 7

肺胞蛋白症
GM-CSF をめぐる「事実は小説より奇なり」

手術室へ全員集合
自治医科大学での肺胞蛋白症全肺洗浄

　Chapter 3で記したように北関東3県，栃木，茨城，埼玉県より症例が集積した自治医科大学では，通常は経験しない症例を，繰り返し経験することができた。その一つが肺胞蛋白症(pulmonary alveolar proteinosis：PAP)である。私が留学まで在籍した5年間に，これも前述した症例データベースを使うと4例(繰り返し入院計10回)を経験している。

　日常診療に入っていた気管支ファイバスコープを用いて，両肺びまん性の疑わしい陰影を洗浄すると白濁した液が回収され，TBLB組織像と合わせ診断は比較的容易である。問題は治療である。現在もなお，十分に理解できていない課題が「肺胞蛋白症は寛解・増悪を繰り返す」という点である。症例によっては，経過観察中に肺野の陰影が軽快する。気管支鏡下の姑息的肺洗浄が契機となって，陰影が改善する場合もしばしばある。しかしその程度ではびまん性陰影は改善せず，長期に渡り低酸素血症の続く症例もある。

　死亡例はほとんどないと言え，外来で経過を見ていると不安に駆られる。こうした場合は全肺洗浄を試みることになる。全身麻酔下にCarlens double lumen tubeを使い，片側肺のoxygenation保持と対側肺の洗浄を行う。期間をおいてもう一方の肺も洗浄を行う。

　こうした全肺洗浄は，自治医科大学では主治医が検討会でプロトコールを確認し，医局の全医師は分担して手術室に全員集合となった。当時荒井達夫助教授はサーファクタントや表面活性が専門で

Chapter 7 肺胞蛋白症
GM-CSF をめぐる「事実は小説より奇なり」

図 7-1 肺胞蛋白症治療における全身麻酔下肺洗浄

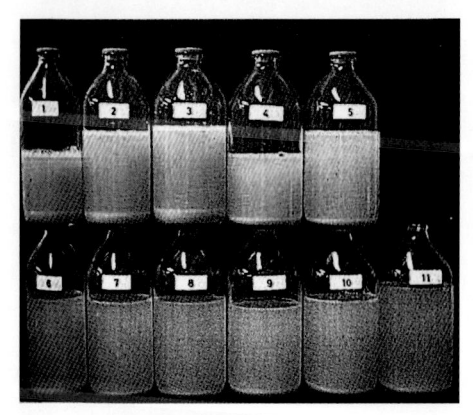

42歳男性。7年来の胸部異常陰影，3年前から自覚症状，3カ月前より呼吸困難増強。pH 7.419，Paco$_2$ 35.8，Pao$_2$ 52.8。全身麻酔でCarlens tube で左右肺分離下に左肺洗浄施行。生理食塩水 500 ml を 11 回注入・回収した。写真は各回の回収液の外観を示す。徐々に薄くなるが，最初の数回は非常に濃厚な回収液である。No. 6〜11 はヘパリン添加生理食塩水による洗浄。No. 9〜11 は左胸部外壁バイブレーション実施下に洗浄回収を施行(写真の電子化は玉城繁先生による)。
(荒井達夫，ほか．数年の経過後に実施した肺洗浄により著明な改善をみた肺胞蛋白症．吉良枝郎，編．目でみる症例診断．呼吸器病．東京：メジカルビュー社，1983：86-7 より引用)

あったので，1回 500 ml の洗浄液は 1 l の瓶に順に集めていった(図 7-1)[1]。今では呼吸器の教室でも見なくなった．Wilhelmy balance 装置を用いてサーファクタントのhisterisis 曲線が描かれた。回収したサーファクタントは札幌医科大学生化学教室の秋野豊明教授に送られ，サーファクタント蛋白の研究に使われた。

一体，分泌されたサーファクタントがなぜ肺胞腔に蓄積するのか？　全肺洗浄される大量の白いサーファクタントを見て，ただただ不思議な病気だと思った。こんな病気の原因は解明されるのか？しかし現実には一見不可思議と思われる病気の方が，日常疾患より早く原因解明されるようである。

なぜ肺胞腔に蓄積するのか？　それは肺胞腔の主要細胞，肺胞マクロファージがクリアランスのための貪食ができなくなっているのだった。しかし，当時ようやくBAL 回収液中に肺胞マクロファージを実際に観察し始めたばかりで，その解明にはもう20年が必要であった。

Knockout mouse の phenotype として見いだされた肺胞蛋白症

　Embryonic stem cell における遺伝子相同組み換え技術で，目的遺伝子の genomic DNA のエクソン部分を削除して，その産物である蛋白を生まれたマウスで正常に発現させないと，遺伝病における欠損症と同様の状態をマウス個体に作成することができる（現在ではイントロン部分の重要さが知られるようになり，この結果解釈に一部疑義も出ている）。この方法は Capecchi や Smithies らにより 1989 年成功し[2]，2007 年にはノーベル医学生理学賞が与えられている。

　1990 年代初めから，多くの遺伝子のノックアウトマウスが作成されるようになった。中には予想された病的表現型を示し，トップ・ジャーナルに掲載される例もあるが，各臓器を調べても病的変化のない場合も多々あった。類似遺伝子が存在し，redundant に作用して欠損した遺伝子を補うからである。逆にノックアウトして初めて，なぜこんな臓器に病変が？　という予想外の場合もある。

　GM-CSF（granulocyte-macrophage colony stimulating factor）の場合がこれに相当する。その蛋白質は 1977 年にマウス肺培養上清より単離精製され[3]，1985 年にヒト GM-CSF cDNA がクローニングされ[4]，ヒトは 127 アミノ酸，マウスは 124 アミノ酸よりなる。GM-CSF はそもそも多機能性の血球系細胞分化因子と考えられていた。したがってそのノックアウトマウスによる表現型は，免疫系の欠損を示すことが期待された。しかし，1994 年 Dranoff らによる報告では，肺胞蛋白症所見が見いだされた[5]。これはやはり，呼吸器領域臨床医にとってはショッキングな論文であった。肺胞蛋白症が GM-CSF 機能と関連するとは！

　しかし翌年，米国の DNAX の日本人のグループから，今度はその裏が報告された[6]。裏とは，IL-3/GM-CSF/IL-5 受容体 βc 鎖のノックアウトマウスでも，肺胞蛋白症が表現型として見いだされた事実である。これは GM-CSF のシグナルが，細胞の貪食機能に結びつく

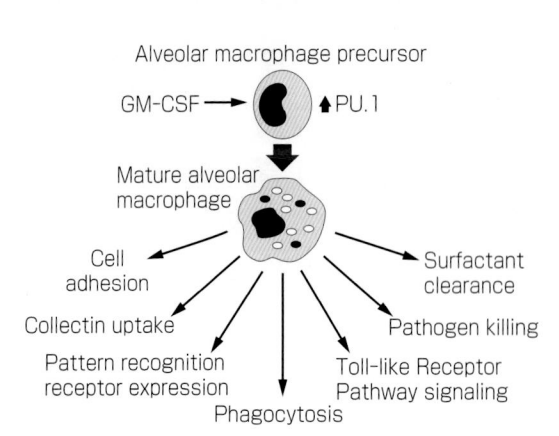

Chapter 7 肺胞蛋白症
GM-CSF をめぐる「事実は小説より奇なり」

図 7-2 GM-CSF シグナルによる肺胞マクロファージ貪食機能と PU. 1

幼弱肺胞マクロファージは GM-CSF シグナル伝達下に，核因子である PU. 1 を発現する。PU. 1 は，個々の経路の全容は不明であるが，phagocytosis を中心とする肺胞マクロファージの主要機能を switch on にする。抗 GM-CSF 中和抗体により，GM-CSF シグナルが作動しないと，PU. 1 が発現せず，これら肺胞マクロファージ機能が低下し，その結果サーファクタントが除去されず，肺胞蛋白症が惹起される。
(Shibata Y, Berclaz PY, Chroneos ZC, et al. GM-CSF regulates alveolar macrophage differentiation and innate immunity in the lung through PU. 1. Immunity 2001；15：557-67 より引用)

事実を示唆している。

　Dranoff は，GM-CSF は基本的な造血機能に必須ではないと述べている。この後，GM-CSF(−/−)マウスを検討すると，肺胞蛋白症として肺に残存しているのはサーファクタントを構成する脂質と蛋白質がクリアランスされないからであるとか，細菌や真菌が除去されないなど，肺胞マクロファージの重要な貪食(phagocytosis)という複雑な細胞機能が欠落しているようだと明らかになった。

　これをさらに統括的に説明したのは柴田陽光先生(山形大学)，Trapnell ら，Cincinnati のグループである。彼らは GM-CSF(−/−)マウスでは核因子である PU. 1 が発現していないが，SFTPC(サーファクタント蛋白 C)遺伝子プロモーター下に GM-CSF が発現する機構(したがって，II 型肺胞上皮細胞のみで GM-CSF が発現する)を GM-CSF(−/−)マウスに transgenic で加えると，PU. 1 が発現するようになることを示した[7]。すなわち，GM-CSF のシグナルがマクロファージの受容体を介して PU. 1 を発現し，PU. 1 はその下流の遺伝子群に作用して，肺胞マクロファージで重要な貪食機能や細胞接着機能が作動し，肺胞内はクリアランスされることになる(図 7-2)。

BAL回収液の肺胞マクロファージを眺め始めて20年，呼吸器病学にとっては最重要な本細胞の根幹的機能が明らかになったわけである．しかし肺胞蛋白症の表現型はほかの遺伝子ノックアウトマウスでも見られる（例えばRUNX[8]やBACH2[9]）．おそらく自然免疫として重要な細胞貪食機能には，進化的にもさらに複雑な背景があると予想される．

肺胞マクロファージ男
中田光先生

　この辺で「小説より奇なる事実」のもう1人の主役，中田光先生（新潟大学）に登場していただくことになる．中田先生に最初に会ったのは，留学から戻り，武田薬品の奨学育英の会「尚志社」の食事の席で，彼から親しげに話しかけられたときである．尚志社は社長の武田長兵衛氏の私的な事業としてはじまり，現在は一般公益法人になっている．私は基礎医学のメンターである早石修教授に，東京大学医学部学生時代に推薦いただいた．中田先生は，東京出身であるが，東京大学農学部卒業後，京都大学医学部に進み，私同様医化学で学生実験を行い，実は私も大学院時代関与したIDO（indoleamine 2,3-dioxygenase）の実験をしていたという[10]．このとき，早石先生に尚志社に推薦されたわけである．

　もちろんお互い初対面であったが，これが私と共通する，atypicalでユニークな人生を歩む中田先生との出会いであった．彼は当時，東芝病院に出向して，時々順天堂大学の病理検討会にも出席していた．そのころマクロファージ研究の権威，国立予防衛生研究所の徳永徹先生の下で，赤川清子先生より肺胞マクロファージの研究指導を受けていた．彼は健常被験者からBALで回収した肺胞マクロファージを使用し，実にGM-CSFにより肺胞マクロファージが増殖するという研究をしていた[11]．このデータは論文化の準備時に見せていただいたが，私の不明にしてその重要性を理解できなかった．英文論文作成にはデータ量が多かったので，分割して二報にして投

Chapter 7 肺胞蛋白症
GM-CSF をめぐる「事実は小説より奇なり」

稿すればと示唆したことを記憶している。

彼は学位取得後，結核研究所に就職し，さらに東京大学医科学研究所の助手になった翌年，ニューヨークの Rom, WN 先生（New York University, NIH 時代の私の同僚で，肺胞マクロファージの IGF-I を共同研究した）の研究室に留学した。Rom 研では近くのロックフェラー大学にも出かけて，結核と HIV 感染の研究に従事した。HIV 感染で免疫が低下するから結核に感染する，あるいは悪化するというばかりでない。結核菌そのものが HIV-1 の LTR（long terminal repeat）を介して，その増殖を亢進するという斬新な研究を展開している。

肺胞マクロファージ男としての中田先生は，もう一つユニークな研究がある。それは肺胞マクロファージの起源である。回収した肺胞マクロファージは GM-CSF で増殖する。一部は当然，骨髄からの補充が必要である。では何日ぐらいで turn over するのか？　これを明らかにするため骨髄移植後の患者の協力を得て都立駒込病院で研究がなされた。その結果 BMT 後 50 日を過ぎると，ドナーの細胞が肺胞腔に出現し，増殖して置き換わると報告している[12]。すでに 1976 年に骨髄由来であることは Y 染色体で知られていたが，実際の肺での動態を見たものとして，貴重なデータである。

実は中田先生は，留学後東大医科研時代，O157 感染が問題となった時期，その菌株保存施設に文部大臣の視察を受けている。彼は保存菌株のデータベースを作る非常に真面目な仕事をしていたのだが，そのユニークさは時の医科学研究所の騒動にもなった。これは彼自身が残している記録を一読していただきたい。

肺胞蛋白症では抗 GM-CSF 中和抗体が存在する

中田先生は，帰国後，すでに東北大学に赴任していた私に連絡を取り，PAP 患者の BAL 回収液を研究に使いたいという。彼は日本に戻り，東京大学医科学研究所の菌株保存施設に勤務していたが，

そこで新たな研究を始めた。東北大学加齢医学研究所附属病院でPAP患者の肺胞洗浄を施行する日，彼は東京から仙台へ容器を持参して現れ，回収液を持ち帰った。どんな研究が展開しているのか興味を持っていた。
　実は彼は赤川先生と肺胞マクロファージの増殖抑制因子も先行研究していた。研究展開を聞いてみると，まだ表に出せないが，どうも分子量の大きな蛋白がIL-3要求性の細胞株TF-1のGM-CSFによる増殖を抑制するという。「自己抗体かもしれないよ」と。私は，まさか，何かの間違いではないのかと思った。重要なサイトカインのGM-CSFに対する自己抗体だって？　まさに「事実は小説より奇なり」。中田先生は抗GM-CSF中和抗体の存在が，多くのPAP患者に認められると報告した[13]。
　10年以上の継続研究による肺胞マクロファージ男の面目躍如たるものがある。研究とは不思議なもので，実はその前年1998年にデンマークから免疫グロブリン製剤中に抗GM-CSF抗体が検出されるという報告が出ている[14]。こうした独立した研究に起こる偶然は，サイエンスのいろいろな局面で知られている。自治医科大学でのPAP患者全肺洗浄の回収液を集めた20年前の経験を持つ身にとって，この研究展開は，まさに感慨深いものがある（図7-3）。

治せるものなら治してみろ
一体PAPをどう治すのだ？

　こうした目覚ましい基礎研究の展開は，すぐには臨床には還元されていなかった。1990年代半ばにGM-CSFシグナル遮断でPAPを帰結すると判明したが，一般PAP患者ではGM-CSF, GM-CSFRの遺伝子変異はほとんど見いだせなかった。この病気にGM-CSFを補充して意味があるのか？　中田先生の自己免疫性PAP症例における抗GM-CSF中和抗体の論文が発表になったころ，東北大学病院の横にある仙台厚生病院（旧東北大学抗酸菌病研究所附属病院）からPAP患者が紹介された。症例は51歳女性で労作時呼吸困難で厚生

Chapter 7 肺胞蛋白症
GM-CSF をめぐる「事実は小説より奇なり」

図7-3 肺胞蛋白症をめぐる主たる研究者と

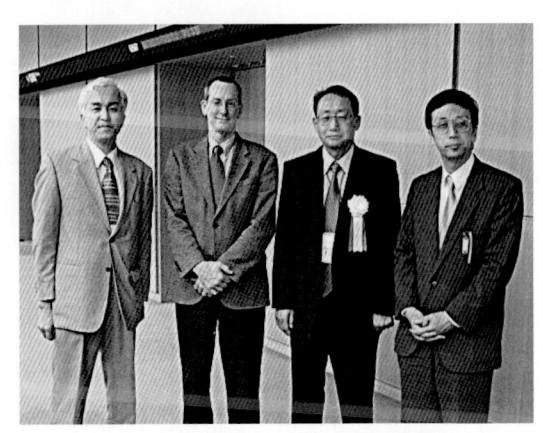

2007年, 日本呼吸器学会学術講演会(東京フォーラム)にて。左より, 抗GM-CSF抗体発見者中田光先生(新潟大学), GM-CSFシグナル伝達機構におけるPU.1を明らかにしたTrapnell B先生(Cincinnati大学), 筆者, その右はGM-CSF吸入療法開発の田澤立之先生(現新潟大学)。

病院を受診。BAL で診断後, 2000年3月左肺全肺洗浄を行っても効果なく, 当院紹介となった。

全肺洗浄までやって改善しないから大学病院へ紹介とは, まるで「治せるものなら, 治してみろ」といわれるようで, 初めて真剣にGM-CSFをめぐる検討を始めた。調べてみると実は肺胞蛋白症の本邦第1例は, 1960年に東北大学抗酸菌病研究所, 岡捨巳教授より日本胸部臨床に報告されている[15]。

是非, 東北大学でその治療の第1例も報告しようと, 担当の田澤立之先生(新潟大学)が調査すると, 2000年に米国よりGM-CSF皮下注による改善例が報告されている[16]。しかし肺の病態になぜ皮下注なのか? そもそもGM-CSF製剤はcDNAのクローニング後, 製剤化が進み, 米, 欧, 豪で数社が承認を受け, 市販されていた。一方, 日本では1990年代に癌化学療法による白血球減少の治療薬として臨床試験がなされたが, G-CSFを上回っての効果は示せず, 承認には至っていない。したがって日本でGM-CSFを使用するには, 並行輸入などの煩雑な手続きを, 医師自身が対応せねばならない。

田澤先生は学内倫理委員会の承認, 厚生省医薬安全局よりの薬監証明取得など, 辛抱強く準備を進め, 2000年12月より吸入治療としてGM-CSF投与を開始した。先行する肺癌の吸入療法を参考と

し[17]．NAC 吸入同様，肺局所に補充することによる，直接的作用の意義を考えた．使用 GM-CSF 製剤は Leucomax®(Novartis 社)1 回 250 μg，1 日 2 回，Pari LC Plus jet nebulizer を使用し，7 日間吸入，7 日間休薬を 1 サイクルとして全 12 サイクルを予定した．本患者は 6 カ月後，GM-CSF 吸入のみで自覚症状，画像所見ともに改善を認めた(図 7-4)[18]．

もちろん PAP は自然寛解の存在がよく知られている．しかし本症例は繰り返し増悪し GM-CSF を投与したが，投与する度に臨床データは改善した．また本例ともども有効例は GM-CSF 投与により，foamy マクロファージは小型化し，その数は増加し，肺における増殖も考えられる肺胞腔内環境の改善所見であった[18]．

こうした数例の奏功例を踏まえ，中田先生が班研究を組織し，井上義一先生(近畿中央胸部疾患センター)は PAP 症例レジストリを開始した．また抗 GM-CSF 中和抗体測定も，中田らによりキット化されている．詳細は文献に譲るが，2008 年に 248 例で PAP の臨床特性をまとめ報告している[19]．こうした抗 GM-CSF 中和抗体によると考えられる autoimmune PAP 症例は 223 例(約 90％)を占め，残りは 2 次性 PAP で血液疾患に伴うものなど，臨床背景がある．

現在，米国 NCBI のデータベースである Online Mendelian Inheritance in Man(OMIM) に入ると #610910 で Pulmonary alveolar proteinosis, acquired の項目がある．少々厚かましい米国研究者の名前は出ているが，残念ながら抗 GM-CSF 中和抗体の発見や，吸入療法，日本の PAP registry の解説は記載がない．最終更新は 2011 年 12 月となっているが，中田先生達にはこのデータベース記載の改訂を行い，日本の研究者の業績を明確にされるよう期待する．

なお残る不可思議な病態の謎

さて PAP の 90％を占める抗 GM-CSF 中和抗体陽性の，いわゆる「autoimmune」型をどう理解するのか，という謎が解けたわけでは

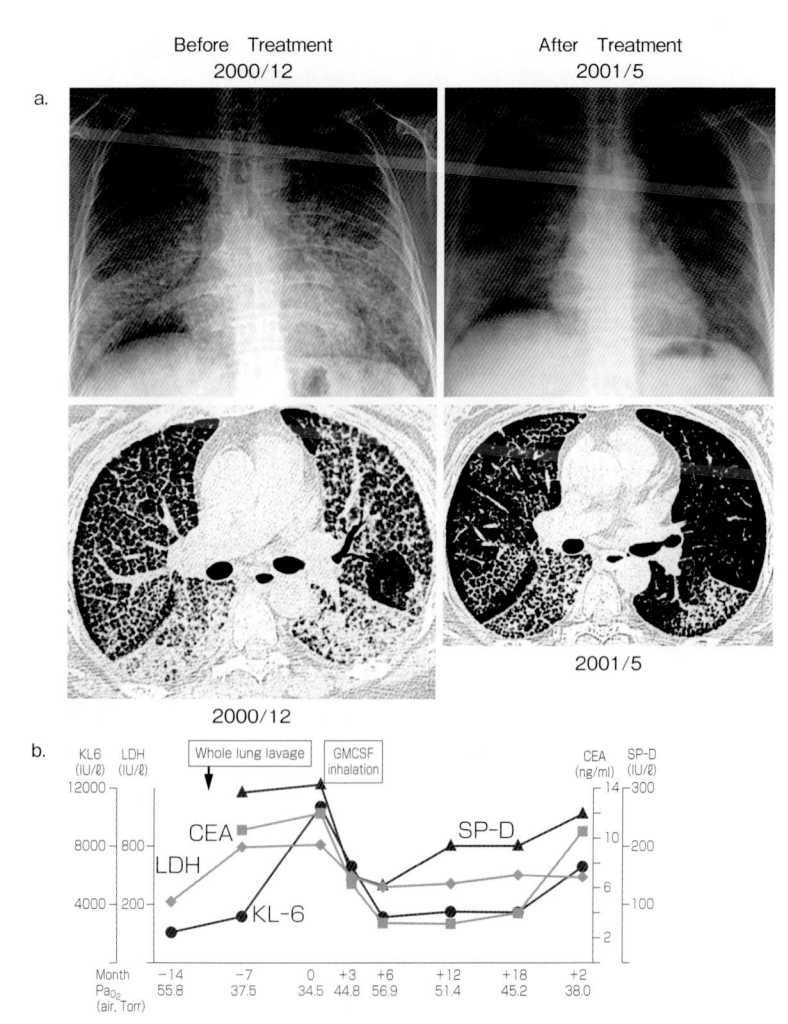

Chapter 7 肺胞蛋白症
GM-CSF をめぐる「事実は小説より奇なり」

図 7-4 GM-CSF(Leukomax®, Novartis)吸入による肺胞蛋白症の改善
51 歳女性。他院で診断，左全肺洗浄を受けるも効果なく，医師主導臨床試験として GM-CSF 吸入療法を 6 カ月間施行。a. 治療前後における胸部陰影の改善。b. GM-CSF 吸入治療による biomarker である KL-6，SP-D などの経過。6 カ月後には改善をみているが，吸入を継続しなかったその 12 カ月後これらの諸指標は再度増悪している。本例は再三，吸入療法を繰り返している。

(Tazawa R, Hamano E, Arai T, et al. Granulocyte-macrophage colony-stimulating factor and lung immunity in pulmonary alveolar proteinosis. Am J Respir Crit Care Med 2005；171：1142-9 より引用)

ない。このタイプはGM-CSFが存在しても中和抗体に結合状態であると考えられる。その状態で少量のGM-CSFを投与して，なぜ病態が改善するのか？　投与量は中和抗体量よりはるかに少ないと考えられる。一種のde-sensitizationと予想されるが，その実際の機序は不明である。リツキシマブ（rituximab）もある程度の効果はあるが，全例に効果があるわけではない[20]。

　そもそもなぜGM-CSFに自己抗体が存在するのか？　免疫グロブリン製剤中の抗GM-CSF抗体の存在[14]は，本抗体産生がかなり一般的現象であることを示唆する。実際中田らは健常者の20％程度に抗GM-CSF抗体を検出するという[21]。しかもPAP患者で実測される自己抗体量は臨床症状とはあまり関係しないという。肺胞腔内のクリアランス改善とKL-6，SP-A，D値はある程度病態に相関するが，自己抗体量は必ずしも並行するわけではない。まだまだ謎だらけなのがPAPである。

　こうした謎は自己免疫疾患に共通するものとも言える。そもそも多くの膠原病のバイオマーカーとなる抗体の抗原が核内，あるいは核酸と関連する蛋白が多いのはなぜなのか，考えてみればこんな不思議なことはない。もしこうした免疫反応にゲノム背景が関与するのであれば，SNP microarrayによるGWASでもう少しクリアーな結果が出るのでないか？　また，家族内発生例が必ずしも多いわけではない。

　一方，免疫反応でありながら，抗菌薬が効果を示す疾患群がある。Wegener肉芽腫症，P. acnesの関与が疑われるサルコイドーシスなどもそうである。病原菌ゲノム vs. 宿主ゲノム，あるいは病原菌ゲノム vs. 宿主免疫系の間のサバイバルゲームとして，mimicryの関与も大きいかもしれない。そもそもGM-CSFシグナルによる細胞機能がphagocytosisであり，抗GM-CSF抗体はこれを阻害するのならば，ある種の病原菌にとってサバイバルゲームとしての意義はあるのかもしれない。

　中田先生によるとPAP病態はIgG型抗GM-CSF抗体によるが，IgM型も産生される[21]。しかしepitope解析をしても多様であると

Chapter 7 肺胞蛋白症
GM-CSF をめぐる「事実は小説より奇なり」

いう．逆に，IgG4 関連疾患においてはその抗原自体ははっきりしない．IgG4 関連疾患の病態そのものは IL-10 産生や Th2 優位で免疫抑制的である．またこの場合は *H. pylori* の mimicry が報告されている．自然寛解，増悪を繰り返すのも相互に似た特徴である．あるいは FcR の IgG 受容体からのシグナルの意義も考慮する必要はないのか？　肺胞蛋白症は自己抗体産生である点は autoimmune disease といえるが，基礎病態の謎が解けるにはもう少し時間が必要なようである．

●文献

1) 荒井達夫，ほか．数年の経過後に実施した肺洗浄により著明な改善をみた肺胞蛋白症．吉良枝郎，編．目でみる症例診断．呼吸器病．東京：メジカルビュー社，1983：86-7.
2) Koller BH, Smithies O. Inactivating the beta 2-microglobulin locus in mouse embryonic stem cells by homologous recombination. Proc Natl Acad Sci U S A 1989；86：8932-5.
3) Burgess AW, Camakaris J, Metcalf D. Purification and properties of colony-stimulating factor from mouse lung-conditioned medium. J Biol Chem 1977；252：1998-2003.
4) Wong GG, Witek JS, Temple PA, et al. Human GM-CSF：molecular cloning of the complementary DNA and purification of the natural and recombinant proteins. Science 1985；228：810-5.
5) Dranoff G, Crawford AD, Sadelain M, et al. Involvement of granulocyte-macrophage colony-stimulating factor in pulmonary homeostasis. Science 1994；264：713-6.
6) Nishinakamura R, Nakayama N, Hirabayashi Y, et al. Mice deficient for the IL-3/GM-CSF/IL-5 beta c receptor exhibit lung pathology and impaired immune response, while beta IL3 receptor-deficient mice are normal. Immunity 1995；2：211-22.
7) Shibata Y, Berclaz PY, Chroneos ZC, et al. GM-CSF regulates alveolar macrophage differentiation and innate immunity in the lung through PU. 1. Immunity 2001；15：557-67.
8) Wong WF, Kohu K, Nakamura A, et al. Runx1 deficiency in CD4+T cells causes fatal autoimmune inflammatory lung disease due to spontaneous hyperactivation of cells. J Immunol 2012；188：5408-20.
9) Nakamura A, Ebina-Shibuya R, Itoh-Nakadai A, et al. Transcription repressor Bach2 is required for pulmonary surfactant homeostasis and alveolar macrophage function. J Exp Med 2013；210：2191-204.
10) 貫和敏博．Molecular Biology から呼吸器臨床を考える：バイリンガル呼吸器内科医を育成して ②．日胸 2012；71：1235-41.
11) Nakata K, Akagawa KS, Fukayama M, et al. Granulocyte-macrophage colony-

stimulating factor promotes the proliferation of human alveolar macrophages in vitro. J Immunol 1991；147：1266-72.
12) Nakata K, Gotoh H, Watanabe J, et al. Augmented proliferation of human alveolar macrophages after allogeneic bone marrow transplantation. Blood 1999；93：667-73.
13) Kitamura T, Tanaka N, Watanabe J, et al. Idiopathic pulmonary alveolar proteinosis as an autoimmune disease with neutralizing antibody against granulocyte/macrophage colony-stimulating factor. J Exp Med 1999；190：875-80.
14) Svenson M, Hansen MB, Ross C, et al. Antibody to granulocyte-macrophage colony-stimulating factor is a dominant anti-cytokine activity in human IgG preparations. Blood 1998；91：2054-61.
15) 岡 捨巳, 金上晴夫, 那須省三郎, ほか. 肺胞蛋白症 (Pulmonary alveolar proteinosis) の症例と考察. 日胸 1960；19：391-402.
16) Kavuru MS, Sullivan EJ, Piccin R, et al. Exogenous granulocyte-macrophage colony-stimulating factor administration for pulmonary alveolar proteinosis. Am J Respir Crit Care Med 2000；161：1143-8.
17) Anderson PM, Markovic SN, Sloan JA, et al. Aerosol granulocyte macrophage-colony stimulating factor：a low toxicity, lung-specific biological therapy in patients with lung metastases. Clin Cancer Res 1999；5：2316-23.
18) Tazawa R, Hamano E, Arai T, et al. Granulocyte-macrophage colony-stimulating factor and lung immunity in pulmonary alveolar proteinosis. Am J Respir Crit Care Med 2005；171：1142-9.
19) Inoue Y, Trapnell BC, Tazawa R, et al；Japanese Center of the Rare Lung Diseases Consortium. Characteristics of a large cohort of patients with autoimmune pulmonary alveolar proteinosis in Japan. Am J Respir Crit Care Med 2008；177：752-62.
20) Kavuru MS, Malur A, Marshall I, et al. An open-label trial of rituximab therapy in pulmonary alveolar proteinosis. Eur Respir J 2011；38：1361-7.
21) Nei T, Urano S, Motoi N, et al. IgM-type GM-CSF autoantibody is etiologically a bystander but associated with IgG-type autoantibody production in autoimmune pulmonary alveolar proteinosis. Am J Physiol Lung Cell Mol Physiol 2012；302：L959-64.

Chapter 8 病因・関連遺伝子解析
肺胞微石症と薬剤性肺障害

肺胞微石症の病因遺伝子解析

●解析の第一歩は明確な phenotype

　自治医科大学においては稀少疾患も多く経験したことは先に述べた。しかし自治医大の5年間に経験できず，順天堂，東北大学でも経験できなかった疾患が肺胞微石症(pulmonary alveolar microlithiasis：PAM)である。おそらく常染色体劣性遺伝として，ほとんどの症例が近親婚が関連するので，変異遺伝子が存在する地域が限られているからであろう。これは国際的にも見られ，例えばトルコなどでは患者が多い。

　東北大学病院のある日の外来診療中，受診患者が途切れたので，外来に無造作に置かれていた胸部X線写真を偶然手に持った。そのびまん性の小粒状陰影を窓からの光に通してみて，これは自分が経験したことのない肺胞微石症ではないかと直感し，カルテを取り寄せた。症例は診断が10年以上前になされた，外来通院のみの患者であった。

　この偶然はもう一つの偶然と重なっていた。実は東北大学から埼玉医科大学に教授として赴任した萩原弘一先生が，新しいプロジェクトとして肺胞微石症の病因遺伝子探索を開始していた。私はすぐ萩原先生に連絡した。彼は研究協力をお願いに，宮城県南の家族を訪問した。私は順天堂大学助教授のとき，長野県飯山市の北信総合病院に，若年性肺気腫患者を訪れたことを思い出した。

115

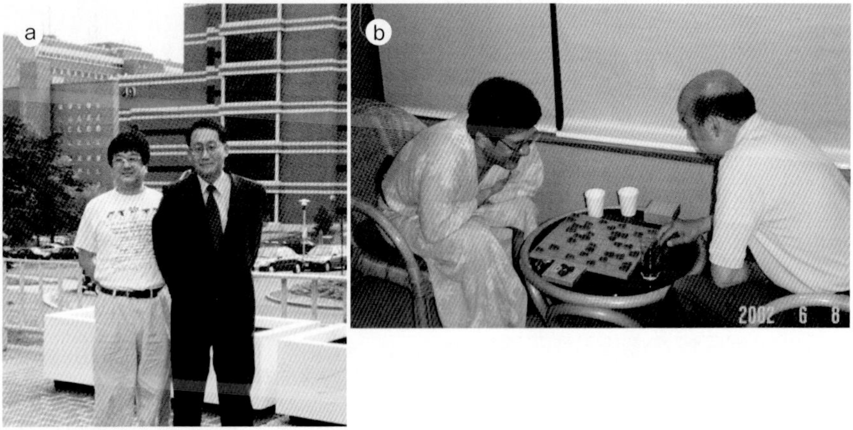

Chapter 8 病因・関連遺伝子解析
肺胞微石症と薬剤性肺障害

図 8-1 萩原弘一先生
a. 1998年5月, ATS学会の後, NCIにHarris先生を尋ねた折り, 萩原先生と.
b. 医局旅行で技官の小高氏と将棋を楽しむ萩原先生. 彼の人柄のスナップである. 医学領域のアカデミック研究者は自分のグループをどう立ち上げるかが常に課題になる. アカデミック面の透徹性とともに, こうした親しみやすい人柄も重要な要素であると考える.

● Molecular biology の申し子のような萩原先生

　萩原先生は頭の良さを温厚な性格に包んだような人物である. 学生時代の予期せぬ難病罹患で自身障害者でありながらエネルギッシュである. 東京大学を卒業後, 第3内科に入局. おそらく日本で最初に臨床の場に分子生物学が入った環境の1つで, 彼は自分の能力を伸ばしていった. 米国NCI(National Cancer Institute)に留学, Harris CC先生の下で肺癌研究を続け4年が経過し, 日本に帰国して後の研究施設を探していた. 東京大学卒業後, 母校に戻らぬままの私は, 1997年11月, 仙台での肺癌学会で初めて萩原先生にお会いした.

　東北大学に赴任し, 研究は動き始めていたが, 私自身はチームとして医局の結束や強さに不満な点があった. 東北大学以外のスタッフとしての人材を, 前任の順天堂大学などにも相談していた. 1998年の春には, 留学希望者もありATS学会の帰路NCIに立ち寄った(図8-1). その後, 彼の帰国希望もあり, 萩原先生に戦力として参加していただく準備をし, 1999年9月, 彼は講師として東北大学に

赴任した。

　萩原先生に研究に加わってもらうと，医局が大きく変化し始めた。新しいテクニシャンの女性を自分で探し，彼女を育てる。福島医科大学からの国内留学生，中国内モンゴル自治区からの留学生を自分の縁故で集めて，萩原グループを形成する。当方で行き詰まっていた蛋白分解酵素阻害物質 elafin の ortholog マウス遺伝子（実はマウスには elafin 遺伝子がないことは後に判明）探索から WAP (whey acidic protein) モチーフ蛋白の新規 SWAM1, SWAM2 遺伝子の cloning[1]，最後の詰めに難渋していた大学院生の学位指導など，3年間に大変活躍をしていただいた。

　愛用の iMac のデスクトップは何が何だかわからないような混雑だが，彼の頭の中ではすべて整理できているようだった。医局旅行などに参加して，旧抗酸菌病研究所時代からの古参の技師職で将棋の強い小高鍬央氏に，対戦を頼まれると心やすく引き受け，時に負けると「今日はお父さんを喜ばせちゃった！」と悔しがる面もあった（図8-1）。

　特に驚いたのは，彼はプログラム言語 C を使い，自分でコードが書けるということである。彼から C 言語を習おうと勉強会を企画したが，叶わず時間が過ぎた。私の周囲の医師で，自分で C 言語でプログラムを書いて仕事をしている人は，辻省次先生（東京大学）と萩原先生ぐらいである。2003年2月，彼は埼玉医科大学の教授として転出した。

● エ！　たった3家系で責任遺伝子を絞り込める？

　萩原先生は埼玉医大でまったく新たなプロジェクトを始めた。おそらく長い間，温めていたものでないかと思われる肺胞微石症（PAM）の責任遺伝子解析である。

　ちょうど HapMap プロジェクトが進行し，初期の SNP microarray がすでに使用可能になっていた〔これは，ゲノム上の連鎖不平衡解析に使用できるマーカーが，従来の microsatellite marker による $10^2 \sim 10^3$ カ所から $10^4 \sim 10^5$ カ所（現在ではほぼ 10^6 カ所）に増え，格段

Chapter 8 病因・関連遺伝子解析
肺胞微石症と薬剤性肺障害

に精度が向上したことを意味する〕。被検対象個体の全ゲノムでSNPマイクロアレイデータの回帰分析（genome-wide association study：GWAS）を行えばManhattan plotでLODスコア〔logarithm (base 10) of odds, $-\log_{10}(P)$〕の特異な箇所が視覚化する。

しかし対象個体を選択するうえで重要なことは対象疾患の表現型が容易に臨床把握できることである。神経疾患の多くで責任遺伝子が決まるのは，その臨床表現型と遺伝形式が明確であるからである。PAMはその点autosomal recessiveで，遺伝形式がはっきりしている。そして胸部X線写真におけるびまん性小粒状影は，病態の表現型として，こんなに明瞭なものは呼吸器疾患の中でほかにない。問題はSNPマイクロアレイでGWASを行うには症例数が少なすぎる点である。

それを解決したものが萩原先生のhomozygosity mappingによるstretch of homozygous SNPs（SHS）の考え方である。全ゲノム中にSNPは数百万カ所存在するが，こうした常染色体劣性遺伝では近親婚によるので，例え減数分裂による精子，卵子から受精卵・個体が生まれても，ゲノム上のSNPは父方，母方で同じ塩基である領域が長く続くことになる。

病的遺伝子は近親婚効果により，このhomologus SNPsが長く続くところのどこかに存在するはずである。PCによる頻度確率計算でこの連続するSNP領域を求め，異なる家系の個体との積集合（重なり部分）を求めていくと，家系数が少なくても遺伝子を絞り込める可能性は大きい。

実際に彼のグループの論文[2]の図にあるように，宮城県家系を含むB，C，Dの3家系の個体のSHSを求め，これらB図とC図の積集合に相当する部分がE図，さらにD図との積集合を求めるとF図となり，ヒト遺伝子数2万種といえども，この段階で，数十個に絞り込める（同論文 supplement Table 2）。

研究のこの時点で彼は東北大学のわれわれに途中経過を送ってくれた。実際に田澤立之先生と米国NCBIのゲノムマップに入って候補遺伝子を調べると，最初に検索すべきはSLC34A2〔solute carrier family 34 (sodium phosphate) memberA2〕であろうと予想して，彼に返事を送った．しばらくして SLC 34A2 に変異や一部組み換えを受けた家系があると知らされた．

α1-antitrypsin Siiyama の場合と異なり，その異常はアフリカツメガエルの卵を使用する発現系で，変異 SLC 34A2 蛋白を発現し，実際に機能的にもリン酸が排出されず，一方，in situ hybridization から II 型肺胞上皮細胞における異常であると同定できた[2]。

● トップジャーナルへの遠い道

この仕事は当然トップジャーナルの Nature Genetics への投稿となった．そこで査読者からの手厳しい批判がきた．SHS の範囲決定の理論的不備の指摘である．トップジャーナルとなると査読者が厳しいのは当然であるが，加えて萩原先生が想起したオリジナルな考え方は，最初は専門領域では受け入れられ難いのだろう．

時間が経過する間に，偶然にほぼ同時に進行していたのか，あるいはいわゆるリークか，トルコから microsatellite marker を使って PAM の病因として SLC34 A2 を同定した論文が 2006 年 10 月 AJHG 誌に掲載された[3]。萩原先生は急遽 AJRCCM 誌に投稿し 2007 年（受理は 2006 年 11 月）に掲載された．

機能欠落の証明まで加えた後者の論文の方が優れているが，いくつか教訓は残った．萩原先生はその後理論面を整備し，AJHG 誌に投稿している[4]。この方法はほかの遺伝子同定にも応用され[5]，またさらに原理的な補充を加え日本における α1-antitrypsin Siiyama も数家系でその染色体上の位置が同定される[6]（図 8-2）など方法論としての精度も確認している．

呼吸器科医のトラウマとなった薬剤性肺障害
ゲフィチニブによる ILD と関連遺伝子解析

● 何がトラウマであるのか？

治療として，よかれと患者のために使用する薬剤が，副作用を惹

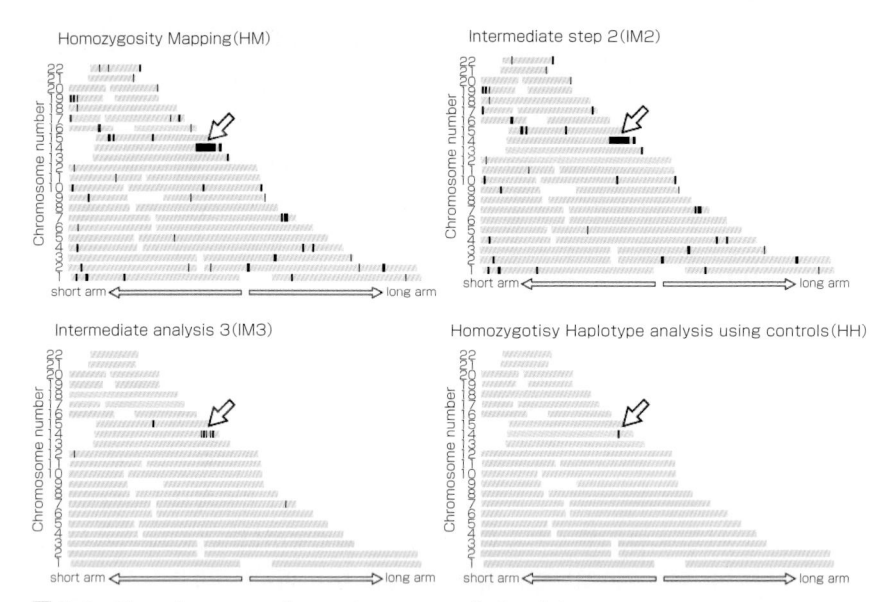

Chapter 8 病因・関連遺伝子解析
肺胞微石症と薬剤性肺障害

図8-2 Homology mapping on homozygosity haplotype

稀少な常染色体劣性遺伝は，日本なら日本という地域における founder 効果によって，数十世代を，地域閉塞性（例えば江戸期の日本）や近親婚を通して表現型として病態が見られるようになる。萩原らは肺胞微石症で用いた方法論を一般化するものとして HM on HH 法を新たに報告した[6]。もし SNP genotyping でまったく関係のない複数個人が，染色体のある領域で SNP が保存されているなら（A region of conserved homozygosity haplotype：RCHH と呼ぶ），その個人同士はもう相互に知らないが，実は founder の染色体の一部を引き継いでいる〔これを identical-by descent（IBD）fragment という〕。すでに述べた日本の α1-antitrypsin 欠損遺伝子，Siiyama はまさに日本でのこうした稀少な常染色体劣性遺伝であり，患者のインフォームド・コンセントの下に瀬山邦明先生も協力して，萩原法の検証に用いられている。

図は，縦軸が染色体番号，横軸は染色体上での位置を示す（左が短腕，右が長腕）。まず BMC bioinformatics に α1-antitrypsin Siiyama 家系解析が報告され[7]，これを HM on HH 法として改訂した論文[6]より引用した。実際に第 14 染色体の一部が 1.4 cM〔cM：centiMorgan で約 100 万塩基対（1000 kb）の長さ〕程度の範囲でピンポイントに同定された。

起し，時に致命的になる場合があるということは厳粛な事実であり，医師は常に警戒して投与後の患者の様子を冷静に観察し，必要な処置をとらなければならない。

　私ども呼吸器内科医がこうした薬剤による重篤な状況が，決してまれでないことに気づいたのは，80 年代後半から 90 年代にかけてである。慢性肝炎に使用されていた小柴胡湯による間質性肺炎発症はメディアにも取り上げられた。漢方薬といえども例外ではない。

90年代はイリノテカンである。これも肺癌患者では呼吸器内科医として注意するが，大腸癌などで使用され，間質性肺炎を発症した症例を数例経験した。

経口肺癌治療薬として，患者からの承認期待の強かった，ゲフィチニブ（イレッサ®）の承認審査の専門委員に選ばれたのは2002年の前半である。当時 ICH (The International Conference on Harmonization of Technical Requirements for Registration of Pharmaceuticals for Human Use：日米EU医薬品規制調和国際会議）の理念により，日本での承認のため本剤の bridging 試験が日本人患者も加えてなされていた。

出席すると，呼吸器学会の先輩教授お二人も委員であった。私のメモ日記によると2002年4月25日である。Webで公表されている審査報告書にあるとおり[8]，新規薬剤としていくつかの点が議論されている。「国内外での奏功率に差が認められた点について」もその一つである。国際共同第Ⅱ相試験（No.00016）において，250 mgでの日本と海外での奏功率がそれぞれ27.5％（14/51例），9.6％（5/52例）と大きく異なっている。これは日本人により有利であり，承認の根拠の大きな面であるが，のちに EGFR driver mutation の発見でその理由が明らかとなる。これに関しては次の章で取り上げたい。

問題は「間質性肺炎との関連について」である。臨床試験の国内症例中計3例（いずれも500 mg投与群）に間質性肺炎が発症している。剖検の行われた2例のうち1例では死亡原因となった肺癌の進行所見とともに，顕微鏡的に間質性浮腫やリンパ球浸潤など間質性肺炎所見を認め，間質性肺炎の発症に本薬が関与している可能性は否定できないとの判断である。不思議なことに，国外での有害事象発現では，間質性肺炎は比較にも上がっていない。

前述したように，薬剤による予期せぬ肺への有害事象を経験し始めていた日本の呼吸器内科医として，専門委員3名は添付文書の「重大な副作用」に記載すべき点で一致し，これを強く要請した。また市販後の調査も続ける必要があることも支持した。承認条件として，①国内での十分なサンプルサイズによる無作為化比較試験の実施，

②作用機序のさらなる明確化と有効性，安全性との関連について検討すること，となっている。

にもかかわらず，最悪の副作用が発生した。防ごうとして防ぎきれなかった。この点がトラウマである。

●「貫和先生，これは真っ黒だよ」

　　国内臨床試験における著効例が多く存在したので，ゲフィチニブは2002年1月25日承認申請，7月5日承認となった。7月16日販売開始，希望者は自費で服用できるようになった。8月30日薬価収載され，9月に入ると処方が増加した。

　私達が東北大学病院で，これはおかしいと気づいたのは，9月の秋分の連休前後である。イレッサ®服用後の間質性肺炎発症での緊急入院が，2例連続した。日本医科大学の工藤翔二先生（現複十字病院）に連絡すると，日本医大にも同様症例が存在するとの返事であった。さらに厚労省難病研究「びまん性肺疾患調査研究班」の班員のいる熊本の施設にも同様症例があるという。

　10月上旬，日本癌学会の会場の国際フォーラムでお会いした西條長宏先生にがんセンター中央病院における状況を尋ねると，まだ耳にしていないという返事であった。後になって判明した間質性肺炎発症頻度4～5%，死亡1～2%を考えると，仮に処方症例数2,000例として100例が発症する。これが全国に分布すると症例を経験した施設は限られ，薬剤との関連が気付かれるにはさらに数カ月後になる。東北大学病院のように症例が重複したのは例外的である。すなわち市販後1カ月程度では，副作用発生の認識が施設によって大きく違うのは当然といえる。

　10月中旬，私は金沢大学で講演し，翌12日，秋の兼六園を観光していた。突然，工藤先生から電話が携帯に入った。その後も，「あちこちでイレッサ®による間質性肺炎が発症しているようだ。どうするべきか。」という連絡であった。仙台ではほぼ同時に2例の間質性肺炎症例を経験したとはいえ，この段階で「緊急安全性情報」を厚生労働省に要請できるか？

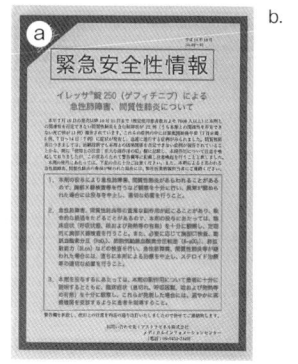

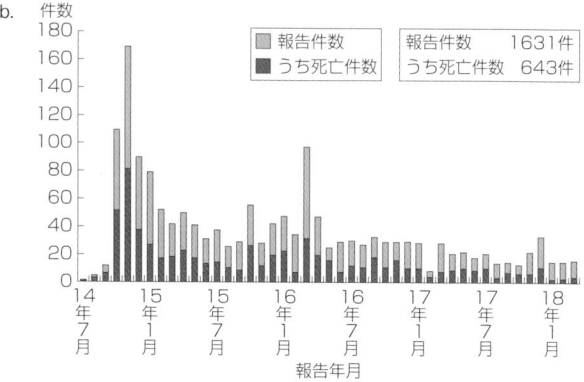

図 8-3　緊急安全性情報の発出とその後の薬剤性間質性肺炎患者数推移
a．いわゆる企業よりのイエローレター。
b．緊急安全性情報発出とその後の間質性肺炎患者数推移。図では発出のその週に報告数が急増している。筆者と同様に，おかしいと感じながら，判然としなかった症例や疑い例がこの情報で，主治医から報告されたことを反映しているのだろう。しかしその後の患者数は，ほぼ3カ月に渡り，高い数で推移している。過去へ遡っての報告もあるだろうが，こうした情報の浸透が現在の日本社会においても，いかに時間が必要かを示している。医療者のみならず，服用している患者へのメディアによる情報伝達や，医療機関からの直接の伝達ルートの整備も重要である。
〔厚生労働省報道発表資料（平成18年4月26日）。ゲフィチニブ服用後の急性肺障害・間質性肺炎等に係る副作用報告の報告件数等について（http://www.mhlw.go.jp/houdou/2006/04/h0426-1.html）より引用〕

20分ぐらい電話で話した記憶がある。本当に副作用と断言できるか？　工藤先生の答えは「貫和先生，この薬剤は真っ黒だよ。」というものであった。工藤先生はすでに肚を決めていたのであろう。13例の死亡例をもとに厚労省からイエローレター緊急安全性情報が出たのは2002年10月15日である（**図 8-3**）。

この工藤先生の意思と決断は，今となって感銘を受ける。大変な勇気である。この「緊急安全性情報」のメディアを通しての広報がなければ，数カ月の遅れを生み，処方にブレーキがかかり，医師が注意するまでにさらに数千人の人に処方され，当然数百人が副作用を発症することになる。工藤先生は，その後アストラゼネカ社の「専門家会議」を組織しイレッサ®による間質性肺炎の実態を明らかにした。この「専門家会議」の枠組みは，その後の抗癌剤開発過程に定着している。

Chapter 8 病因・関連遺伝子解析
肺胞微石症と薬剤性肺障害

　こうした薬害の広がりを初期段階で防いだ努力について，社会はその事実を知らない．彼はイレッサ®薬害訴訟で被告側証人として，原告側から手厳しく非難されることになった．工藤翔二先生の厚労省やアストラゼネカ社への働きかけは表に出ていない．彼もそれを口にしない．しかしそれを知る立場であった私は，ここに記して若手呼吸器内科医に同様の事態への判断・行動の指針としていただくことを希望する．

●MedDRA の落とし穴：その後の展開

　間質性肺炎発症を「重大な副作用」と記載しながら，市販後に「緊急安全性情報」発出となったことは，イレッサ®訴訟の経緯が示すように，一般には理解の困難な事案であろう．当事者としての私も，まだその本当の原因は不明であるし，また海外との副作用発現の差がなぜかくも大きいのかがわからない．

　そもそもイレッサ®は日本で承認の前に海外で臨床試験がなされている．また compassionate use として希望者への供与がなされている．海外だけでも1万人以上に投与されているにもかかわらず，間質性肺炎の副作用の記載がなぜ多くないのだろうか？

　実はこのイレッサ®副作用解明にあたり，工藤先生から，私は国立大学教官であるので原因解明などの国側（厚労省サイド）の会議に対応するように勧められ，工藤先生は企業側で同じ問題に対応することになった．まず2002年12月25日，厚労省で「ゲフィチニブ安全性問題検討会」が開かれ[8]，そこで私は肺癌治療の overview とともに，自験症例を提示した．この準備もあって，私は企業から海外における副作用報告の一覧を見せてもらった．

　この一覧はすでに使用されていた MedDRA (the Medical Dictionary for Regulatory Activities) による分類が用いられているようであった．これは ICH によりアメリカ，EU，日本での共通使用を目的とした医学分類辞典である[10]．米国では肺癌治療は oncologist が対応し，呼吸器内科医は診断までで治療には関与しない（この問題は次の章でも議論するが，どこまで合理的か問題をはらむ）．Oncologistが間質性肺炎を見たとき，主治医診断として一体何を考えるか想像してみると，MedDRAを用いた報告病名の多様さが理解できる．

呼吸器副作用とかなり明瞭に認識されている場合（間質性肺炎，肺臓炎，胞隔炎，急性呼吸促迫症候群などの診断名），薬剤性間質性肺炎など十分に認識されていない場合〔肺浸潤 NOS（not otherwise specified），肺出血，急性呼吸不全，呼吸困難 NOS などの診断名〕，さらに鑑別の調査が必要なものとして（肺塞栓症，肺炎 NOS，心臓関連病態による死亡などの診断名）に分けられると思われた．しかし呼吸器内科医の立場で見ると，これらに分類された症例は，今となっては検証できないが，実は間質性肺炎であった可能性も考えられる．

現在は特発性間質性肺炎（idiopathic interstitial pneumonias：IIPs）の診断分類にはHRCTが必須であるが，高医療費の米国でどこまでHRCTが実施されたかすら疑わしい．この一覧表を見てつくづく新薬，輸入薬における薬剤性肺障害を想起することの困難さを実感した．今後も増加する分子標的薬を考えると，呼吸器に限らず臨床各領域の専門医が申請新薬の海外での MedDRA による副作用表記を吟味する必要が出てくるのでないか．

2006年発行の日本呼吸器学会『薬剤性肺障害の評価，治療についてのガイドライン』の最後にある付録，MedDRA の中の呼吸器関連の副作用の名称一覧を加えてもらいたいと強く要請したのは私である．呼吸器以外の領域の医師が副作用報告をするとき，どういう診断名が使用される可能性があるか？　一読して，次の事態では海外での副作用報告を判断するうえでこういう面も考慮すべきである．

一般に米国医療は日本医療より優れているとメディアは喧伝する．しかしそれは急性期医療や，一部の限られた分野であり，日本の医療も優れている面は多い．

そもそも薬剤性肺障害の国内外の差を語る前に，特発性肺線維症（idiopathic pulmonary fibrosis：IPF）の急性増悪（acute exacerbation：AE）の認識問題があった．日本でIPFの臨床経過でAEが一

Chapter 8 病因・関連遺伝子解析
肺胞微石症と薬剤性肺障害

番の臨床問題だと言っても，米国医師はそんなもの見たことがない，の一点張りであった。しかし米国で AE の講演をすると，実は BAL の後 AE を来したなど，経験が語られる。

論文として表に出たのはインターフェロンγ臨床試験の後解析によってである[11]。皮肉なことに対照（偽薬）群 168 例を解析すると，試験中 23％が呼吸器症状で入院し，21％が死亡したとある。すなわち米国医療システムの中で専門医と GP（総合医）の住み分けがなされ，臨床試験中も急変に対応するのは GP であるので，肺線維症の専門医は日本の医師のように患者死亡まで付き合わない。

この 2005 年の報告後，彼らはようやく急性増悪を取り上げるようになり，最近の欧米の肺線維症臨床試験では，試験中断が 20〜30％に見られる[12]ので，日本より頻度は低いにしても急性増悪病態は存在するのである。

●ゲフィチニブによる間質性肺炎副作用の世界への発信

数百人の患者が罹患したゲフィチニブによる間質性肺炎発症は，それまでの薬剤性肺障害とはまったく様相が異なる。ここまでの激しい副作用を惹起する薬剤が存在するとは予想すらなかった。この後レフルノミド（アラバ®）なども日本で大きな副作用が注目されたが，比較的早期に対応し得たのは，ゲフィチニブの教訓が生きたと考えられる。

東北大学から，国立がんセンター病院で肺癌の国内研修留学をしていた井上彰先生は，2 年終了時，時の国立がんセンター中央病院長，垣添忠生先生の要請で，医薬品医療機器総合機構（PMDA）で 1 年間の研修に従事することになった。実は，そこで彼が担当したのがゲフィチニブであった。

彼は口には出さないが，私同様，この薬剤性肺障害に衝撃とトラウマを持ったと想像する。2002 年 11 月になると，彼は私が指示もしないのに Lancet 誌に連絡を取り，ゲフィチニブ肺障害の投稿の可能性を探った。ことの重大性に，インパクトの高い雑誌への発信を考慮したものと思う。幸い投稿を受けるとの連絡があり，急遽論

文をまとめた。8月以降4カ月弱の間に18例にゲフィチニブが処方され4例が間質性肺炎を発症している。この報告は2003年1月11日号に掲載された[13]。これは世界への警鐘であり，また審査報告書作成の段階で予期できなかった事態への，彼なりの行動との印象を私は持っている。

もう一つの世界への発信は，この深刻な肺障害発生を科学的・推計学的に裏付ける cohort and nested case-control study である。これは工藤先生をはじめ，福岡正博先生らの臨床家とアストラゼネカ社，および日本の肺癌治療医の大きな協力によるものであり，こうした研究はほかに類を見ない。主題は一般化学療法とゲフィチニブの肺障害の差は何かという点をプロスペクティブに解明することである。

2003年11月から2006年2月まで，3,159例の患者にゲフィチニブ投与の1,872期間と，一般抗癌剤2,551期間で比較した。その結果，この両治療では1カ月以内の間質性肺炎発症頻度にゲフィチニブで約4倍高頻度である差が存在することが明らかになった[14]（Column-6）。それ以降は両薬剤とも間質性肺炎発症患者は存在するが，両者に有意な差はない。この結果は臨床実感にも合致する。

外来経口薬としての処方ではこの最初の4週が重要であり，従来型の肺障害を予想した医師側は，早期発症の事態に対応できなかったのである。また一度間質性肺炎を惹起すると，その致死率の高いことや，喫煙者や，投与前に間質性肺炎が存在する例で薬剤性間質性肺炎発症が高頻度であることも示された。しかしまだまだ多くの謎が残されたままである。

● 一体，薬剤の何の作用が肺を障害するのか？ なぜ日本人に多いのか？

さて，トラウマはトラウマとして，再度事実を冷静に考えたい。そもそも本剤でなぜ肺障害が惹起されたのか？ 本書第3章にも記したように，自治医科大学時代，吉良枝郎教授のオレイン酸による片側肺障害を学位テーマとしたが，これは不飽和脂肪酸による血管

Chapter 8 病因・関連遺伝子解析
肺胞微石症と薬剤性肺障害

> **Column-6　前向きコホート研究によるゲフィチニブと一般化学療法によるILD発症の時間経過**
>
> 日本人のコホート研究で，ゲフィチニブによる薬剤性間質性肺炎発症に，一般化学療法薬との差があることを示した，類のない優れた研究である。本論文(Kudoh S, Kato H, Nishiwaki Y, et al. Interstitial lung disease in Japanese patients with lung cancer：a cohort and nested case-control study. Am J Respir Crit Care Med 2008；177：1348-57)はPubMedでfull text linksで見ることができる。その図1をみると：
> - 工藤らによる研究でゲフィチニブと一般抗癌剤による差として明らかになったもっとも重要なものが，服用4週以内での発症頻度差である。
> - 医療サイドには，こうした服用後短期の，しかも高頻度のILD発症に関する情報や経験がなかった。
> - しかしこの差を惹起するメカニズムに関しては現在も不明である。
>
> 東北大学では当初気道上皮細胞に着目していたが，EGFRは血球細胞でも重要である。罹患肺にリンパ球増加がみられる症例が存在すること，また服用早期から惹起される点などから，激しいアレルギー反応を契機とし，それに引き続く肺損傷の可能性を検討する必要があると考える。一方，萩原らは日本人に特異という立場から遺伝子を絞り込み，気道に発現するムチンの一種が関与する可能性を検証している。
>
> 薬剤性間質性肺炎は予後が重篤であり，原因が判明すれば副作用発症予防への応用も期待される。

内皮細胞傷害で，ほとんどが最初の肺循環で起こるので，心臓カテーテルのバルーン操作を行えば片側肺障害モデルが作成できた。Septic shockの原因であるLPSは，私自身もイヌで実験したが，羊肺でもよく研究されている。LPSはTLR4を経由して単球を活性化し，血管への接着，肺循環での血球凝集が起こり，これら細胞からのoxygen radicalが肺障害を来すと考えられる。

分子標的薬であるゲフィチニブやエルロチニブはquinazoline構造(基本的にはkinaseにおけるATPアンタゴニスト)で，ともに間質性肺炎を惹起する。動物実験においてはLPSのような急激な変化ではない。ゲフィチニブによる間質性肺炎患者のBAL検査所見に50％前後のリンパ球を認める報告がある。なぜ肺障害にリンパ球が反応しているのか解析報告はまだない。一方，水島らのグループはゲフィチニブがEGFRあるいはmiRNAを介して，HPS70の翻訳を低下させ，肺障害に脆弱になると報告している[15]。

さらに不思議な点は日本人が高頻度に間質性肺炎を発症する点である。医療システム上国内外でHRCT撮影など検査法の使用頻度の違いがあり，同じ条件の比較はできないにしても，IPF急性増悪同様，日本人の方が頻度が高いのは間違いなさそうである。韓国にもゲフィチニブによる間質性肺炎は存在するようだが論文報告は少ない。

　この日本人特異性の背景遺伝子解析をしているのが，先にPAMで紹介した萩原先生である。彼の現在の戦略は1,000人ゲノム計画による白人，中国人，日本人のデータのうちで，日本人に特異に見られるSNPや，日本でのSNPデータベースを参考にし，数百例の薬剤性肺障害やIPF急性増悪に罹患した患者のSNP microarray, exome解析などで，現在候補遺伝子をほぼ絞り込みつつある。

　従前ならばこうした方法で原因遺伝子に到達できるとはとても考えられなかった。しかし，PAM病因遺伝子を決定したのと同じように，萩原先生の頭の中にはわれわれの思いもよらぬ方法が描かれているのかもしれない。

　この事件を巨視的にみると，ICHの理念だけではすまない人種，あるいは民族に共通する薬剤性肺障害関連遺伝子の探索は，実はゲフィチニブ肺障害副作用事件が残した次への最大の課題である。今後の新規薬剤の国内承認に大きな意義を持つこうした研究への研究費が，厚生労働科学研究費の中でも十分評価されるべき重要性をここに強調したい。起こったことは取り返せない。その原因究明と予防策へ確実に歩むことが，障害に遭われた方々への次世代の医師の努めであると私は考える。

● 文献
1) Hagiwara K, Kikuchi T, Endo Y, et al. Mouse SWAM1 and SWAM2 are antibacterial proteins composed of a single whey acidic protein motif. J Immunol 2003；170：1973-9.
2) Huqun, Izumi S, Miyazawa H, et al. Mutations in the SLC34A2 gene are associated with pulmonary alveolar microlithiasis. Am J Respir Crit Care Med 2007；175：263-8.

3) Corut A, Senyigit A, Ugur SA, et al. Mutations in SLC34A2 cause pulmonary alveolar microlithiasis and are possibly associated with testicular microlithiasis. Am J Hum Genet 2006；79：650-6.
4) Miyazawa H, Kato M, Awata T, et al. Homozygosity haplotype allows a genome-wide search for the autosomal segments shared among patients. Am J Hum Genet 2007；80：1090-102.
5) Maruyama H, Morino H, Ito H, et al. Mutations of optineurin in amyotrophic lateral sclerosis. Nature 2010；465：223-6.
6) Hagiwara K, Morino H, Shiihara J, et al. Homozygosity mapping on homozygosity haplotype analysis to detect recessive disease-causing genes from a small number of unrelated, outbred patients. PLoS One 2011；6：e25059.
7) Huqun, Fukuyama S, Morino H, et al. A quantitatively-modeled homozygosity mapping algorithm, qHomozygosityMapping, utilizing whole genome single nucleotide polymorphism genotyping data. BMC Bioinformatics 2010；11：S5.
8) ゲフィチニブ安全性問題検討会(平成14年12月25日，9：00〜11：30). 資料No. 2-2審査報告書. pp1-55. (http://www.mhlw.go.jp/shingi/2002/12/s1225-10.html)
9) 厚生労働省報道発表資料(平成18年4月26日). ゲフィチニブ服用後の急性肺障害・間質性肺炎等に係る副作用報告の報告件数等について(http://www.mhlw.go.jp/houdou/2006/04/h0426-1.html).
10) MedDRA-Japanese Maintenance Oraganization.(http://www.pmrj.jp/jmo/php/indexj.php)
11) Martinez FJ, Safrin S, Weycker D, et al；IPF Study Group. The clinical course of patients with idiopathic pulmonary fibrosis. Ann Intern Med 2005；142：963-7.
12) Richeldi L, Costabel U, Selman M, et al. Efficacy of a tyrosine kinase inhibitor in idiopathic pulmonary fibrosis. N Engl J Med 2011；365：1079-87.
13) Inoue A, Saijo Y, Maemondo M, et al. Severe acute interstitial pneumonia and gefitinib. Lancet 2003；361：137-9.
14) Kudoh S, Kato H, Nishiwaki Y, et al；Japan Thoracic Radiology Group. Interstitial lung disease in Japanese patients with lung cancer：a cohort and nested case-control study. Am J Respir Crit Care Med 2008；177：1348-57.
15) Namba T, Tanaka K, Hoshino T, et al. Suppression of expression of heat shock protein 70 by gefitinib and its contribution to pulmonary fibrosis. PLoS One 2011；6：e27296.

Chapter 9

EGFR driver 変異発見と biomarker-based medicine (BBM)

NEJSG 結成への不思議な「flow」

「誰も信じてくれんが,飲み薬で肺癌が消えるんや」

　2002 年初頭か,肺癌学会理事会の後,徳島大学の曽根三郎先生と東京駅の喫茶店に入って休んだ。当時話題の分子標的薬 ZD1839 の治療効果を,彼は私にこう話してくれた。

　Molecular targeting drug は,1990 年代,慢性骨髄性白血病 (chronic myelogenous leukemia:CML) の原因と考えられる chromosomal translocation による腫瘍化原因融合遺伝子〔1960 年代に見いだされた Philadelphia chromosome (今でいう driver 変異)〕bcr-abl に対し,リン酸化酵素である abl の阻害薬イマチニブ(グリベック®)の特効性が始まりである。この場合は融合遺伝子である bcr-abl を標的とする薬剤というコンセプトで進められたはずであるが,広義に抗体療法などにも使われる場合もある。

　この初代の分子標的薬の後を追うものとして,固型腫瘍で注目されたものが EGF 受容体におけるリン酸化酵素の阻害薬としてのゲフィチニブである。徳島大学はこの魅力的な薬剤の臨床試験施設に入っていたが,「肺癌遺伝子治療」などという容認しがたい研究に関与する東北大学加齢医学研究所は,そのグループに入れてもらえなかった。この日本における bridging 臨床試験の PMDA 側の専門委員に私が指名され,その承認に関して,薬剤性間質性肺炎発症を「重大な副作用」に加えたにもかかわらず,市販後多数の副作用患者が発生した経緯は先に述べた。

　一体 ZD1839 による著効例とは何が機序なのか? どんな背景事

Chapter 9 EGFR driver 変異発見と biomarker-based medicine(BBM)
NEJSG 結成への不思議な「flow」

象があるのか? この点が明らかでないだけに,イレッサ副作用による訴訟では患者側からゲフィチニブの承認は取り消すべきであるとの意見もあった。厚生労働省における会議に出席しても,追加された臨床試験でも明瞭な有用性の結果が示されず,フラストレーションが蓄積していった。

「貫和先生,4月29日のオンライン速報を見たか?」
これは reverse oncology だ

　　　　　加齢医学研究所の教授仲間には蕎麦好きが数人いる。2004年春の連休,遺伝子情報研究分野の田村真理先生と泉ヶ岳入口にある手打ち蕎麦屋に行ったときのことである。田村先生から online first の論文を見たかと尋ねられた。もうインターネットは使っていたが,現在のような contents mail service を受けてはいなかった。EGF 受容体の変異とゲフィチニブの著効例の関連が示唆されているという。
　　　　加齢研へ戻り,早速東北大電子ジャーナルに入って,NEJM と Science の論文をダウンロードして精読した[1,2]。肺癌組織検体で EGF 受容体の塩基配列を調べたものである。ボストンの異なる施設からの報告であり,現地では熾烈な情報戦が行われたのであろう。しかし COS 細胞に EGFR 遺伝子を導入したデータもあり,時間はかかっていると考えられる。だが 2004 年 8 月,肺癌学会ワークショップで来日した筆頭著者の Lynch T 先生の話では,前年 11 月に共同研究の申し込みがあったという(2002年の11月か?)。
　　　　2つの論文の要点は以下の3点である。① 肺癌組織 EGF 受容体リン酸化酵素部分には特異変異が集積している〔これは体細胞変異(somatic mutation)であり,生まれつきのものではない。皮膚組織などは正常配列である〕。② 肺癌組織 EGF 受容体リン酸化酵素における特異変異は activating mutation(活性型変異)である(すなわち,これにより細胞内シグナル流が増強されるので腫瘍化の一因となる)。③ 肺癌組織 EGF 受容体リン酸化酵素変異蛋白そのものが真の分子標的である(変異酵素蛋白の方がゲフィチニブへの親和性が 10

倍も高い)。さらにこれに加えて衝撃であったのは，名古屋市立大学胸部外科との共同研究であるので，日本人患者に EGF 受容体変異の頻度が高そうだと示された点である[2]。

　連休中はこれを理解しようとして頭が動転していた。こんな話は聞いたことがない。変異が集積する？　変異蛋白そのものが標的である？　薬剤の著効例があって，その解析で逆に肺癌(主として肺腺癌)の本態が判明した。本態が発見されて，薬剤が開発されたのではない。これはいわば「reverse oncology」と呼ぶべきでないか。

　連休明けの週末には北海道大学との肺癌研究会で，特別講演は野田哲生先生(現癌研究所所長，当時は東北大学兼任)であった。野田先生にこれをどう考えるか質問したがその時点では答えはなかった。実は後になってわかったが，日本の 2 つの研究施設でこの事実は把握していたようである(しかしあまりに不思議な現象であるので論文化は進んでいなかったという)。

「井上先生，今週中に臨床試験プロトコールを IRB に提出してくれ」
世界中がすぐこのプロトコールで動き始めると予想した—その根拠は？

　連休が明けるとすぐ病棟で肺癌診療を担当している井上彰先生にこういった。調べるべきは肺癌検査検体を用いて，PCR 法で塩基配列決定をやることであり，変異陽性例を選んで(今の言葉で言えばバイオマーカー陽性例で)ゲフィチニブを投与し著効かどうかをまずプロスペクティブに評価することである。

　私は，当然世界中がすぐこのプロトコールで動き始めるものと考えていた。しかし実際にはそうでなかった。2012 年春の呼吸器学会で Johnson BE 先生にこの話をしたら，「online release の翌週に IRB に提出とは！」と驚いて，彼の特別講演でこの事実を紹介してくれた。

　世の中，実は inertia(慣性)があって，そう簡単に動くものではないのだ。それをこの後 6 年間，嫌と言うほど味わった。基礎医学的見識からは真実であっても，それが臨床医学のエビデンスと認めら

Chapter 9　EGFR driver 変異発見と biomarker-based medicine（BBM）
NEJSG 結成への不思議な「flow」

れるまでには，とんでもない時間と努力が必要であることを，若手医師は覚悟をしてもらいたい．

　ではなぜ私に，こんな判断が可能であったのか？　話は世紀の変わり目，2001年に戻る．本書第1章にバイリンガル呼吸器内科医の考え方を示した．そして，そのための工夫として，昼休みにトップジャーナルの目次に目を通すランチセミナーを紹介した．実はこうした特異変異の現象は，最初 Sanger 研究所が，次いでボストン MGH の oncology director の Haber D 先生が，Nature の News & Views で使用して広がった「driver mutation」というものである[3]．

　すなわち，癌細胞に見られる数万個にも及ぶ多数の変異の中でも，発癌への大きな原因となる変異を「運転手」のような変異だという．実際に細胞を発癌の方向にドライブするからである．その最初の臨床例が1960年代の CML に見つかった Philadelphia chromosome（bcr-abl）であり，1980年代に見いだされた ras 変異である．

　この ras 変異をマウスゲノムにノックインした Jacks T らの論文が2001年に発表された[4]．これは k-ras の12番目 codon を変異させ，homologous recombination 手技で ES 細胞に導入し，それをノックアウトマウス作製同様，受精卵に戻す．そうすると形態形成とともにこの癌遺伝子でどの臓器に腫瘍が形成されるかを追跡するというとんでもない実験である．

　結果は100％肺に腺癌様組織が形成された．私はまったく目から鱗が落ちた．それまでの発癌実験はタールなど化学発癌である．Jacks らの方法では，ある oncogene で組織特異に発癌が見られる．なぜだ？

　さらに驚いたのは，2001年末の Genes & Dev 誌に掲載された Vamus HE（現 NCI 所長）らの論文であった．これは triple transgenic という複雑な系だが，SP-C プロモーター領域の Tet-On システム（テトラサイクリン結合性蛋白を使用）で，k-ras 変異を発現すると生体に2カ月で肺腺癌様腫瘍が出現した[5]．

　当然，テトラサイクリン投与を止めるとスイッチ・オフとなり，このシステムでは ras signal はなくなるので腫瘍増殖は止まるのみ

ならず，消失していく(**Column-7**)．Oncogene からのシグナルがなくなると肺癌細胞はアポトーシスを起こすのだ．

　これに加え，2002 年，まだ東北大学にいた萩原先生が Nature 誌に掲載された Sanger 研究所の BRAF 変異の不思議な論文[6]を紹介してくれた．悪性黒色腫では BRAF の V599E にまったく同じ変異が 60～80％も見られる(**Column-8**)！　腫瘍に見られる変異はアトランダムではないのだ！　今回，これによく似たボストンからの NSCLC にみられる新たな EGFR 変異発見の報告をみて，こうした蓄積が無意識裏からモコモコと，思い出されたのである．

　5 月の末には米国胸部疾患学会(American Thoracic Society：ATS)がオーランドであった．萩原先生とレンタカーでケープカナベラルへドライブしながら話した．この「EGFR 変異とゲフィチニブ効果の関連」は正面から取り組もうではないかと．萩原先生は，ここでは細かく説明しないが，NCI 留学時の知見から EGFR 変異同定のための PNA-LNA PCR 法を開発し Cancer Res に報告した[7]．これは臨床試験を遂行するうえで根幹となる方法論である．

　実はこの時点では，その後の臨床試験の中心となる NEJSG も発足していない．これは埼玉医科大学の小林国彦先生の熱意によって生まれたものである．私は NIH 留学から帰国後，順天堂大学に通勤しながら，講談社 Blue Backs 新書(現在は講談社プラスアルファ文庫に再版)のとんでもないタイトルの本を読んだ．

　『人材は「不良社員」からさがせ』という，天外伺朗(実名は SONY 元専務，土井忠利氏)の本である[8]．その中に，仕事が順調に進むときはグループは「flow」に入っていると書いてある．これはハンガリー生まれでアメリカの心理学者チクセントミハイによる考えである[9]．私はこの後続く一連のプロジェクトを振り返ると，25 年前に読んだ「flow」の存在は真実であると思う．

Chapter 9 EGFR driver 変異発見と biomarker-based medicine（BBM）
NEJSG 結成への不思議な「flow」

Column-7　K-ras 変異を組み込んだ Clara 細胞*特異 triple transgenic 系によるマウス肺腺癌発生とその消失

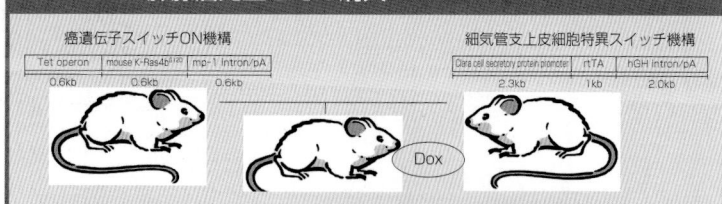

癌遺伝子スイッチON機構				細気管支上皮細胞特異スイッチ機構		
Tet operon	mouse K-Ras4b(G12D)	mp-1 intron/pA		Clara cell secretory protein promoter	rtTA	hGH intron/pA
0.6kb	0.6kb	0.6kb		2.3kb	1kb	2.0kb

　21世紀に入った年，Jacksらのグループは k-ras 変異のノックイン系によるマウス肺腺癌発生を報告[4]したが，その年末，Varmus らのグループがスイッチング機構による肺腺癌の発生のみならず，消失をも示したのが本実験系である．

- 図の右上の transgenic mouse は，計 5.3 kb の系により，Clara 細胞特異に rtTA（reverse tetracycline trans-activator）遺伝子が発現する（rtTA の詳細は例えば Clontech 社の Tet-On/Tet-Off 遺伝子発現システムのカタログを参照）．
- 図左上の transgenic mouse に組み込まれた計 1.8 kb の系により rtTA 蛋白が Tet operon 部分に結合すると，マウス k-ras 変異（G12D）蛋白が発現する．
- この 2 系統を掛け合わせた F1 の 1/4 は全身の細胞に両方の transgenic system が組み込まれる．この triple transgenic のマウスに doxycycline（Dox）を投与すると，Clara 細胞でのみ Dox が E. coli テトラサイクリン耐性蛋白（rTetR）に結合し，それが同じ細胞内で Tet operon に結合することにより下流の変異 k-ras 蛋白が産生されることになる．
　実際にはインターネット上で free access の論文（Fisher GH, Wellen SL, Klimstra D, et al. Induction and apoptotic regression of lung adenocarcinomas by regulation of a K-Ras transgene in the presence and absence of tumor suppressor genes. Genes Dev 2001；15：3249-62）を開き，Figure 3 の典型例を見よう．
- 2 週で細気管支上皮細胞に過形成が見られ，2 カ月で肺腺癌様腫瘍が形成される．
- この実験系で注目されるのは，switch-off 系により分子標的薬の治療効果が理解される点である．Dox の投与をやめる（switch-off）と，変異 k-ras が産生されなくなるので，そのシグナルで不死化・増殖していた Clara 細胞が細胞死に陥り，数日で固形腫瘍が消失する．
- この系では実際の肺癌にみられる多数のパッセンジャー変異はないが，ドライバー変異の特性を示すと理解される．
　Jacks らのグループの系でも全身細胞に変異 k-ras 遺伝子は存在するが，出生して換気が始まって後，Clara 細胞で同じような k-ras 変異による過剰シグナルが作用し，肺の腺癌が発生すると考えられる．
- 気道上皮細胞では空気と接して，何の変化があるのだろうか？　それはどう EGFR や k-ras シグナルに結び付くのか？　実はここに液相気相間の上皮細胞の新たな細胞生理の問題が提起されているのだ．

*Clara 細胞の名称については，1 年後には club cell に変更されることが Chest 2013；143：1-4 の Editorial に記載されている．

> **Column-8　Wellcome Trust Sanger 研究所から報告された各種腫瘍におけるBRAF遺伝子の特異変異集積**
>
> 各種腫瘍の癌遺伝子などの直接塩基配列決定が進む中，2002年，Sanger研究所より報告されたBRAF遺伝子リン酸化酵素領域のV599E変異（現在はV600Eと表示）が，悪性黒色腫では60〜80％も集積していることを示す驚きの論文である。
> 　インターネット上でReadCubeで読める論文（Davies H, Bignell GR, Cox C, et al. Mutations of the BRAF gene in human cancer. Nature 2002；417：949-54）にアクセスし，そのTable 1を見よう。
> ・一般に癌の遺伝子変異はゲノム不安定性によりランダムであろうと考えられていたが，組織特異に何らかのselectionが存在すると考えられる最初の論文。
> ・細胞株ではMelでV599E変異が59％，手術切除標本のprimary cultureや組織ではそれぞれ80％，67％にみられる。当時は肺癌は関係なさそうだと判断したが，2年後同じようなEGFR-TK変異の組織特異集積が発見された。
> ・しかし実際の治療応用では，BRAF阻害薬の単独使用ではメラノーマが増殖する症例も存在し，複雑である。
> ・2012年になって，BARF阻害薬とMEK阻害薬の併用が有効であるとの成績が報告され，2014になりFDAが併用療法による使用で承認し，ニュースになった。

Driver変異の基本理念
腫瘍細胞はサバイバルを可能にする臓器特異の変異にaddictしている

　こうして1カ月後の2004年6月，東北大学のIRBで，第Ⅱ相臨床試験は承認された。インフォームド・コンセントを頂いた第1例の患者は度々その経緯を紹介している。この段階では肺癌生検組織からDNAを取り出し，通常の塩基配列決定法で鈴木拓児先生がL858R変異を同定したものである。この症例はまさにゲフィチニブ著効例であり，PET陽性の原発・転移巣の3カ月後の消失，通常みなかった脳転移巣縮小まで認めた。しかし今後の課題となる耐性発現で死亡された（全経過2年6カ月）。
　8月になるとHaberらのグループがScience誌にEGFR driver変異の生物学的意義をsiRNAを用いて報告した。siRNA（small interfering RNA）とは，線虫などで存在するRNAi（RNA interference：

Chapter 9 EGFR driver 変異発見と biomarker-based medicine（BBM）
NEJSG 結成への不思議な「flow」

> **Column-9 　EGFR 活性型変異過剰シグナルの遮断が帰結する細胞死**
>
> 　ボストン MGH の研究グループによる siRNA による EGFR 遺伝子ノックダウンの成績。
> 　インターネットで検索すると，本論文（Sordella R, Bell DW, Haber DA, et al. Gefitinib-sensitizing EGFR mutations in lung cancer activate anti-apoptotic pathways. Science 2004；305：1163-7）の PDF が見つかる。
> 　Fig. 3-B は siRNA を EGFR wt，delE746-A750，L858R おのおの特異に設計し，それぞれの細胞株に使用し viability を見た。
> ・EGFR が野生型（wt）である E358 細胞株では，おそらく EGFR 以外のシグナルで生存しているので，siRNA 操作によって EGFR 蛋白はほとんどないと考えられるのに viability は落ちない。この明白な事実は製薬企業は当初無視をした。
> ・しかし，H1650（DelE746-A750），H1975（L858R）では EGFR のシグナルに依存して生存しているので，siRNA により EGFR 蛋白が産生されないと，細胞の生存率（96 時間後）は低下する。
> 　Fig. 3-C は，細胞死のバイオマーカーである caspase 3 が，Fig. 3-B で示された H1975 細胞では siRNA/L858R の使用により免疫染色され，急速にアポトーシスが進むことを示している。
> ・もともとこれら細胞株は，現在癌ゲノム解析が示すように，発癌過程で多数の変異やゲノム不安定性をもつので，生存に強く依存しているシグナルがなくなると，当然細胞死で消滅する運命にある。
> ・治療法開発として，増殖抑制薬開発という呪縛をのがれ，細胞死抑制機構の解明とその阻害薬開発が重要であることを示している。
> ・細胞死抑制を EGFR 変異由来のシグナルに依存する肺癌細胞では，受容体の細胞内リン酸化酵素に対する阻害薬が，抗細胞死のシグナルを止め，本来のゲノム異常による細胞死が誘発される。

遺伝子情報転写後の mRNA を 20 塩基程度の小 RNA 分子が干渉して蛋白合成を阻害する遺伝子サイレンシング機構）現象による遺伝子ノックダウン法である。これを用いて変異 EGFR mRNA をノックダウンすると，caspase 3 が抗体染色される（**Column-9**）[10]。すなわち癌細胞がアポトーシスに陥ったことを示す。

　これは EGFR 変異の獲得は〔言い換えれば易変異性により，多数の変異（passenger 変異）の中から本変異が選ばれるのは〕細胞死を逃れるのが第一義であるという事実である。一般に「癌細胞＝増殖ドライブ」という図式が広く存在するが，私はこの論文で本図式の呪縛から目が覚めた気がした。分子標的薬が著効するのは，生存のためのシグナル産生源として癌細胞が addiction になっているドラ

イバー変異(癌遺伝子)に対して，その阻害効果でシグナルが止まると固形腫瘍といえども縮小するからである。そもそも癌細胞とはまともには生きていけない細胞なのだ。Varmusらのk-ras triplegenic mouseの腫瘍縮小と臨床での肺腺癌EGFR変異の知見が同じ現象であることを示している。

さらに年末になると愛知がんセンターの光冨徹哉先生(現近畿大学)のグループから，日本人の非小細胞肺癌におけるEGFR変異の割合が，手術凍結検体を用いて報告された[11]。肺腺癌では49%，非腺癌で2%。女性肺腺癌で62%，男性肺腺癌で36%，非喫煙肺腺癌では68%の高率，喫煙肺腺癌では31%。

同様の報告は2005年になると韓国，台湾からも出された。意味するところは，肺癌組織のsomatic mutationに，西欧白人とは異なるethnic backgroundがあることを疑わせるまったくの新規事実である。加えて，何よりもゲフィチニブのような特異分子標的薬は，アジア人NSCLC患者にとって福音であり，これをEBMとして実証する必要がある。

NEJSG形成への新たな「flow」
小林国彦先生の熱い呼びかけ—biologicallyにmedicallyに

私の肺癌研究，遺伝子治療による展開は，東北大学加齢医学研究所赴任時に渡辺所長よりの指示であったことはすでに記した[12]。癌研究には素人でありながら，元気だけは良かったが，癌学会の懇親会などで東京のseniorの先生方からは，「白河の関を越えると新しいものが出てこないね」と何度か苦情を呈された。この厳しい言葉がスプリングボードになった。

こうした経緯もあったので，東北以北での肺癌の研究会を始める企画をイーライリリー社に相談し，東北大学と北海道大学が，仙台と札幌で交互に研究会を開催した。北大には癌研究の伝統があるが，東京で会うのではなく，直接に相互の研究会を持ったわけである。これには福島医科大学，弘前大学，旭川医科大学も参加した。

Chapter 9 EGFR driver 変異発見と biomarker-based medicine（BBM）
NEJSG 結成への不思議な「flow」

　さらに国立がんセンターの国内留学から戻った井上彰先生や仙台厚生病院の菅原俊一先生を中心に，北日本肺癌研究会が組織され，小規模ながら肺癌への第Ⅱ相臨床試験プロトコールも動き始めていた。

　先に「flow」と言う言葉を使ったが，今回は予期せぬ「flow」が埼玉医科大学から来た。埼玉医大には東北大学から萩原先生が2003年に教授として赴任し，肺胞微石症責任遺伝子解析を始めたのは，先に述べた。彼の同僚で肺癌が専門の小林国彦先生は日本医科大学出身で，国立がんセンターから日本医大教授に赴任された仁井谷久暢先生のお弟子さんである。

　萩原先生からもEGFR変異の臨床的重要性の話は十分なされていたと思う。2006年1月14日，小林先生の呼びかけで大宮に東北大学，埼玉医大，日本医大の先生方が集まりイレッサ多施設共同臨床試験プロトコール検討会を持った。その懇親会で小林先生より新しい肺癌臨床試験のグループを関東と東北で立ち上げようとの熱い提案があった。すでに北大との研究会や臨床試験も始めていたので，このグループは関東，東北，北海道をまとめるグループとなり，North East Japan Study Group（NEJSG）と命名された。

　すでに肺癌の臨床試験グループは国立がんセンターにおけるJCOG，関西を中心とするWJTOG（現在のWJOG）のような立派な実績を誇るグループが存在していた。小林先生からの熱い呼びかけ，一方「白河以北は…」と言う苦言が私の中で新しいグループ設立へ向かわせたのであろう。日記には1,000例近くの変異同定が必要な臨床試験であり，「完遂できるか？」と不安が記されている。あくまで「flow」に従ったわけであり，おおそれた企図ではなかった。

　ただNEJSGは，EGFR変異陽性例における分子標的薬使用にいち早く着目し，その第Ⅲ相臨床試験をNEJ002としたように，「biologyを基礎におく臨床研究を特徴としたい」という考えは常々発言していた。後になり，仁井谷先生のご逝去を偲ぶ会で，西條長宏先生から，仁井谷先生が「臨床試験は biologically に medically にやろう」とおっしゃっていたとの紹介を聞いて，図らずもNEJSGはこのモットーで運営していると認識し，改めて仁井谷先生の理念と洒脱

な人物を偲んだ。

知られていない NEJ002 完遂への努力
なぜ検査会社に変異同定を依頼できたか？

　日本人 NSCLC における EGFR の頻度が明らかになり，現在の肺癌死年間7万人から全生存期間を加味して考えると，年間4〜5万人前後の新たな肺腺癌患者が発生していると予想される。2005年に萩原先生により変異同定の PNA-LNA PCR 法は確立していたが，遺伝子診断が必要な患者数を考えると，単独の大学研究室だけで取り扱いうるものでないのは明らかだった。どうすればいいか。これも不思議な偶然で，臨床検査会社の三菱メディエンスに検査を引き受けてもらうことになった。

　実は三菱 BCL 時代から，ユニークな栗本文彦部長との付き合いがあった。加齢医学研究所時代，彼は御用聞きのように年1回私の教授室に顔を出しては，「先生，何か測定すべき新たな項目はないですか？」と尋ねるのだった。そんな新たな検査項目などないから，雑談ぐらいで済ますのが常だったが，PNA-LNA PCR 法を検査会社に依頼せねばと考え，思い浮かんだのが栗本氏の顔であった。

　電話での依頼に仙台に来てくれた栗本氏と検査開発の方に，私は切々と本検査が肺癌臨床に必須の時代が来る，しかもその検査数も数万人規模になり，ビジネスとしても大きいことを説得した。埼玉医大の萩原先生の研究室へ行き，手技を教えてもらうように手配した。萩原先生から免許皆伝が出るまで6カ月程度かかったと記憶する。

　2006年には三菱メディエンスでも検査可能となり，2007年にはこうした遺伝子検査が保険収載となった。臨床試験に参加したいが，どこに変異同定を依頼するのかという問い合わせに適切な指示が可能になった。

　さらに最近，EML4-ALK fusion 遺伝子同定という新たな分子標的薬の時代となり，PNA-LNA PCR 法が細胞診レベルの検体に対応が

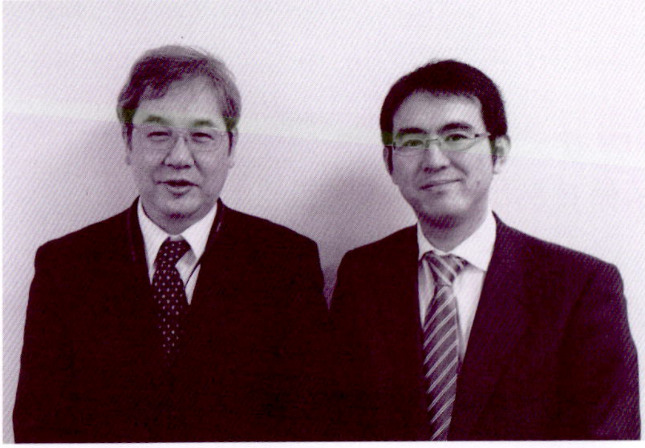

Chapter 9 EGFR driver 変異発見と biomarker-based medicine（BBM）
NEJSG 結成への不思議な「flow」

図9-1　NEJSG の中心メンバーである小林国彦先生，井上彰先生

現在，小林先生（左）は NEJSG 事務局の総括的仕事を担当している。彼は仁井谷先生の指導を受けている。井上先生（右）は，治験参加症例・進行などの全体像の把握，学会・論文報告の役割分担等を担当している。彼は西條長宏先生，国頭英夫先生の指導を受けている。しかし不思議なことに両人ともに QOL や緩和医療に関心が強い点が，多くの oncologist の中では異色な点である。これがある面の NEJSG を特色づけていると感じている。最近は米国腫瘍学会でもこうした方向の重要性が強く認識されるようになった。

可能であるといった優れた特性にも気付かされた。肺癌臨床検体を取り扱うのは骨髄や直視下に検体採取可能な消化器腫瘍と違って，わずかな細胞診による検体に対しても遺伝子変異同定を実施する必要があるのである。

緩和医療に興味がある NEJSG の中心メンバー
知られていないもう一つの理念

　NEJSG の創設に中心となった小林先生や井上先生は実は緩和医療に強い関心があることはあまり知られていない（図9-1）。私を含め NEJSG が経口薬のゲフィチニブは重要だと考える背景に，cytotoxic 製剤に比べて，服用が容易であることと著効例における患者の QOL 改善が挙げられる。ターゲットがはっきりしない cytotoxic 製剤の限界とはいっても，食思不振などの副作用に比べ効果は PR がギリギリという現実は，医師として満足できるものではない。だからこそ treatment holiday という言葉もある。

　実は NEJ002 試験にはこの患者 QOL の評価も含まれていた。小林先生の熱い考えからである。残念ながら参加医師にはこの点が十分に伝わらず，QOL 報告の回収率が悪かったので，J Clin Oncol はそ

れを理由に受理されなかった。この論文は大泉聡史先生（北海道大学）が Oncologist 誌に報告している[13]。日本ではほとんど話題にもならないこの論文を取り上げた米国の研究者がいる。2012 年夏の日本臨床腫瘍学会に招請された Johnson BE 先生が講演でこれを取り上げ評価してくれた。

　私はこれを聞いて，米国研究者の守備範囲の広さ，また本人の哲学に感銘を受けた。NEJSG が目指しているものを，わかる人はわかってくれている。治療を受ける患者にとって苦痛でないインターベンションとは何か？　米国の腫瘍学会でもこうした動きは始まっている。NEJSG にとって，分子標的薬の臨床試験を推進する理由は，こうした方向にもある。実際，NEJ001 試験は，EGFR 陽性の PS 不良進行例における PS 改善を調べたものである[14]。掲載された J Clin Oncol の Editorial では，新約聖書の「Lazarus の復活」のようだと評された。

EGFR driver 変異発見と 21 世紀医学
ランダム化の意義を再認識した EBM on BBM

　本稿の中で何度か「flow」の話をした。まったく不思議な成り行きで，NEJ002 試験は 2010 年 New Engl J Med 誌に掲載された[15]。「白河の関を越えると…」という苦言が身にしみていた私には，こんな嬉しいことはない。NEJ001，002 などの臨床試験，また現在も続いている cytotoxic 製剤との併用臨床試験（NEJ009）を含め，参加を承諾してくださった患者，また主治医の努力に深く感謝いたします。本書ではこうした試験の成績については別稿に譲って，われわれが意図した臨床試験の医学上の意義を考えたい。

　EGFR ドライバー変異陽性をバイオマーカーとする意義は，再度統計学のランダム化の意義を考えさせるのでないか。それまでの化学療法では考える必要がなかった事象である。すなわち，分子標的薬ゲフィチニブが直接標的とする分子のバイオマーカーが薬効と強く連携し，かつその陽性者がかなりの頻度存在した点である。ラン

Chapter 9 EGFR driver 変異発見と biomarker-based medicine（BBM）
NEJSG 結成への不思議な「flow」

ダム化の前に，このバイオマーカーで治験登録者を組み込む手続きを経ないと，時間をかけた臨床試験のデータ自身が意味をなさなくなる。

　生物学的なアジア人，肺腺癌患者，非・軽喫煙者という分類は正確なバイオマーカーでない。EGFR ドライバー変異の方が治療反応上は重要で，これを考慮しないランダム化は，真のランダム化ではなく，解釈不能に終わる[16]（**Column-10**）。これは癌領域の臨床試験に留まらないだろう。21 世紀医学はいろいろな領域で，biomarker-based medicine（BBM）の上に EBM が成立する時代がくると予想する。バイリンガルな臨床家が必要になる理由である。

残された大きな課題
EGFR driver 変異陽性例の治療がもたらす変革と可能性

　癌ゲノムが全部読まれ，データベース化される中，2007 年には自治医科大学間野博行先生のグループから肺癌で初めての融合遺伝子標的となる EML4-ALK 遺伝子が発見され[18]，その頻度は NSCLC の約 5% である。2012 年にはさらに頻度は低いものの，3 種の融合遺伝子が報告されている[19)20]。頻度は低くても，有効薬が存在する意義は大きい。

　これに比較して，EGFR ドライバー変異の重要さは，アジア人にとってその頻度が高いことにある。そして，分子標的薬に共通する耐性化の問題を克服する必要性もアジア人にとっては大きい。これらの課題を以下にまとめたい。

●**EGFR driver 変異はほとんど肺腺癌の NSCLC に限られるのはなぜか？　アジア地域における変異高頻度とどう関連付くのか？**
　発癌に関与する遺伝子変異が臓器特異的である知見はかなり増えてきている。例外がないわけではないが，そもそも CML の bcr-abl 融合遺伝子，メラノーマの BRAF，肺癌の EGFR 変異，EML4-ALK 融合遺伝子など，その背景には組織特異な選択理由があると考えら

Column-10　IPASS 臨床試験患者登録における生物学的特性と EGFR 変異バイオマーカー

　Mok TS らによる 2009 年報告のゲフィチニブと化学療法の論文（Mok TS, Wu YL, Thongprasert S, et al. Gefitinib or carboplatin-paclitaxel in pulmonary adenocarcinoma. N Engl J Med 2009 ; 361 : 947-57）はインターネットで free access である。その Figure 2 に注目しよう。

　本試験はアジア人における EGFR 活性型変異高頻度の事実をうけ，2006 年 3 月から 2007 年 10 月まで 1,200 人以上の東アジア人，肺腺癌，非・軽喫煙患者という生物学的特性による患者登録を中国，日本，台湾，タイ，インドネシアが参加した大規模なものであった。しかも後解析であるが，その内約 1/3 では EGFR 変異が同定され，260 名強が EGFR 変異陽性，180 名弱が野生型であり，これにより一方では変異陽性症例へのゲフィチニブ使用の意義が明白に示された。

- Figure 2.（A）は全症例での PFS を示す。一見して明らかなようにゲフィチニブ群とカルボプラチン＋パクリタキセル群には明瞭な差はない。
- しかし EGFR 変異バイオマーカーの不明な患者群（D）では，ゲフィチニブ群とカルボプラチン＋パクリタキセル群の PFS 曲線は特徴的な交差を示し，その意義は解釈できないと考えるべきである。これは 2008 年に報告された 1,600 名以上による INTEREST 臨床試験のゲフィチニブ群とドセタキセル群の結果とも共通するもの[17]であり，copy 数増加も明瞭なバイオマーカーではない。
- しかし 2010 年の NEJSG の NEJ002 試験成績[15]にも共通する EGFR 変異陽性者による（B）では両群に明瞭な差が見られる。
- この意味するところは，両群が交差するような PFS 曲線が得られたときは，① 試験薬剤に癌細胞の細胞死を左右する強力な作用がありそのバイオマーカーが隠れていること，② しかもそのバイオマーカーが少なくとも数 10％以上の高頻度で登録患者群に存在していると理解すべきである。
- A randomized trial といいながら，強力なバイオマーカー存在下では真のランダム化になっていなかったわけである。
- EGFR が野生型である肺癌（C）は，別のメカニズムに細胞死抑制を依存しているので，ゲフィチニブはまったく無効である（Column-9 の解説参照）。
- （D）のゲフィチニブ群の治験初期 4 カ月での凹は，実際には EGFR wt 群で効果がないのにゲフィチニブが使用された（C）のゲフィチニブ群を反映していると考えられる。

　EGFR 活性型変異発見 10 年を経過し，その医学上の意義は，遺伝子活性型変異などの強力なバイオマーカーを無視した，生物学的特性などによる形式的なランダム化では，その結果解釈ができないという 6 年間の臨床試験の積み重ねを経て，臨床統計学の次の課題が，BBM（biomarker based medicine）によるランダム化であることを示している。

Chapter 9 EGFR driver 変異発見と biomarker-based medicine（BBM）
NEJSG 結成への不思議な「flow」

れる。

　EGFR 異常といえども脳腫瘍では細胞外ドメインの 200 アミノ酸が脱落する例（いわゆる EGFR vⅢ型）が多い[21]。腫瘍化の基本に genome instability が存在し，数万カ所以上の変異が存在するが，多くのクローンから選択された変異は発生母地の臓器環境におけるサバイバルに関与していると考えられる。

　マウスにおいて k-ras 遺伝子操作発癌モデルと同様，Clara 細胞で EGFR ドライバー変異を発現する triplegenic model で作成する腫瘍モデルが報告されている。しかしこれでは selection の過程が明らかではない。また EGFR ドライバー変異は主に非喫煙者に発生する。

　すなわち発癌への環境や喫煙による強いドライブのない状況での発癌である。こうした，いわば自然発癌である事実が EGFR 変異が高頻度集積する理由かもしれない。その後，ことに最近では多数の腫瘍の全ゲノムや exome 解析がなされているが，肺癌や悪性黒色腫のような共通変異の集積はほかにはまだなさそうである。

　またアジア系諸民族で，体細胞変異であるにもかかわらず，肺癌 EGFR 変異が高頻度であることも不思議である。今後慎重な調査が必要なのは，家族内での肺癌罹患の家族歴である。われわれも呼びかけてはいるが，最近の主治医は家族歴には強い興味を示さない。

　しかしゲノム医学の時代になり家族歴ほど重要なものはない。他臓器癌の家族歴はどうか？　すなわちゲノム背景の事象は，気道上皮細胞に関与する遺伝子群なのか，Li-Fraumeni 症候群のようにもっと一般に多臓器性易発癌としての背景なのか，興味あるところである。近い将来，日本のみならず，アジア地域の国々，日本，韓国，中国，タイ，インドネシアなどで国際的に EGFR ドライバー変異陽性家族性肺癌の調査を行い，これと連動して SNP microarray を検討すれば，ゲノム背景に共通するものが浮かび上がる可能性も期待される。

● 耐性化克服への努力

　分子標的薬の耐性化問題への対応は CML の bcr-abl が先行してい

る。基本的には polyclonal な腫瘍組織であることが原因である。アジア諸国においては NSCLC のうちの EGFR ドライバー変異の頻度がほぼ同じだとすれば，この地域は 25 億人近い人口である。仮に日本で 2 万人前後の EGFR 変異陽性肺癌患者が毎年発生しているとすれば，アジア全域ではその 20 倍，40 万人近い患者数が毎年予想され，製薬企業にも耐性克服の新規治療薬は大きなビジネスターゲットとなる。

新規薬剤と期待される WZ4002[22] を巡っては，ボストンの DANA Faber 研究所とノバルティス社が訴訟状態である。ボストンで Haber D 先生の部屋を尋ねたとき，この件をただすと，彼は「彼らの訴訟は ugly である」と言った。私は Haber 先生が大好きになった。患者は本当に待ち焦がれているのだから。

ほかにも EGFR リン酸化酵素の不可逆性阻害薬と抗 EGFR 抗体のコンビネーションがシグナル遮断の一方法として注目される[23]。あるいは新規な考え方として，分子標的薬の耐性化前に抗 PD-1 抗体療法[24] とのコンビネーション治療を行い，ホスト免疫監視システムを re-activation する方法も，文字通りの根治の可能性も生まれ得る臨床試験として，今後期待される。この EGFR ドライバー変異陽性の肺癌症例は患者数も多いので，新規発想による癌治療を臨床試験できるユニークな集団となるのではないか。

Pulmonology/Oncology というオプションについて

1990 年代初め，帰国後も ATS の学会に出かけると，Crystal 先生と早朝ジョギングをしていた。ある日彼がこんなことを言った。「ATS は次の speciality 領域として critical care を選ぶそうだ。信じられん。俺なら lung cancer の oncology を選ぶ」。そのとき，私はその意味が十分には理解できなかった。しかし 1994 年以降，ATS の雑誌は AJRCCM となった。

米国の呼吸器内科医は肺癌は診断までであって，治療は medical

Chapter 9 EGFR driver 変異発見と biomarker-based medicine（BBM）
NEJSG 結成への不思議な「flow」

board を持つ oncologist が担当する．米国の学会の懇親会などで，実際に呼吸器内科医に肺癌治療を聞くと，「oncologist は肺線維症患者にまで放射線を照射して患者をなくしている．」などと非難する．一方の oncologist は，「chest physician は dying patients を見たくはないのさ．」などと言う．これは世界の医学に大きな影響を及ぼす米国にとって不幸なことである．実際，血液学は hematology/oncology である．なぜ pulmonology/oncology はないのか？

2009 年より ATS においても Section on Thoracic Oncology（SOTO）が assembly に加わっている．私は上記のような不合理を感じ，ATS の senior 研究者に assembly 追加の必要性を話していたので，この SOTO 立ち上げ準備委員会の委員となり電話会議（日本では深夜午前 3 時ごろ）にも参加した．5 年を経て 2014 年より Thoracic Oncology は section から assembly に格上げとなった．遅まきながら喜ばしいことである．肺癌研究には肺の biology が必要であるからである．

この中で判明したもう一つの問題点は，米国の研究費のシステムである．米国の癌研究は NCI に研究費が集中する．他方，非癌領域の呼吸器疾患は当然 NHLBI に研究費が集中する．若年研究者にとって，NIH 研究費のうち肺癌研究は，NCI と NHLBI のジョイント研究費が必要であるが，必ずしも現実にはそうならないようである．ここにも縦割り行政の問題があるのか？

先に述べたように肺発癌の問題は，肺の biology を十分に理解しつつ研究する必要がある．実際，EGFR リン酸化酵素阻害薬は野生型である肺扁平上皮癌や他臓器癌には有効ではない．新たな肺癌治療を考えるとき，またその肺への副作用を考えるとき，必要なのは lung biology を理解した臨床医のはずである．しかし現状はまだ cytotoxic drug への志向が中心である．

Medical oncology はごく最近までは cytotoxic drug の取り扱いが中心であり，また RCT の計画，結果解釈に関しては生物統計的研究上の関心であって，BBM 的な lung biology の理解が基礎にあるとは考えられない．こうした点をここに記載しておく必要を感じる

のは,私自身が東北大学に赴任して,lung biology を基礎に一から肺癌研究を拝命した立場であるからである。それゆえ,medical oncology からは異端視される遺伝子治療を始め,また EGFR ドライバー変異発見に対応してすぐ研究をシフトした。

若い呼吸器科医師は,既存のものとして medical oncology を受け入れるかもしれないが,それはたかだか20年間の問題である。もう20年もすれば再度大きく変化している可能性がある。そもそも感染症という専門領域はありながら,肺炎は呼吸器内科医が治療する。恐らく患者が求めている,より有効で苦痛の少ない肺癌治療は lung biology を基礎とするものであり,その治療法はバイリンガル呼吸器内科医が開発すべきものであると,私は考える。

●文献
1) Lynch TJ, Bell DW, Sordella R, et al. Activating mutations in the epidermal growth factor receptor underlying responsiveness of non-small-cell lung cancer to gefitinib. N Engl J Med 2004 ; 350 : 2129-39.
2) Paez JG, Jänne PA, Lee JC, et al. EGFR mutations in lung cancer : correlation with clinical response to gefitinib therapy. Science 2004 ; 304 : 1497-500.
3) Haber DA, Settleman J. Cancer : drivers and passengers. Nature 2007 ; 446 : 145-6.
4) Johnson L, Mercer K, Greenbaum D, et al. Somatic activation of the K-ras oncogene causes early onset lung cancer in mice. Nature 2001 ; 410 : 1111-6.
5) Fisher GH, Wellen SL, Klimstra D, et al. Induction and apoptotic regression of lung adenocarcinomas by regulation of a K-Ras transgene in the presence and absence of tumor suppressor genes. Genes Dev 2001 ; 15 : 3249-62.
6) Davies H, Bignell GR, Cox C, et al. Mutations of the BRAF gene in human cancer. Nature 2002 ; 417 : 949-54.
7) Nagai Y, Miyazawa H, Huqun, et al. Genetic heterogeneity of the epidermal growth factor receptor in non-small cell lung cancer cell lines revealed by a rapid and sensitive detection system, the peptide nucleic acid-locked nucleic acid PCR clamp. Cancer Res 2005 ; 65 : 7276-82.
8) 天外伺朗.人材は「不良(ハミダシ)社員」からさがせ—画期的プロジェクト成功の奥義.ブルーバックス B756.東京:講談社,1988.
9) チクセントミハイ M. フロー体験 喜びの現象学.今村浩明,訳.京都:世界思想社,1996.
10) Sordella R, Bell DW, Haber DA, et al. Gefitinib-sensitizing EGFR mutations in lung cancer activate anti-apoptotic pathways. Science 2004 ; 305 : 1163-7.
11) Kosaka T, Yatabe Y, Endoh H, et al. Mutations of the epidermal growth factor receptor gene in lung cancer : biological and clinical implications. Cancer Res

2004;64:8919-23.
12) 貫和敏博. Molecular biology から呼吸器臨床を考える：バイリンガル呼吸器内科医を育成して⑥. 日胸 2013;72:402-10.
13) Oizumi S, Kobayashi K, Inoue A, et al. Quality of life with gefitinib in patients with EGFR-mutated non-small cell lung cancer : quality of life analysis of North East Japan Study Group 002 Trial. Oncologist 2012;17:863-70.
14) Inoue A, Kobayashi K, Usui K, et al. ; North East Japan Gefitinib Study Group. First-line gefitinib for patients with advanced non-small-cell lung cancer harboring epidermal growth factor receptor mutations without indication for chemotherapy. J Clin Oncol 2009;27:1394-400.
15) Maemondo M, Inoue A, Kobayashi K, et al. ; North-East Japan Study Group. Gefitinib or chemotherapy for non-small-cell lung cancer with mutated EGFR. N Engl J Med 2010;362:2380-8.
16) Mok TS, Wu YL, Thongprasert S, et al. Gefitinib or carboplatin-paclitaxel in pulmonary adenocarcinoma. N Engl J Med 2009;361:947-57.
17) Kim ES, Hirsh V, Mok T, et al. Gefitinib versus docetaxel in previously treated non-small-cell lung cancer(INTEREST): a randomised phase III trial. Lancet 2008;372:1809-18.
18) Soda M, Choi YL, Enomoto M, et al. Identification of the transforming EML4-ALK fusion gene in non-small-cell lung cancer. Nature 2007;448:561-6.
19) Kohno T, Ichikawa H, Totoki Y, et al. KIF5B-RET fusions in lung adenocarcinoma. Nat Med 2012;18:375-7.
20) Takeuchi K, Soda M, Togashi Y, et al. RET, ROS1 and ALK fusions in lung cancer. Nat Med 2012;18:378-81.
21) Yamazaki H, Fukui Y, Ueyama Y, et al. Amplification of the structurally and functionally altered epidermal growth factor receptor gene(c-erbB)in human brain tumors. Mol Cell Biol 1988;8:1816-20.
22) Zhou W, Ercan D, Chen L, et al. Novel mutant-selective EGFR kinase inhibitors against EGFR T790M. Nature 2009;462:1070-4.
23) Regales L, Gong Y, Shen R, et al. Dual targeting of EGFR can overcome a major drug resistance mutation in mouse models of EGFR mutant lung cancer. J Clin Invest 2009;119:3000-10.
24) Topalian SL, Hodi FS, Brahmer JR, et al. Safety, activity, and immune correlates of anti-PD-1 antibody in cancer. N Engl J Med 2012;366:2443-54.

Chapter 10 臨床試験ことはじめ：肺線維症治療薬
闇夜に手探りで始めた pirfenidone 臨床開発

Consensus statement まで

　日本における間質性肺炎の研究は決して欧米に遅れるものではない。その歴史的側面は，日本胸部臨床70周年を記念してまとめた拙稿[1)2)]などを参照されたい。1960年代より米国，英国，日本などでそれぞれ研究が進んでいたが，1980年代，実務的な米国で肺生検による治療反応性ある病理像が注目されるようになった。この当時は肺線維症病態は広義の炎症という理解で，ステロイド剤が使用されたが，反応して予後の良いものと，必ずしも反応しない症例が存在する。反応の良いものは，COP（当時は BOOP），また NSIP などである。これに対して IPF/UIP は病巣の斑状の広がり，fibroblastic foci，蜂巣肺などに特徴がある。

　この複雑な状況を surgical pathology としてポイントを一覧表化した Katzenstein らの整理は，その後の ATS/ERS の consensus statement に至る理解の共通化という点で役割が大きかったと考える。一方，画像情報としての HRCT も，全世界的にも必要ならば撮影が可能となり，病理像と対応をする所見とまでは至ってないが，IPF/UIP に特徴的なもの，IPF/UIP では見ない所見という分類から，議論できるようになった。

　一方，IPF/UIP の病態として，進行期になれば炎症の面も見られるが，HRCT で捕えられる病初期から炎症が存在するわけではない。1990年代になると何らかの肺障害が存在し，その修復過程に問題があるので線維化を残すという考え方が広がった。実際，動物実

Chapter 10	臨床試験ことはじめ：肺線維症治療薬
	闇夜に手探りで始めた pirfenidone 臨床開発

験の多くはブレオマイシン(bleomycin)による肺障害が急性期を経て慢性期の線維化に移行する。

しかし実臨床における障害の初期像とは何か？ 該当する病態は？ これが，21世紀に入り，ようやくHPS1やSFTPCなどの遺伝子異常によるER stress，あるいはテロメア短縮症候群など，II型肺胞上皮細胞の aging の姿が予想されるようになってきた。

これと重なるように，臨床の場のATS/ERS consensus statement は，ちょうど世紀の変わる頃発表され[3,4]，10年を経て，updateされている[5,6]。肺線維症にどんな治療が可能か？ ステロイド剤使用には何のエビデンスもない。こうした intervention の EBM を進めるためには，ランダム化臨床試験(randomized clinical trial：RCT)が必要である。そのためにはまず患者登録基準と評価項目を探索する必要があり，またそれを世界的にも共通化する必要がある。

Consensus statement により，前者，患者登録のための診断基準は，今でいう CRP(clinical-radiological-pathological)による中央での判定と患者登録が可能になった点は，大きな意義がある。21世紀に入り，それまでほとんど手付かずであった IPF/UIP の RCT は驚くほど進むようになった。2011年9月，アムステルダムでの ERS 学会で会場入口に「IPF」の大きな掲示を見たとき(図10-1)，ようやく時代はここまで進んだと感激した。本稿ではピルフェニドン(pirfenidone)承認への臨床試験を振り返って，手探りで進んだその過程を，当事者として記録しておきたい。

肺線維症理解の基礎となる「肺小葉」理念

私は前稿で述べたように，東北大学に赴任して肺癌研究を指示された。しかし炎症肺にも関心があり，この分野も研鑽した。何よりも東北大学に赴任して感謝するのは，「肺小葉」の考え方を，加齢医学研究所病態臓器構築研究分野の高橋徹先生に薫陶を受け，実際には彼を師とする海老名雅仁先生(東北薬科大学)に病理組織像の指導

図 10-1 　 IPF の看板：ERS 2011，Amsterdam の主会場で

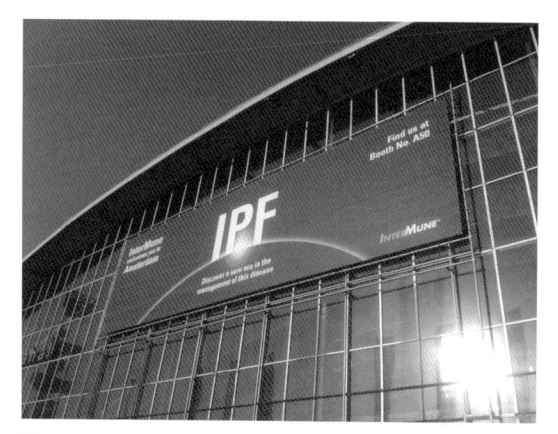

2011 年の ERS に出席し驚いた，InterMune 社による IPF の巨大看板。"Discover a new era in the management of this disease"と書いてある。それまで見慣れた COPD，Asthma の看板と違い，新鮮な気持ちと同時に，長年興味を持って研究してきた領域が，いよいよ脚光を浴びるようになると感慨をもった。この翌年ピルフェニドンは欧州で承認となった。

を受けた点である。

　肺小葉に関しては，関連する米国論文査読者のコメントを見るとその理解は教科書レベルであり，肺小葉の意義は驚くほど意識されていない。もちろん，慢性閉塞性肺疾患(COPD)や airflow limitation を考えると，細気管支領域は重要である。しかし肺線維化においては，組織変化は小葉間隔壁に現れる。それは肺小葉という構造が，換気のみならず血液の流入，ガス交換，流出の経路，さらにはリンパ流の構造上も重要な意味を持つからである。

　高橋先生は同様の小葉構造をもつ肝臓にも関心があった[7]。門脈，肝動脈，胆管，肝静脈系が栄養吸収，解毒反応，排泄という機能を持つ，中心静脈とグリソン鞘で構成する最小臓器単位としての肝小葉である。形態形成と機能の，進化上の類似性か？

　そもそも肺小葉の概念を学んだのは，Fishman の初版の教科書に，長石忠三，岡田慶夫両先生が肺小葉の schema を引用しておられ，東北大学加齢研では長らく教授室入口にこの schema のコピーを貼っていた。高橋先生や海老名先生のこの面の専門性を認識する前である。

　後になり，還暦の歳にキリマンジャロ(5,900 m)登山を試み，saturation monitor による Sp_{O_2} 実測で自身の登山中の低酸素血症を知る

Chapter 10 臨床試験ことはじめ：肺線維症治療薬
闇夜に手探りで始めた pirfenidone 臨床開発

ことになった。数 10 年振りに肺機能検査を行い，私自身が COPD stage II であることが判明した。その高地と低酸素の関連で，鳥類（さらに祖先の恐竜も）の肺の構造（air sac と parabronchi，第 14 章参照）に興味を持ち，哺乳類との違いに驚いた（第 13 章参照）。

実は ATS でも 2007 年，2008 年には大勢が参加した respiration meets evolution というセッションがあった。これは肺を考えるうえでも重要なものであった。ここでも鳥類の肺が取り上げられていた〔これを「是非 review series として Red journal に掲載を」と Ingbar 先生（当時 ATS 会長）にお願いしたが，実現しなかった〕。

具体的には「恐竜はなぜ鳥に進化したのか」[8] の一読をお勧めする。哺乳類の肺小葉は，鳥類の「肺（ガス交換）＋気嚢（ふいご換気）」を組み合わせたものである。実に，こうした構造の肺小葉間隔壁が線維化の場となり，肺静脈，リンパ管が消失していくのが IPF の病理像である。

UIP にみられる lymphatics remodeling

この組織像は海老名雅仁先生による（図 10-2）[9]。前述の岡田らの引用した schema は小葉間隔壁の幅が厚すぎる。この schema 像はほかにも転用されているので，誤解を与えることも危惧されるが，実際には薄いものである。しかもかなりの断面積をリンパ管構造が占めていると理解される。肺はガス交換効率上，肺胞腔内は dry でなければならず，それを支えているのがこのリンパ管構造による drainage である。

〈追記〉Netter と肺胞図（ぶどうの房様）と肺小葉間隔壁

有名な Netter のぶどうの房のような末梢気腔の図を思い出そう。これは気腔側の発想で描いている。ここで述べている小葉間隔壁はこのぶどうの房様構造の房と房の間に相応する。ここはリンパ管と血管を含む間質構造である。もし，Netter がこうした考えを理解したら，どんな小葉間隔壁の図を書いただろうか？

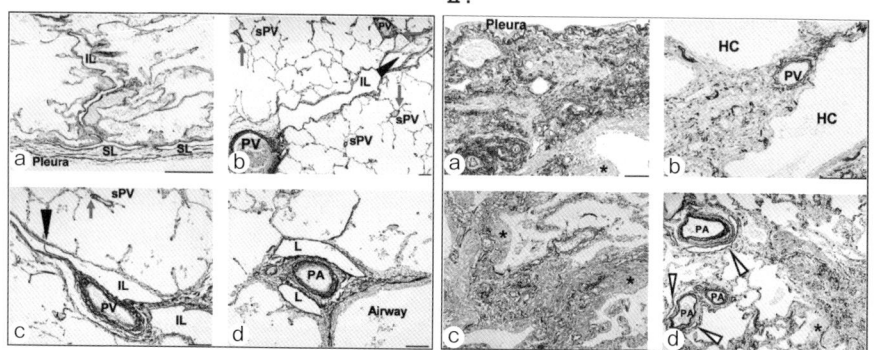

図 10-2 UIP に見られる lymphatics remodeling：UIP とはどんな病態か？ なぜこの変化は起こるのか？

肺という臓器は気相と液相の間での O_2, CO_2 のガス交換の場である。その現場となる肺胞は形態形成上も血管内皮系細胞の集合体が体循環に接合することで形成されている。そうした最小単位が肺小葉である。したがって肺小葉は効率よいガス交換のための構造を維持する必要がある。いうまでもなく効率よいガス交換には dry な肺胞腔内の維持が必要である。それが肺小葉リンパ管系の構造となる。海老名先生はこの論文において，抗ヒト podplanin 抗体を用い，正常肺と UIP 肺，また比較対照として NSIP, OP 肺における lymphatics を検討している。図 2 の I では，正常肺における小葉間隔壁のリンパ管と胸膜内のリンパ管との連続性が示されている（I-a）。小葉間隔壁にみられる肺静脈（PV）と近接する小葉間リンパ系（IL）を示し（I-b, c），酸素化血が合流していく小肺静脈（sPV）の近傍にもリンパ管が伴奏を開始する（I-b, c 矢印）。もちろん肺動脈（PA）にもリンパ管は伴走するが（I-d），これは肺胞間隔壁では消失する。UIP 病態における胸膜では，豊富に見られた lymphatics が線維化で断裂，消失している（II-a）。小葉間隔壁では fibroblastic foci（*）が見られ，圧迫された PV とともに，豊富であった lymphatics はわずかに残存しているのみ（II-b, c, *印）。一方，PA 近傍では lymphatics は維持されているが，remodeling も受けている。こうした UIP における lymphatics の変化は，UIP 肺が基本的に wet 状態（水腫状態）であることを意味している。IPF 自然経過では，こうした UIP 病態の進行とともにこの状況は増悪する。進行期 IPF にみられる急性増悪病態はこうした肺組織 lymphatics の remodeling 過程で惹起されることになる。Innate immune system の remodeling ともども，その病態の複雑さ，また治療の困難さは今後さらに解明される必要がある。

(Ebina M, Shibata N, Ohta H, et al. The disappearance of subpleural and interlobular lymphatics in idiopathic pulmonary fibrosis. Lymphat Res Biol 2010；8：199-207 より引用）

　不思議なことに，リンパ管は終末細気管支で一度消失し，小葉間隔壁で再度出現する。この間，肺胞隔壁には I 型肺胞上皮細胞と肺胞毛細血管が 0.5μ で接して，ガス交換の場となるが，ここにはリンパ管はない。この領域の組織構築はこうしたガス交換・水バランスの問題のみならず，外来微生物を防御するための細胞出入の効率の問題も存在する。

　IPF 肺でみられる小葉間隔壁の fibrosis は，血管とともにリンパ

管も減少させている。IPF の重要病態である急性増悪は，肺の fibrosis が進行し，こうした脈管系が減少していくと，必然的にその発症頻度は高くなる。水バランスの障害に加えて肺の防御機構が形態の remodel により崩れ，pro-inflammatory な状況が進行する。

本来，肺線維症の病態は，こうした理解から再出発すべきで，現行の consensus statement の病理分類は単に診断上の便宜面が大きい。欧米がこの方面に目を向けるのはもう少し時間がかかる。日本が先行研究できる事象は多いと私は考える。

90 年代の理念としての障害と修復
HGF を用いての動物実験

私自身，肺の炎症性病態研究は，自治医科大学のサルコイドーシス，またステロイド剤を使用していた間質性肺炎の急性増悪（恐らく現在の CMV や Pneumocystis 肺炎も多かったろう）病態に関心を持ったのが，この領域の研究の始まりである。

順天堂大学時代は IPF 患者体型に「ずんぐりむっくり」が多いことや班会議でも糖尿病背景が話題になっていて，患者をデータベース化してまとめた[10]。糖尿病は加齢を加速させるので，Ⅱ型肺胞上皮細胞の細胞死にも影響すると予想されるが，Pub Med で検索してもその後研究は進んでいない。

東北大学に赴任し，次の展開を考えていた頃，清瀬の結核研究所に国内留学し，仙台に戻っていた酒井俊彦先生は，hepatocyte growth factor（HGF）の組織修復は肝組織のみならず，肺障害にも効果があると考えていた[11]。HGF は中村敏一先生（当時大阪大学）が日本で cloning した重要な増殖因子[12]であることは知っていたが，肺障害への応用に着目することになった。

中村先生の来仙時に HGF の講演をしていただき，マウス bleomycin 肺障害系を用いて，仕事に馬力のある八重柏政宏先生が実験を担当することになった。彼は白石晃一郎先生の下で肺機能研究をしていたが，こうした生化学実験にも関心を示した。HGF 蛋白そのも

1995年5月，San Diego で開催された American Federation for Clinical Research(AFCR)学会にて。左端が八重柏先生。HGFによる bleomycin 肺障害抑制の発表で Young Investigator Award を受けた。ポスター会場を歩いていると，あのWest先生が宇宙空間での肺機能のポスターを senior author で張り出していた。東北大学では月1回，第1月曜日に彼の Essentials を新人が交代で読んで，1年すると終了した。これは毎年繰り返した。呼吸器を専門とする医師は，感染症領域でも，肺癌領域でも，こうした基礎肺機能の理解は必須と考え，実行した。八重柏先生はそもそも肺機能が専門であり，感激して一緒に写真を撮った。私は著名なWest先生が，1人でポスター演題を出して参加している姿勢に感動した。

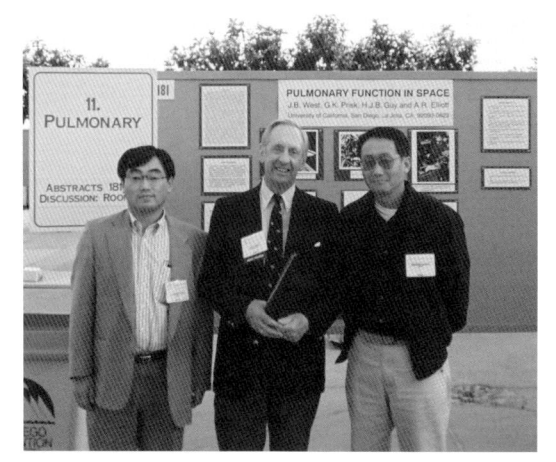

図10-3　教科書 Respiratory Physiology の John B West 先生と

のは阪大から供給を受けたが，臨床への応用を考えると，徐放装置を採用したい。八重柏先生は osmotic minipump(Alza 社)というディバイスを使用した。さらに彼はブレオマイシン肺障害の進行期，すなわち線維化が進む時期にも有効でないと実際の臨床応用は望めないと，障害2週間後の投与開始でも HGF で肺線維化が抑制できることを示した[13]。これは肺線維化期にも有効な物質があることを示した世界で最初の報告である。この仕事は先に述べたように米国AFCR学会で Young Investigator Award に選ばれた(図10-3)。

　HGFに関しては，その後遺伝子治療としても応用すべく研究をした。困難な点はどの臓器で遺伝子発現させるかという問題であった。アデノウイルスによる経気道発現では炎症が誘発される。渡辺正樹先生(鹿児島大学)が海老名先生の指導下に plasmid 系で肺特異にHGFを発現するマウスモデルを報告している[14]。

　臨床応用としての HGF の最大の問題は何であったか？　実はHGF は多機能であり，組織修復の基礎には血管新生がある。血管新生は体内に癌が存在する場合，その増殖を促すことになる点が，その後判明した。したがって高齢者の慢性炎症に長期使用はできな

Chapter 10 臨床試験ことはじめ：肺線維症治療薬
闇夜に手探りで始めた pirfenidone 臨床開発

い。しかし急性期重症肺炎には臨床適応があると考える。

　この事実を裏返せば HGF 受容体は癌遺伝子 c-Met である。したがって c-Met のアンタゴニスト（具体的には HGF の kringle domain である NK4 など）は抗腫瘍効果を期待し得る。これも遺伝子治療として動物モデルで検討した[15]。前述した IDO もそうであるが HGF などは日本で発見されたり，cloning され研究が進んだ。このため海外への expose が十分に進まず，その重要性の認知に時間がかかっている。最近になってようやく IDO や HGF は海外のグローバル製薬企業が関心を持つようになってきている。

　東北大学の肺線維症研究として，班会議に参加しながら進めたものは，家族性肺線維症症例の登録である。実際，家族歴を取り，胸部 X 線写真を自分で確認すれば，かなりの家族性症例の存在が予想される。このプロジェクトは内山美寧先生が担当してくれたが，遺伝子解析に進むには時期尚早すぎた。

　しかし，この時期，米国においては Schwartz D らのグループが web で患者登録を推進していたのには驚いた。彼らは，当初 microsatellite marker で解析し，その後 SNP microarray が使用可能となり，白人の家族性肺線維症の関連遺伝子として，2011 年 MUC5B を報告している[16]。これは 2013 年になり欧州からも追試されている[17]。しかし日本人ではどうか？　喫煙による要因が関連するか，線維化や加齢そのものが関連するのか？

　Schwartz のグループは最近，Framingham heart study の HRCT 撮影者と保存検体により肺線維症の有無と，彼らの MUC5B プロモーター領域の変異を解析し，MUC5B の genotype は 50 歳以上の加齢と関連すると報告している[18]。もう一点の重要な指摘は，Framingham study のデータを使った肺のびまん性陰影の存在頻度が，general population の 7% であるという点である。まだまだ今後の課題である。このようにアイデアがあっても物事が順調に進むためには，グループの力，時期など複雑な要素が絡む。逆に今から述べる抗線維化薬ピルフェニドンの臨床開発は，これらが非常にうまく進んだ。

抗線維化薬臨床開発と熱気あふれる先達
臨床試験ことはじめ

　「ウーン，先生のところは，最近臨床試験ばかりやな。」私と同じくbilingual chest physician育成を目指す曽根三郎先生（現徳島市立病院）にこう言われたのは，2007年頃である。本来は国立大学附置研究所臨床部門として，加齢医学研究所在籍時代は前臨床動物実験など，かなり基礎的な研究が中心であったはずが，世紀が変わる頃から，否応なくRCTによるエビデンス創生を目指すようになった。

　本書（連載）で度々述べたように，本当に人生はわからない。呼吸器臨床の二つの領域で，一つは先に述べたNSCLCにおけるEGFR driver変異陽性者における分子標的薬と一般化学療法の位置づけのためのエビデンスであり，もう一つはそれより早く始まった肺線維症を対象とした抗線維化薬の臨床開発である。普通はこんなかけ離れた二領域で研究することはないだろう。しかも，私自身は臨床試験など，中心で対応した経験は皆無であった。ピルフェニドン（PFD）の開発には企業側においても，なぜかこうした「素人」が参加している。

　そもそも抗線維化薬とは何か？　なぜ厚生省「びまん性肺疾患調査研究班」が，世界で誰も手をつけていない領域に参加することになったのか？　米国ではRaghu G先生（the University of Washington）が果敢に臨床試験を考えていた。日本でもPC-SOD, Sivelestat sodium（Elaspol®）の急性肺障害へのRCTはなされていた。しかし手ごわい肺線維症に切り込む薬剤はなかった。私はその難しさを企業の開発の研究者には，「肺線維症の治療開発は，肝硬変の治療開発とほぼ同じ困難さである」と話していた。

　こうした状況の中，塩野義製薬医薬品開発部の白井穆氏が，米国Marnac社のMargolin SB氏の開発したピルフェニドンを，肺線維症患者を対象に臨床開発する可否を，工藤翔二先生〔当時厚生労働省班研究の主任研究者（班長）〕に持ち込んだ。Marnac社と塩野義製薬をつないだのは，医薬品開発のKDL株式会社山内士具氏である。

Chapter 10 臨床試験ことはじめ：肺線維症治療薬
闇夜に手探りで始めた pirfenidone 臨床開発

　工藤先生の方も，班の評価として，いつまでも診断や，基礎病態解明だけではすまないという認識があった。この Margolin 氏，そして度々話をした白井氏の熱意は，実際に会って話すと並みのものではないと私は感じた。

　1970 年代初め，Margolin 先生による NSAID 物質合成研究の副産物としてピルフェニドンは発見され，1972 年に米国での製造特許はとられている。しかし 1988 年山内氏が偶然 Margolin 先生の日本人弟子の勧めで研究室を訪ね，investigational new drug(IND)であった PFD の開発を進めることになったという。山内氏はこれを再度日本で用途特許として申請し，1994 年特許は成立した。

　この前後，米国では Giri などが肺障害抑制を，また日本では腎線維化に対し動物実験が進んでいた。また Bank of America の副頭取 Von Essen 氏の家族の治療から，財政上の援助を受けたことも不思議な流れである。この辺の詳細は塩野義製薬の Song for the Real Growth 第 4 集「稀少疾患の取り組み」を参照されたい[19]。

　塩野義の開発の白井氏に話を戻そう。上記の開発経緯で初めて知り合ったが，白井氏は MR の仕事に飽き足らず企画部に移ったという。また白井氏ともども工藤先生を説得した河岡雅代氏(現在は五十嵐姓)は企画部長秘書から医療に直接関わりたいと白井グループに加わったという。彼女はいつもニコニコしていた。この白井氏が日刊薬業(平成 7 年 8 月 29 日)の記事で，ピルフェニドンに目をつけた。そして 1997 年 1 月山内氏と塩野義はライセンス契約に進んだ。

　さらに特筆すべきは，白井氏から発する不思議なエネルギーである。彼は能弁ではない。ボソボソと話す内容よりも，彼の身体から発するモワーとする熱意が印象に残っている。私は異端と言われながら，西野流呼吸法を 25 年間続けている。その身体で初めて感じられるものかもしれない。誰も信じてくれないが，こうした相手から発する不思議なエネルギーを，身体で感じる経験は度々ある。

闇夜に手探りの臨床開発が始まる

　Physician scientist を自負する私は，当時ピルフェニドンを素直には信じられなかった。米国では Raghu 先生が，日本では京都大学の長井苑子先生らが，個人輸入により少数例を経験していた。しかし Raghu らの臨床試験は open label で症例も少ない[20]。またこの時点では動物実験でも作用機序までは明らかでなく，HGF を経験した私には，むしろ物足りなかった。

　ところが第 II 相臨床試験が終了した後, 2002 年，偶然 PubMed 検索で見つけた NIH 元同僚の Brantly M 先生（the University of Florida Health）らによる Hermansky-Pudlack 症候群で肺線維症患者への PFD 投与後の%FVC 推移の図における，PFD 群とプラセボ群の差に注目した[21]（**Column-11**）。これは線維化進行抑制の可能性

Column-11　Hermansky-Pudlack 症候群（HPS）肺線維症患者におけるピルフェニドン投与[21]

　ピルフェニドンは現在でこそ複数の臨床試験で有効性が証明されたが，日本における第 II 相臨床試験の頃は，確信が持てなかった。その中で遺伝性肺線維症として有名な HPS における臨床試験が報告されている。
　本論文（Gahl WA, Brantly M, Troendle J, et al. Effect of pirfenidone on the pulmonary fibrosis of Hermansky-Pudlak syndrome. Mol Genet Metab 2002 ; 76 : 234-42）は PubMed で full text links であり閲覧可能である。
・NIH 時代の同僚の Brantly らが，ジャマイカにおける HPS 患者 21 例への 3 年以上にわたるピルフェニドン投与の randomized placebo-controlled trial。
・ジャマイカは奴隷として送られた人々のうちから bottle neck 効果で多数の HPS 症例がみられる。
・HPS は遺伝子が同定されているが肺線維症発症の penetrance も高い。
　その図 2 をみると：本研究の症例数は少ないが，有意差が報告されている。%FVC が 50％以上なら有意の進行抑制も見られたが，%FVC が 50％以下では効果はなさそうである。
　HPS は ER stress を伴う II 型肺胞上皮細胞の細胞死と脱落が考えられる。このため肺機能変化も加速してより若年の 40 歳代から自覚症状も出現する。こうしたグループで臨床試験を行うと，ピルフェニドン早期使用へのエビデンスが得られるかもしれない。

Chapter 10 臨床試験ことはじめ：肺線維症治療薬
闇夜に手探りで始めた pirfenidone 臨床開発

があると思えた．動物実験のデータで興味をもったのは，ずっと後になって 2008 年，塩野義研究所の奥氏らが，ピルフェニドンの抗炎症，抗線維化効果を示した報告[22]で，本剤の肺線維症への効果の意義も理解できた．しかし，その標的分子が何かはなお不明である．

話を第Ⅱ相臨床試験に戻す．臨床試験の基本は評価項目と患者登録基準である．評価項目としては，肺線維化をモニターする parameter を選ぶことになる．FVC（VC），DLco，Pa_{O_2} などとともに Sp_{O_2} も評価し得る状況にあった．いずれも臨床では十分経験があるにせよ，数百人の治験参加患者に 1 年間継続測定ができ，測定ごとの変動が少ないものは何か？ 副評価項目にはどれを選んでも良いが，薬剤申請に最重要な主評価項目に何を選ぶべきか？ 10 年以上経て，現時点では FVC が良い指標であることに世界的にも落ち着きつつある．だが当時 maximum の努力肺活量を IPF 患者に要求できるかが問題となった記憶がある．実際，患者によって（あるいは施設の肺機能担当検査技官の力量か？）毎月の VC 値のばらつきも記録された．

結局，当時虎の門病院で検討されていた，6 分間歩行時の Sp_{O_2} の低下を指標とすることになった．しかし患者は苦しくなれば歩行速度が遅くなるので，tread mill で定速 6 分間歩行下に Sp_{O_2} を連続記録して評価することになった．

次に患者登録基準である．後にインターフェロン γ 臨床試験の後解析で，FVC 55% 以下は効果が期待されないと示されている[23]．要するに患者の重症度の問題である．これは臨床とは別の，難病における厚生行政の面から（当時すでに難病登録患者増加への医療費負担の増大が問題で，重症度も必要とされた）1990 年代，IPF 患者の室内気吸入下 Pa_{O_2} 測定値を 10 Torr ごとに分けた重症度が策定されていた．

今となれば，日本での臨床試験が世界に先駆け成功したのは，臨床医にこの重症度の考え方が理解されていた点が大きかったのでないかと考えられる．世界的には重症度分類はなお試行段階である．実は班会議の研究として，日本の重症度分類を検証する目的で，診

断から死亡までの全経過を追跡し得た3施設60例で, retrospective な解析をし, 重症度Ⅱ度(Pa_{O_2}が70 Torr台), Ⅲ度(Pa_{O_2}が60 Torr台)がslowly progressな状況であることはわかっていた(残念ながらこの論文は英文化に至らなかった)[24]。

PFDが偽薬に比べ有効かどうかは, この重症度Ⅱ度, Ⅲ度の患者を試験に組み込めば, 1年間の投与経過で主評価項目のパラメーターに有意差が示されるのでないか。これも手探りの重要なstepであった。またわかりにくいと言われた登録基準, "Eligible patients were 20 to 75 years of age with adequate oxygenation at rest ($Pa_{O_2} > 70$ mmHg) and demonstrated Sp_{O_2} of 90% or less during exertion while breathing air, within 1 month before enrollment"は, このslowly progressive患者を選択して登録する意味があった。

第Ⅱ相臨床試験の教訓

工藤先生を治験調整委員長として, 2000年11月〜2001年1月にPFD 73名, プラセボ36名のRCTが開始された。もちろん塩野義製薬は厚労省とorphan drugとしての認可[25]の了解は得ていた。そして, プロトコールにある6カ月でのdata and safety monitoring board(DSMB)の検証で, 実薬群と偽薬群で副評価項目の1つの急性増悪(AE)の頻度に差があり, 倫理的に早期終結勧告が出された。この時, 実際には9カ月を経ていたので, ここでkey openとなった。

開鍵結果は既報の通り, ピルフェニドンによる肺線維化進行抑制が有意に示された[26]。結果は2002年春, ATSで報告された。しかしorphan drugでありながらもPMDAは9カ月での終了に基づく結果では不十分として, 第Ⅲ相臨床試験を要求した。企業としては受けざるを得なくなった。この治験に参加した班員として, とにかく世界で初めてのplacebo-controlled, double blind, prospective 臨床試験であり, 9カ月での中断は残念な事情ではあったが, 結果的

Chapter 10 臨床試験ことはじめ：肺線維症治療薬
闇夜に手探りで始めた pirfenidone 臨床開発

には有意差が検出できて「ほっ」としたのが私の実感であった。

この間，NAC や interferon γ 1b の臨床試験もほぼ同規模で実施されていたが，詳細な論文はまだ発表前であった[27)28)]。しかし結果的には，次の第Ⅲ相でさらに大規模臨床試験を完遂できたことが，日本の研究者に自分達の考え方とその臨床に自信を持たせることになったのでないか。なおこの試験の論文化には吾妻安良太先生と私が塩野義とともに対応したが，Blue journal には 2004 年 4 月末投稿，2005 年 1 月受理された。リズム良い流れるような英語は，Raghu 先生のものであり，査読者との rebuttal にも適切に対応していただき，感謝している。しかし PubMed では彼の名前が落ちている。

第Ⅲ相臨床試験
乱気流と軟着陸―理にかなう決断は勝利する

第Ⅲ相臨床試験は 2004 年 4 月～2005 年 8 月まで実施された。厚労省班研究の主任研究者として，工藤先生の後任である貫和が治験調整委員長になった。主評価項目としては 2004 年頃には FVC(VC) の方が簡便で信頼性が生まれていた。しかし PMDA からは第Ⅱ相との整合性を求められ，6 分間定速歩行における Sp_{O_2} 最低値を採用することになった。

問題は推計学的有意性に必要な患者総数が 3 arm で計 300 名前後になることから，患者登録の推進のため，定速歩行速度を 30～80 m/min と重症者側に少し広げたことである。第Ⅱ相の経験で 1 年間治験を継続し得る患者の条件は，基本的に 6 分間歩行を完遂できることである予想はもっていたが，60 m/min を中心に重症者側に幅を広げると，Sp_{O_2} 最低値のバラツキをもたらす懸念は存在した。治験調整委員長としては，初めから VC を primary end point にしたかったのが本音である。あるいは negative study もあり得ると覚悟した。

実際に治験が進行していくと，DSMB の構成員で，治験の生物統計担当の竹内正弘先生（北里大学）より，この主評価項目 Sp_{O_2} 最低値

のバラツキを指摘された。企業側からこれを伝えられ，私としてはむしろ当初から考えていた VC に戻す好機と対応した。しかし，いかに盲検下と言え，これが異端であることは十分承知していた。また，光線過敏の有無を実・偽薬の判断材料にしていた企業側の不安も伝えられた。塩野義の開発部はどう PMDA と交渉したのか，この変更が承認された。

　Key open の結果は，主評価項目に変更した VC でポジティブと判明した。これは非常に幸運な軟着陸であることが理解いただけると思う。後に，米国 FDA 係官として 10 年近くの経歴を持つ竹内先生の「医薬品開発は患者に届けてこそ意味がある」という信念を聞いた。これは臨床開発に携わる者の至言であると思う。また，開鍵による照合で光線過敏症は偽薬側にも相当数含まれていることも判明した。人生はわからないと本書では繰り返しているが，ピルフェニドン臨床開発もこうした波乱の連続であった。

乗れなかった波
なぜ top journal に投稿できなかったか？

　Primary end point 問題が決着した頃，塩野義側から予想外の深刻な連絡があった。「この第Ⅲ相臨床試験の登録は Japan Pharmaceutical Information Center（JAPIC）に登録しているが，日本語での登録である。2004 年の医学雑誌編集者国際委員会の臨床試験登録に関する宣言に従うと[29]，本試験は 2004 年 7 月から始まっているので，英文での登録をする期限は 2005 年 9 月 13 日までであるが，過ぎてしまった。」との説明である。医師主導の肺癌の臨床試験は UMIN に英語で登録している。まさか企業が英文登録をしていないとは考えもしなかった！！　しかしこれはビジネスリスクを考慮してのことだとの説明である。

　後頭部を強打されたような衝撃だった。これでは NEJM や AJRCCM には受理されないことになる。北里大学の竹内先生は，ボストン留学時代の NEJM 編集に携わる知己の先生に連絡下さり，

Chapter 10 臨床試験ことはじめ：肺線維症治療薬
闇夜に手探りで始めた pirfenidone 臨床開発

　JAPIC の登録を英文でも同時に行えば投稿可能との解決法も教示いただいた。が，最終的に叶わなかった。

　論文は Raghu 先生を介して ERJ に投稿することにし，谷口博之先生と海老名先生が Raghu 先生と連絡をとりつつ対応した[30]。直接の抗議は私にはなかったが，治験を担当した医師の皆さんは，患者に薬を届けるという目的を果たしたものの，top journal に報告ができなかった点で残念な気持ちは残ったものと想像する。

　これは日本企業の企業理念の問題である。21 世紀は日本の産業は電子工学から生物系工学へ否応なく進む。国是としての日本再生が語られる中，日本の製薬企業が進む方向も自ずから決まっているのでないか。私は大学時代「グローバルに訴えるものを発信せず，ナショナルな力はない」と医局員に語ってきた。そういう意味では日本の製薬企業のグローバルへの移行過渡期の問題でもあるのだろう。塩野義製薬の新規の中央研究所を見学させていただいた。斬新な内部構成である。新しい研究所には多国籍研究者も取り込んで，次世代のグローバル製薬企業に変身していくことを，私は心から祈念する。

　さて，ピルフェニドン臨床開発を振り返ると，Margolin 先生の 1970 年代の発明，偶然の山内氏との出会いによる 1994 年の用途特許取得，翌年の日刊薬業記事を偶然目にした白井氏，厚生省よりの指示で工藤先生への相談，工藤先生の臨床開発参加の決断。その後も乱気流のような第 II 相，第 III 相臨床試験。その中心にいたのは必ずしも薬学研究者ではなかった白井氏や，臨床開発に新規挑戦した河岡氏，生物統計担当でありながら「臨床開発とは患者に薬剤を届けることだ」という信念の竹内先生からの適切な指摘。そして素人であるから異端の主評価項目の転換にも踏み切れた私自身。

　まったく不思議な流れである。この偶然の連続が一つでも違えば，ピレスパ®（Pirespa®）の今日はなかった。Cochrane review[31] や，本年に入っての ATS や欧州各国でのポジティブな評価[32] を見るとき，物事が成就する「flow」を再度感じる。抗線維化薬としての本剤の適用拡大を目的とした腎，肝も含む多方面の臨床試験，そし

てより服用しやすい剤型の開発など，さらなる努力の必要性も痛感する。

肺線維症のインターベンションとは何だろう？

　21世紀への移行期に肺線維症に関する病因遺伝子が次々報告されはじめた。これらに共通することは先に述べたようにER stressによりII型肺胞上皮細胞に細胞死が誘発されることである。興味あることにHPS1異常は，albinismという表現型は生誕後すぐから明らかだが，肺線維化はagingが関与する。さらにテロメア短縮症候群では，おそらくII型肺胞上皮細胞の加齢を加速することが機序と推測される(テロメア短縮におけるGWAS解析も報告されている[33])。

　この意味するところは，肺線維症は，ゲノムに発症背景を持つ個体にとって，肺の加齢現象のひとつの表現型であるという事実である。したがって肺の線維化によるFVC低下をある期間は抑制するとしても，線維化をまったく元に戻せるわけではない。一方，加齢によるnatural courseとしてのFVC低下は進行しつづける。加齢を本態とする病状へのインターベンションは自ずからこうした限界がある。

　しかし膠原病に関連する肺線維化は，加齢とは異なる機序(例えばNSIPにおける炎症先行とも考えられる線維化においては，罹患年齢もより若年である)が考えられ，PFDなど新規薬剤は抗炎症，抗線維化の両面から効果が期待される。RCTを推進すべきである。

　こういうagingを背景とする病態にとって，「IPFのinterventionの効果は全生存期間(OS)の延長で評価されるべきである」という最近の考え方をどう理解すればいいのか？　先に述べた肝硬変の治療を想起してもらいたい。もともと肺癌に匹敵する難病である肺線維症にとって，単剤でOS延長まで期待するのは難しい。しかし併用剤とのcombinationによるOS延長は期待し得る。その際，肺線維

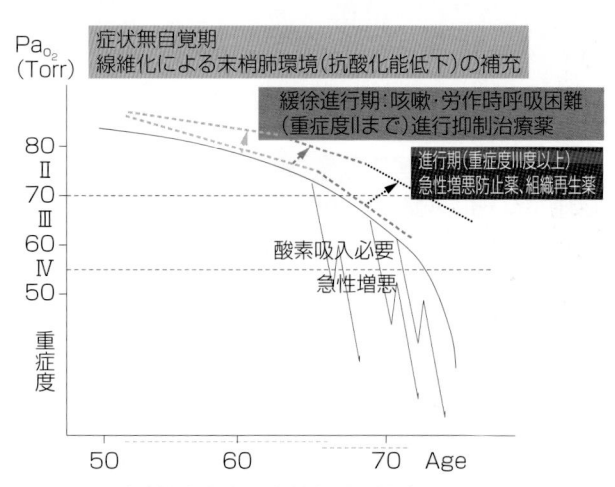

Chapter 10 臨床試験ことはじめ：肺線維症治療薬
闇夜に手探りで始めた pirfenidone 臨床開発

図 10-4　肺線維症患者の自然経過の概念図

肺線維症は aging 過程の物質論研究が必要である。その自然経過を概念化したもの（縦軸：Pa_{O_2} と重症度分類，横軸：年齢）。例えば典型的な喫煙者 IPF では 50 歳代に HRCT で軽度の線維化を下肺胸膜下に認め，年 1 回の定期経過検査を経て，60 歳代に入ると咳嗽などを自覚するようになる。この頃から病態は緩徐に進行し，NAC やピルフェニドンなどの投与が必要となる。70 歳代前後からは，免疫抑制薬が使用されるが，最近欧米では，炎症性変化の存在は否定的になった。しかし急性増悪が起こるのはこの時期からである。この図でもう一点考えるべきは，もし初期から抗線維化薬に効果があるかを検証する臨床試験を考えるなら，いかなる臨床評価を設計するかである。また緩徐進行期になると，当然肺小葉は remodeling 変化を受け，この領域の innate immune 系も変化して，pro-inflammatory の状況になるのでないか？　それを病理像で確認するなら，何を免疫染色して確認するか？　何がバイオマーカーになるだろうか？　肺小葉の remodeling は機能面のみならず，防御面の変化としても理解する必要があるだろう。

症の自然経過の理解は重要である。現在 HRCT 撮影で線維化の初期より細かく追跡が可能である。この初期段階での intervention の必要はないのか（**図 10-4**）？

一方，緩徐進行期では実際に FVC が低下し，機能し得る肺容積が減少する。それのみならず，この時期はおそらく肺小葉領域の innate immune 系に remodeling が加わることで，pro-inflammatory 病態になる。実際，KL-6, SP-D などのマーカー以外に CRP もやや動くようになる。こうした時期には本来ならば問題にならないウイ

ルス感染を機に，急性増悪が惹起され，臨床的に重篤になる．したがってこの時期は抗炎症効果を期待して免疫抑制的機能のある薬剤も肺線維症のOS延長には当然必要になるだろう(予防投与の抗菌薬は医療費の面から議論となるだろうが)．よく考えて設計されたRCTによる検証が必要である．

　現実に初期安定期からPFDを使用することは有用か？　そのための臨床試験の評価項目に何が使えるのか？　NSAIDsのような抗炎症薬として開発されたPFDの作用機序，標的分子は一体何なのか？　第Ⅲ相臨床試験も有効であったBIBF1120(Nintedanib)によるVEGFR, FGFR, PDGFR阻害の本当の標的は何なのか？　この疾患の本質がagingにあるのならば，肺胞上皮幹細胞やそのサテライト細胞など，現在はまだ十分情報がない領域のanti-agingに作用している可能性もある．例えば抗FGFR抗体など使用すればアルツハイマー病同様，病早期からの線維化抑制が可能かもしれない．

　逆にsenescenceを防ぐなら，一方で腫瘍形成も問題となる．細胞はsenescence機構で自身の癌化も防いでいるからである．

　こうした薬剤の作用機序をⅡ型肺胞上皮細胞の老化過程として研究するためには，早い段階でIPF患者からのiPS細胞を分化誘導して肺胞上皮細胞作成が可能になることを期待する．肺は数十種の細胞からなる複雑な臓器といわれている．研究する近道は患者からのiPS細胞から分化誘導を行って(iPS細胞とES細胞の差の指摘もあるが)，各系統のprecursor細胞での遺伝子発現制御や，投与物質の生理や薬理を検討することになるのではないだろうか．それは慢性呼吸器疾患解明への21世紀医学の夢である．

　2014年5月には3つの肺線維症臨床試験がNEJM誌に同時掲載され，ATS2014でも話題となった．時代は本当に変化している．

●文献
1) 貫和敏博．呼吸器疾患の70年を振り返る：日本胸部臨床とともに．第7回間質性肺炎：日本の貢献，世界への課題．日胸2011；70：733-44.
2) 貫和敏博．Ⅲ．主要疾患の歴史　5．間質性肺炎〔特集：内科100年のあゆみ(呼吸

器)〕．日内会誌 2002；31：113-9.
3) American Thoracic Society. Idiopathic pulmonary fibrosis：diagnosis and treatment. International consensus statement. American Thoracic Society(ATS), and the European Respiratory Society(ERS). Am J Respir Crit Care Med 2000；161：646-64.
4) American Thoracic Society/European Respiratory Sociery International Multidisciplinary Consensus Classification of the Idiopathic Interstitial Pneumonias. Am J Respir Crit Care Med 2002；165：277-304.
5) Raghu G, Collard HR, Egan JJ, et al.；on behalf of the ATS/ERS/JRS/ALAT Committee on Idiopathic Pulmonary Fibrosis. An official ATS/ERS/JRS/ALAT statement：idiopathic pulmonary fibrosis：evidence-based guidelines for diagnosis and management. Am J Respir Crit Care Med 2011；183：788-824.
6) Travis WD, Costabel U, Hansell DM, et al.；ATS/ERS Committee on Idiopathic Interstitial Pneumonias. An official American Thoracic Society/European Respiratory Society statement：update of the international multidisciplinary classification of the idiopathic interstitial pneumonias. Am J Respir Crit Care Med 2013；188：733-48.
7) Takahashi T. Pathology of organ structure by analysis and interpretation of images. Tokyo：Scipress, 2013.
8) ピーター D ウォード(Ward PD)．垂水雄二，訳．恐竜はなぜ鳥に進化したのか(原題：Out of Thin Air)．東京：文芸春秋社，2008.
9) Ebina M, Shibata N, Ohta H, et al. The disappearance of subpleural and interlobular lymphatics in idiopathic pulmonary fibrosis. Lymphat Res Biol 2010；8：199-207.
10) 貫和敏博．間質性肺炎：診断と治療の進歩．II．特発性間質性肺炎(肺線維症)の診断と治療の進歩．2．特発性間質性肺炎の病態および肺癌の合併．日内会誌 1994；83：739-44.
11) Sakai T, Satoh K, Matsushima K, et al. Hepatocyte growth factor in bronchoalveolar lavage fluids and cells in patients with inflammatory chest diseases of the lower respiratory tract：detection by RIA and in situ hybridization. Am J Respir Cell Mol Biol 1997；16：388-97.
12) Nakamura T, Nishizawa T, Hagiya M, et al. Molecular cloning and expression of human hepatocyte growth factor. Nature 1989；342：440-3.
13) Yaekashiwa M, Nakayama S, Ohnuma K, et al. Simultaneous or delayed administration of hepatocyte growth factor equally represses the fibrotic changes in murine lung injury induced by bleomycin. A morphologic study. Am J Respir Crit Care Med 1997；156：1937-44.
14) Watanabe M, Ebina M, Orson FM, et al. Hepatocyte growth factor gene transfer to alveolar septa for effective suppression of lung fibrosis. Mol Ther 2005；12：58-67.
15) Maemondo M, Narumi K, Saijo Y, et al. Targeting angiogenesis and HGF function using an adenoviral vector expressing the HGF antagonist NK4 for cancer therapy. Mol Ther 2002；5：177-85.
16) Seibold MA, Wise AL, Speer MC, et al. A common MUC5B promoter polymorphism and pulmonary fibrosis. N Engl J Med 2011；364：1503-12.
17) Stock CJ, Sato H, Fonseca C, et al. Mucin 5B promoter polymorphism is associated with idiopathic pulmonary fibrosis but not with development of lung fibrosis in systemic sclerosis or sarcoidosis. Thorax 2013；68：436-41.

18) Hunninghake GM, Hatabu H, Okajima Y, et al. MUC5B promoter polymorphism and interstitial lung abnormalities. N Engl J Med 2013；368：2192-200.
19) 塩野義製薬．ピレスパ®（ピルフェニドン）開発物語．Song for the Real Growth（広報誌）第4集 稀少疾患への取り組み．2011.
20) Raghu G, Johnson WC, Lockhart D, et al. Treatment of idiopathic pulmonary fibrosis with a new antifibrotic agent, pirfenidone：results of a prospective, open-label Phase Ⅱ study. Am J Respir Crit Care Med 1999；159：1061-9.
21) Gahl WA, Brantly M, Troendle J, et al. Effect of pirfenidone on the pulmonary fibrosis of Hermansky-Pudlak syndrome. Mol Genet Metab 2002；76：234-42.
22) Oku H, Shimizu T, Kawabata T, et al. Antifibrotic action of pirfenidone and prednisolone：different effects on pulmonary cytokines and growth factors in bleomycin-induced murine pulmonary fibrosis. Eur J Pharmacol 2008；590：400-8.
23) King TE Jr, Safrin S, Starko KM, et al. Analyses of efficacy end points in a controlled trial of interferon-gamma1b for idiopathic pulmonary fibrosis. Chest 2005；127：171-7.
24) 貫和敏博，阿部達也，八重柏政宏，ほか．特発性間質性肺炎の重症度分類策定と考え方．厚生省特定疾患呼吸器系疾患調査研究班平成10年度研究報告書．1999：36-41.
25) オーファンドラッグ・オーファンデバイス開発支援事業（http://www.nibio.go.jp/shinko/orphan.html）.
26) Azuma A, Nukiwa T, Tsuboi E, et al. Double-blind, placebo-controlled trial of pirfenidone in patients with idiopathic pulmonary fibrosis. Am J Respir Crit Care Med 2005；171：1040-7.
27) Raghu G, Brown KK, Bradford WZ, et al. A placebo-controlled trial of interferon gamma-1b in patients with idiopathic pulmonary fibrosis. N Engl J Med 2004；350：125-33.
28) Demedts M, Behr J, Buhl R, et al.；IFIGENIA Study Group. High-dose acetylcysteine in idiopathic pulmonary fibrosis. N Engl J Med 2005；353：2229-42.
29) UMIN臨床試験登録システム．臨床試験登録システムの現状．（http://www.umin.ac.jp/ctr/CTR_Background.htm#present）
30) Taniguchi H, Ebina M, Kondoh Y, et al.；Pirfenidone Clinical Study Group in Japan. Pirfenidone in idiopathic pulmonary fibrosis. Eur Respir J 2010；35：821-9.
31) Spagnolo P, Del Giovane C, Luppi F, et al. Non-steroid agents for idiopathic pulmonary fibrosis. Cochrane Database Syst Rev 2010；9：CD003134.
32) Behr J, Günther A, Ammenwerth W, et al. German guideline for diagnosis and management of idiopathic pulmonary fibrosis. Pneumologie 2013；67：81-111.
33) Codd V, Nelson CP, Albrecht E, et al. Identification of seven loci affecting mean telomere length and their association with disease. Nat Genet 2013；45：422-7.
34) Richeldi L, du Bois RM, Raghu G, et al.；INPULSIS Trial Investigators. Efficacy and safety of nintedanib in idiopathic pulmonary fibrosis. N Engl J Med 2014；370：2071-82.
35) King TE Jr1, Bradford WZ, Castro-Bernardini S, et al.；ASCEND Study Group. A phase 3 trial of pirfenidone in patients with idiopathic pulmonary fibrosis. N Engl J Med 2014；370：2083-92.
36) Idiopathic Pulmonary Fibrosis Clinical Research Network, Martinez FJ, de Andrade JA, Anstrom KJ, et al. Randomized trial of acetylcysteine in idiopathic pulmonary fibrosis. N Engl J Med 2014；370：2093-101.

補遺 3

気道に大量に存在する SLPI は何をしているのか？

Antiprotease（蛋白分解酵素阻害物質）機能の延長でなかった研究展開

　SLPI（secretory leukocyte protease inhibitor）という protease inhibitor は東北大学の阿部達也先生が NIH で研究していたものである[1]。

　私は NIH 時代，順天堂大学時代と疾患に関与する protease inhibitor として代表的な α1-antitrypsin（A1AT）を研究してきた。これは elastase という生体内への侵入者攻撃用の武器によって，自身の臓器が傷害されないよう制御する重要な作用がある。餌（bite）として A1AT 分子も切断されながら，ネズミ捕りのように3次元構造を変化させ，elastase に結合しこれを1対1で除く役割であることは，先に述べた[2]。

　では気道に豊富に存在する SLPI の作用は何なのか？　東北大学では現在までも続く SLPI 研究の長いプロジェクトであるが，先の連載では取り上げなかった。その理由は SLPI の生理作用が単純な蛋白分解酵素阻害物質ではないことが研究を通して明らかになり，いまだにその真の生理作用が明瞭でない点と，臨床との繋がりが不明だからである。しかし呼吸器病学にとっては重要な物質であるので，補遺として記載しておきたい。

マウス SLPI を cloning する

　東北大学に赴任して間もなくの頃，帝人の後援する研究会で SLPI に関心を持った。もう20年以上前であるが，当時の興味は A1AT に比べ，呼吸器・気道における SLPI 阻害機能の標的は何かという点である。蛋白工学の限界もあり，この研究にはマウスの SLPI を cloning する必要があることはいうまでもなく，またその先には機能解明のために knockout マウスを作成する必要がある。臨床教室の研究として少し背伸びしているが，一方で大胆な肺癌遺伝子治療を考えていた時期でもある。やはり誰もまだ cloning していないマウス SLIP 遺伝子を持つことで，次の研究展開が可能になると考えた。

　Cloning は阿部先生，富永泰之先生が，ヒトとブタの SLPI 配列の上で保存性の高い20アミノ酸残基の部分の primer を用いて，マウス cDNA library 2種より1部配列を cloning し，これをプローブにして full length mouse SLPI cDNA を

cloning した[3]。

このcDNAを使用してマウス全身での発現を見ると，肺，脾臓に強いシグナルをみるほか，小腸や副睾丸などにもシグナルを認めた。同時にSLPIの生物学的意義検討の一環として，マウス肺炎モデルを作成し，肺炎球菌感染後10時間でSLPIが約3倍に発現増加をし，こうした感染病態下で何らかの機能が考えられた。興味ある点は，文献検索していると scatter factor-inducing factor（scatter factorはHGFに同じ）としての記載があり，単なる蛋白分解酵素阻害以外の面をうかがわせた。

WAP motif：whey acidic protein four-disulfide core（WFDC）domain

ではSLPIとはどういう蛋白質か？これはA1ATとはまったく異なり，哺乳類の母乳中に多く見られる蛋白質と共通の構造をもつ。その基本は4組のdisulfide（-S-S-）結合の骨格を持つ（図10-5）。Cloning後，菊地利明先生が実際に染色体上の位置を同定すると，ヒト染色体上でマウスSLPI遺伝子領域に相当するのは第20番染色体20q12-13.1であることがわかった[4]（図10-6）。この位置はほかにもWFDCドメインを持つ遺伝子が多数存在することが後に明らかになった。ヒトではこの領域に別の蛋白分解酵素阻害物質であるelafin（PI3ともいう）が存在する。

実はマウスのelafinもcloningを試みたが結局見つからず，萩原先生は類似のWFDCドメインを持つSWAM1とSWAM2を副睾丸よりcloningした[5]。乳，あるいは精液中のこれらWFDCの役割はanticoagulationと言われているがよくわかっていない。その後，マウスの全ゲノムが読まれ，齧歯類ではelafin遺伝子が存在しないことが判明した[6]。

SLPIのもう一つの特性は，その遺伝子がWFDC domainがduplicateしているブーメラン形であることである（図10-5）。蛋白分解酵素阻害活性はそのC末側のドメイン（-Leu72-Met73-）に存在する。またN末側にはantibacterial活性が知られている。菊池先生は帝人との共同研究で，肺由来fibroblastにおいてHGF誘導活性もC末側ドメインに由来することを明らかにした[7]。こうしたSLPIの機能は，遺伝子knockoutにより各グループから報告された表現型でさらに複雑な作用であることが明らかになる。

マウスSLPIをknockoutする

Smithesらの，ES細胞を用いてhomologous recombinationすることによる遺伝子ターゲティングは，2007年ノーベル賞を受賞したが，1990年代後半には日本でもノックアウトマウスの作成は可能になっていた。しかし臨床の教室でそれはなお無理であり，いくつかの基礎研究室と共同研究することになった。しかし大学院生を基礎に送り込んでも，まずノックアウトの複雑なconstruct作成を乗り越えるのに時間を要した。

結局，堀井明教授の指導を受けて大学

補遺 ③ 気道に大量に存在する SLPI は何をしているのか？

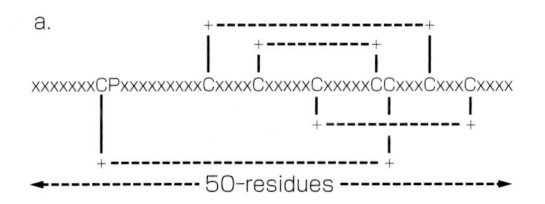

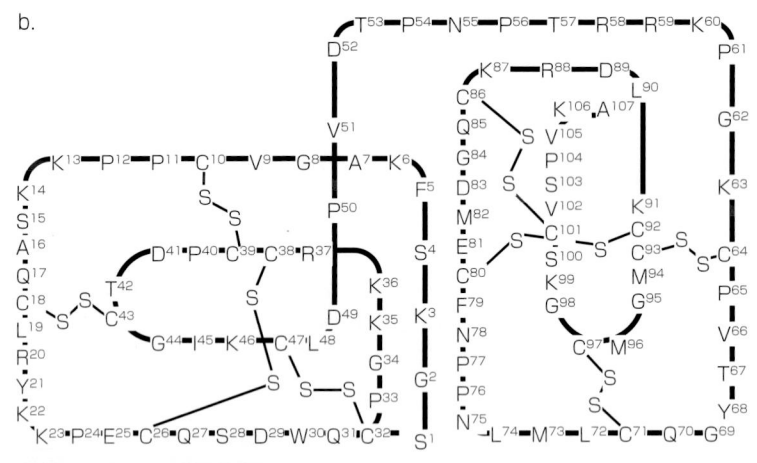

図 10-5　SLPI にみられる WFDC 構造とアミノ酸配列
a. SLPI はいくつかの遺伝子の共通構造である four disulfide core (FDC) を持つ。その基本構造を示す。b. SLPI は 103 アミノ酸からなるが，N 側，C 側に FDC が重複構造となり，ブーメラン様立体構造である。阻害活性は C 側の Leu72-Met73 の間が蛋白分解酵素で切断される。
(Nukiwa T, Suzuki T, Fukuhara T, et al. Secretory leukocyte peptidase inhibitor and lung cancer. Cancer Sci 2008；99：849-55 より引用)

院を修了した森ゆり子先生（現 Johns Hopkins 大学）がそれを成し遂げた。ノックアウトマウスの作成は加齢医学研究所遺伝子導入研究分野の高井俊行教授の研究室で，医局から出向していた中村晃先生（現金沢医科大学免疫学）を中心に，SLPI 遺伝子ノックアウトに成功した。実はこれはノックアウトに成功した三番手となったが，SLPI ノックアウトでは LPS によるショック状態に脆弱になるという antiprotease 活性とは別の側面での報告となった[8]。あまり注目されない SLPI をターゲティングする計画などないだろうと考えていたが，実は多くのグループが注目していて，重要な機能がノックアウトの表現型で次々と明らかになったのである。

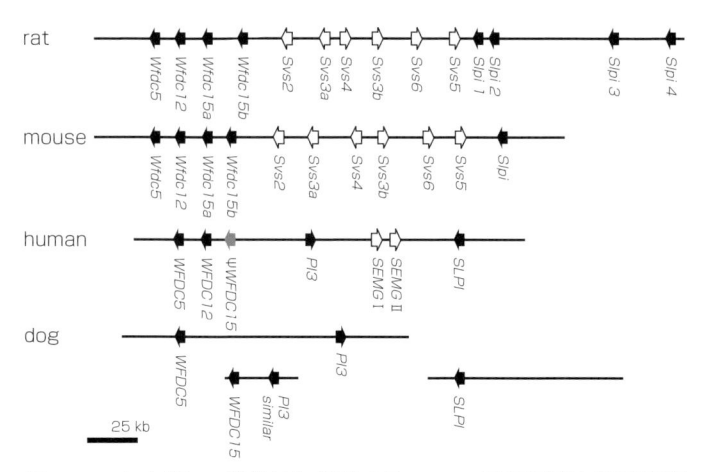

図 10-6 ヒト第 20 染色体に集簇する WFDC 遺伝子群と他哺乳類の染色体相当部の構造

SLPI はラット，マウス，イヌにも存在するが，elafin(PI3) は齧歯類には存在しない。こうみるとかなりの数の遺伝子が WFDC の duplicate 機構で新たな機能の遺伝子に分化したと予想される。こうした点も SLPI の真の機能の複雑さを推測させる。

(Clauss A, Lilja H, Lundwall A. The evolution of a genetic locus encoding small serine proteinase inhibitors. Biochem Biophys Res Commun 2005；333：383-9 より引用)

SLPI ノックアウトで明らかになった予想外の機能

予期せぬ SLPI ノックアウトの論文が top journal に報告されたのは，苦労したノックアウト作成が成功し，マウスを掛け戻ししている頃であった。焦っても時間がかかる状況であった。Ashcroft らによる報告は，SLPI ノックアウト表現型として，肺ではなく皮膚の切創治癒が，炎症反応と elastase 活性が亢進し，TGF-β1 は過剰で治癒機転が遅れるというものであった[9]。

これは蛋白分解酵素阻害として大変興味ある内容である。すなわち A1AT 欠損患者は多数存在するが，彼らには創傷治癒の異常はない。同じ elastase を阻害対象としていても防御の標的が異なる。さらに皮膚で SLIP が効果を発揮する点も興味もたれる。気道上皮は皮膚同様に外界に露呈している。防御の意義に「気道上皮の修復」があるのかもしれない。

さらに 2 年後，Zhu らは皮膚創傷治癒不良の理由として，上皮細胞の増殖活性のある proepithelin は本来は SLPI が結合して防御をされるが，SLPI ノックアウトマウスではこの分子が elastase で切断され epithelin となり，炎症を亢進すると説明された[10]（図 10-7）。これは Yeast-

補遺 ③ 気道に大量に存在する SLPI は何をしているのか？

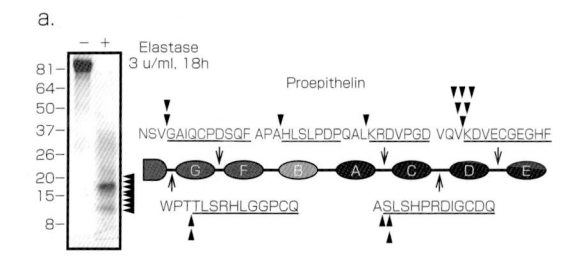

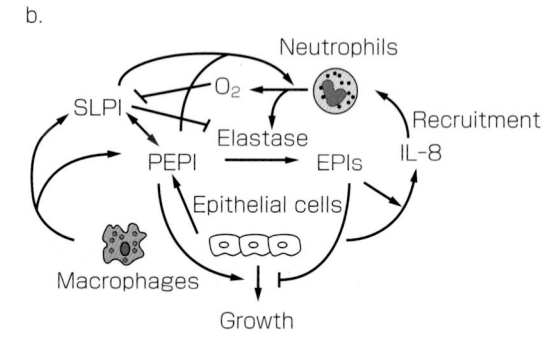

図 10-7　SLPI の創傷治癒における機能

a. Proepithelin(PEPI)は図の矢頭の 5 カ所で elastase により切断され epithelin(EPI)になる。SLPI は自身が切断されることにより elastase を阻害すると同時に，PEPI の切断部に結合して elastase による切断から保護する。b. ほかの実験も組み合わせ，SLPI が存在すると elastase による PEPI の分解を防ぎ，PEPI は上皮細胞に作用し修復や再生を促進する。SLPI が存在しないと，PEPI が切断され EPI になると，これは上皮細胞からの IL-8 産生促進，顆粒球の呼び込みに関与し，さらに elastase 分泌などにより，炎症亢進と治癒の遷延を帰結する。

(Zhu J, Nathan C, Jin W, et al. Conversion of proepithelin to epithelins : roles of SLPI and elastase in host defense and wound repair. Cell 2002 ; 111 : 867-78 より引用)

two-hybrid システムで SLPI に結合する物質として proepithelin が cloning されたことによる展開である。

すなわち分泌蛋白であるはずの SLPI を酵母細胞内で結合させるという意外な方法論であった。この方法は SLPI 結合性蛋白の同定として意義が大きく，われわれの研究室では癌研で大学院を修了した鯉沼代造先生(現東京大学)が Yeast-two-hybrid を用いて 18 種類の遺伝子を

同定しているが，proepithelin はその一つに入っている。

この頃アイルランドの研究者からSLPI は細胞内でも機能するというまったく予想外の報告が相次いだ[11]．中村先生によるわれわれの knockout 表現型の報告も，蛋白分解酵素阻害機能ではなく，LPS を介する免疫反応の抑制が機能として考えられた[8]。実際にSLPIは細胞内，さらに核内で遺伝子発現制御に関与するのだろうか？

次いで米国 Cornell 大学のグループは，扁桃腺の上皮細胞では SLPI が分泌され，それが近傍の B 細胞の核内に入り，B 細胞の免疫グロブリンの class switch を抑制すると報告している[12]。この後，これをさらに詳細に説明する実験結果は報告されていない。こうした機能の詳細な検討は SLPI 結合能を調べた Yeast-two-hybrid の相手候補を検討する必要があるが，それは残された課題となっている。

SLPI と肺癌：SLPI ノックアウトマウスの新たな表現型

もう1点 SLPI の論文で注目されるのは，悪性腫瘍で SLPI が高発現になる点である。血中 SLPI は肺癌患者で高いと報告されている。NCBI のデータベース，GSE1643, 3141 を用いて SLPI 発現を正常と比較すると，高発現である肺癌は多いが全部の肺癌で亢進しているわけではない[13]．いったい SLPI の存在は発癌やその増殖にいかなる意義を持つのか？これはわれわれの教室が炎症と肺癌を研究対象とする立場から，興味ある研究プロジェクトとなる。

タバコ煙に含まれるウレタンは20世紀半ばより肺の発癌に関与することが知られていた。この系を SLPI ノックアウトマウスに応用すると，肺発癌がどう変化するか？ 鈴木拓児先生（現 Cincinnati 大学）が実際に検討すると，SLPI ノックアウトマウスでは肺発癌は起こるものの，発癌頻度が大きく低下することが明らかになった[14]（図 10-8）。

その機序はどこにあるのか？ 菊地先生，福原達朗先生が海外から留学の Jamal Zaini 先生や Cezary Treda 君を指導し追及したが，なかなか難しい問題であった。肺癌細胞株には SLPI 高発現から低発現まで多種類存在する。SLPI 添加により増殖が亢進する細胞株も存在する。だが *in vivo* でこれら細胞を接種しても野生型と SLPI ノックアウトで差はなかった。一方細胞株の SLPI を siRNA でノックダウンするとその細胞株の増殖は抑制された[14]．SLPI が環境に存在したり，癌細胞株から分泌されると腫瘍は増殖する。

その原因としてウレタンでなぜ発癌するのかを考慮する必要がある。1つの考え方はウレタンにより炎症反応のシグナル伝達系の要，NF-κB が高発現する事実である[15]．実際に pTranslucent NF-κB reporter vector を使用して，luciferase 活性として IVIS Imaging System 100 で調べると，ウレタン投与後野生型マウスの肺でのみ NF-κB の活性化が見られる

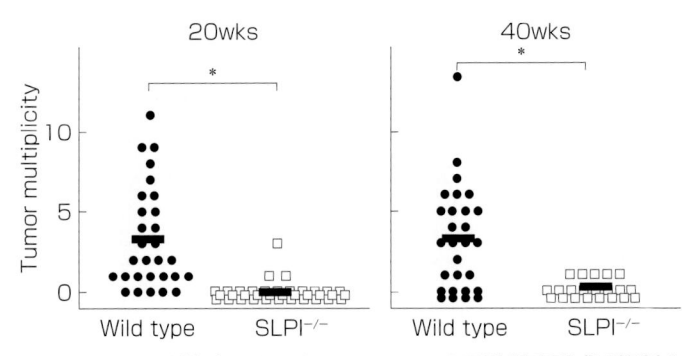

補遺 ③ 気道に大量に存在する SLPI は何をしているのか？

図10-8　SLPI が存在しないと urethane による肺腫瘍形成は抑制される

Urethane を腹腔投与（1 mg/g body wt）すると，野生型では肺腫瘍が形成される。肺の外側にみられる腫瘍数を数えると，SLPI knockout では著しく腫瘍形成が抑制される。この抑制効果は投与後20週でも40週でも変化しない。
（Jan Treda C, Fukuhara T, Suzuki T, et al. Secretory leukocyte protease inhibitor modulates urethane-induced lung carcinogenesis. Carcinogenesis 2014；35：896-904 より引用）

が，SLPI ノックアウトマウスの肺ではごくわずかの活性化であった[14]。その理由の一部は，SLPI ノックアウトマウス肺での IkBa の高発現も関与するかもしれない。

確かにウレタン投与後の SLPI ノックアウトマウス肺では，BAL 細胞を検討すると，野生型のように細胞数は増加せず，TNFa も低値である。この原因解明のため，野生型と SLPI ノックアウトマウスでのウレタン投与96時間後，2週間後での肺の遺伝子発現マイクロアレイを調べたが，NF-κB シグナルの下流の anti-apoptosis あるいは DNA repair の遺伝子群が SLPI ノックアウト群では発現低下していた。残念ながらさらなる機序の解明には至っていない。

一方，臨床応用としては抗体医療が注目される時代となっている。抗 SLPI 抗体や，抗 proepithelin 抗体を投与すると，EGFR-TKI との相乗効果が考えられる[18]。本来臨床の研究は臨床応用の成果まで結びつけたいものである。

本当に不思議な気道上皮高発現の SLPI の生理的意義

SLPI ノックアウトにより，皮膚創傷治癒遅延や，LPS に対しての炎症亢進，ウレタンによる肺発癌亢進などが明らかになった。それ以外にも SLPI は annexin II 結合[16] や，phospholipid scramblase 1, 4 との結合による HIV 感染防御[17] などが報告されている。当初の蛋白分解酵素阻害という機能からは予想もつかない展開となった（図10-9）。

この解明は現在も菊地利明先生と Arif

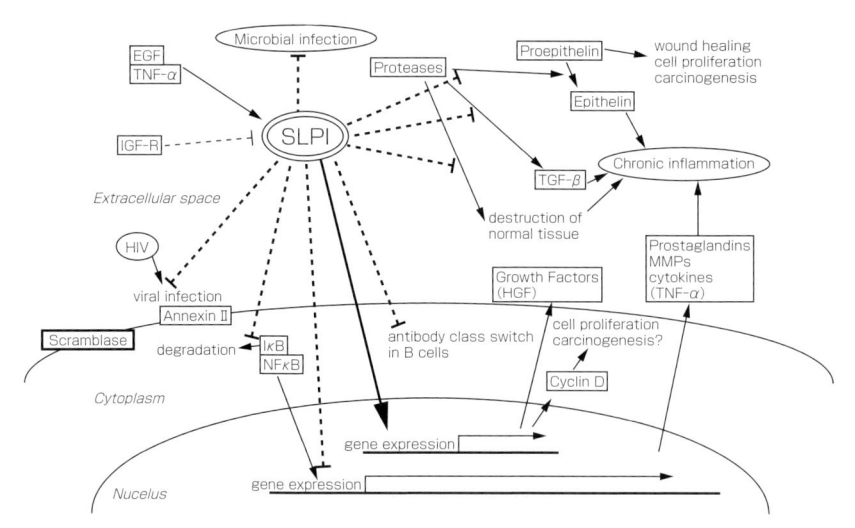

図10-9 蛋白分解酵素阻害以外の多様な SLPI の機能

SLPI は構造的には乳汁中の WFDC ドメインを持つ蛋白群と共通するが,一方,蛋白分解酵素阻害活性をもつ。図10-7 の proepithelin 保護作用にも示したように SLPI にはまだ多数の結合蛋白が存在し,阻害活性に依存する抗炎症作用以外に,感染防御,また膜蛋白を介しての HIV 感染防御などが知られている。加えて,核内に入って NF-κB や AID 機能抑制など,阻害活性非依存性の機能も報告されている。後者に関しては非常に興味惹かれるが,その正確な細胞内移行や核内移行などは解明されておらず,今後の課題である。
(Nukiwa T, Suzuki T, Fukuhara T, et al. Secretory leukocyte peptidase inhibitor and lung cancer. Cancer Sci 2008;99:849-55 より引用)

Santoso 先生により検討されている。気道上皮細胞はナフタレンを投与すると脱落する。しばらくすると気道上皮は再生していくが,このとき SLPI が高発現することが明らかになった。SLPI ノックアウトではかえってナフタレンのダメージが少ない。ここにおける SLPI 作用は一体何なのか? 皮膚での作用同様,気道上皮細胞修復への関与を考えるのが普通だろう。しかし一方において,SLPI は細胞内に取り込まれ,さらに核内に入って NF-κB による遺伝子発現の制御や,免疫グロブリンの class switch にも関与するといった,細胞内・核内機能まで考えるならば,この不思議な物質への興味はますます強くなる。人生において人との出会いの縁は大きな意味を持つが,研究対象とした物質との縁も,こうして考えると実に深いものがある。

●文献
1) Abe T, Kobayashi N, Yoshimura K, et al. Expression of the secretory leukoprotease inhibitor gene in epithelial cells. J Clin Invest 1991;87:2207-15.

2) 貫和敏博. バイリンガル呼吸器科医育成へ の試行錯誤：日本の A1AT 欠損 Siiyama 同 定. 日胸 2013；72：284-92.
3) Abe T, Tominaga Y, Kikuchi T, et al. Bacterial pneumonia causes augmented expression of the secretory leukoprotease inhibitor gene in the murine lung. Am J Respir Crit Care Med 1997；156：1235-40.
4) Kikuchi T, Abe T, Hoshi S, et al. Structure of the murine secretory leukoprotease inhibitor (Slpi) gene and chromosomal localization of the human and murine SLPI genes. Am J Respir Cell Mol Biol 1998；19：875-80.
5) Hagiwara K, Kikuchi T, Endo Y, et al. Mouse SWAM1 and SWAM2 are antibacterial proteins composed of a single whey acidic protein motif. J Immunol 2003；170：1973-9.
6) Clauss A, Lilja H, Lundwall A. The evolution of a genetic locus encoding small serine proteinase inhibitors. Biochem Biophys Res Commun 2005；333：383-9.
7) Kikuchi T, Abe T, Yaekashiwa M, et al. Secretory leukoprotease inhibitor augments hepatocyte growth factor production in human lung fibroblasts. Am J Respir Cell Mol Biol 2000；23：364-70.
8) Nakamura A, Mori Y, Hagiwara K, et al. Increased susceptibility to LPS-induced endotoxin shock in secretory leukoprotease inhibitor (SLPI)-deficient mice. J Exp Med 2003；197：669-74.
9) Ashcroft GS, Lei K, Jin W, et al. Secretory leukocyte protease inhibitor mediates non-redundant functions necessary for normal wound healing. Nat Med 2000；6：1147-53.
10) Zhu J, Nathan C, Jin W, et al. Conversion of proepithelin to epithelins : roles of SLPI and elastase in host defense and wound repair. Cell 2002；111：867-78.
11) Taggart CC, Cryan SA, Weldon S, et al. Secretory leucoprotease inhibitor binds to NF-kappaB binding sites in monocytes and inhibits p65 binding. J Exp Med 2005；202：1659-68.
12) Xu W, He B, Chiu A, et al. Epithelial cells trigger frontline immunoglobulin class switching through a pathway regulated by the inhibitor SLPI. Nat Immunol 2007；8：294-303.
13) Nukiwa T, Suzuki T, Fukuhara T, et al. Secretory leukocyte peptidase inhibitor and lung cancer. Cancer Sci 2008；99：849-55.
14) Jan Treda C, Fukuhara T, Suzuki T, et al. Secretory leukocyte protease inhibitor modulates urethane-induced lung carcinogenesis. Carcinogenesis 2014；35：896-904.
15) Stathopoulos GT, Sherrill TP, Cheng DS, et al. Epithelial NF-kappaB activation promotes urethane-induced lung carcinogenesis. Proc Natl Acad Sci U S A 2007；104：18514-9.
16) Ma G, Greenwell-Wild T, Lei K, et al. Secretory leukocyte protease inhibitor binds to annexin II, a cofactor for macrophage HIV-1 infection. J Exp Med 2004；200：1337-46.
17) Py B, Basmaciogullari S, Bouchet J, et al. The phospholipid scramblases 1 and 4 are cellular receptors for the secretory leukocyte protease inhibitor and interact with CD4 at the plasma membrane. PLoS One 2009；4：e5006.
18) Akbay EA1, Koyama S, Carretero J, et al. Activation of the PD-1 pathway contributes to immune escape in EGFR-driven lung tumors. Cancer Discov 2013；3：1355-63.

Chapter 11

まだまだ足りない！
基礎生物学新規情報への餓え
自分の臨床は本当に正しいのか？
1) Genome 研究の次の展開

「ただしい治療・あやしい治療」

　自治医科大学で呼吸器内科医として研鑽中の1980年，職員食堂の隣にあった書店でとんでもないタイトルの本を購入した。講談社ブルーバックスの砂原茂一先生の著書である[1]。副題は「紅茶キノコからガンワクチンまで」となっている。

　30年以上経た現在でも，同じタイトルで現代医学を論じることができそうである。呼吸器に疎かった私でも，砂原先生が結核の研究者で，国立療養所東京病院院長を務められたことは知っていた。また時代は丸山ワクチンをめぐって，国会でも論議されていた。

　この本を通読して，「石油を飲め！」で始まる結核の民間療法の話のなかに，某一覧表には260件あるとして引用してある（図11-1）。ストレプトマイシンが使用されるまで，いかに切羽詰まった焦燥感の中に患者が置かれていたか，啞然とする。しかし，こうした昔の民間療法ばかりでなく，現在でも自分がEBMに従って実施している診療は果たして正しい治療なのか，と考え込む医師は多いのではないか。

　この時期，サリドマイド薬副作用という重い事件を経て，前向き，ランダム化，プラセボ対照，二重盲検試験により推計学的有意性が薬剤の承認に要求されるように移行していった。砂原先生は最後の章の中で，1947年，ストレプトマイシンの臨床試験を設計したHill ABの業績[2]を取り上げている。1882年のKochによる結核菌の発見は，1888年のツベルクリンに続いたが，真の有効薬ははるか後の，

181

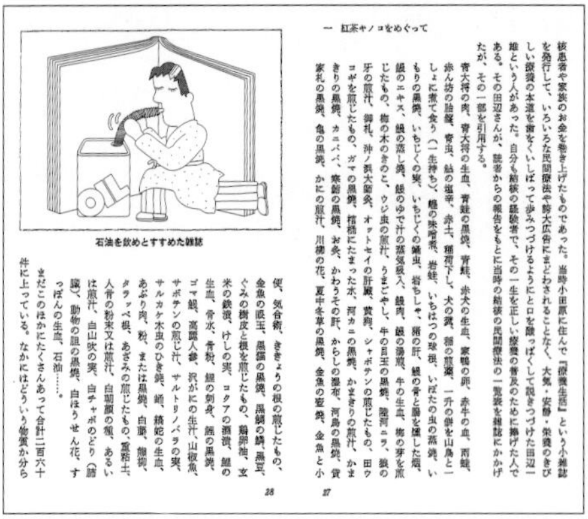

一　紅茶キノコをめぐって

核患者や家族のお金を巻き上げたものであった。当時小田原に住んで『療養生活』という小雑誌を発行して、いろいろな民間療法や誇大広告にまどわされることなく、大気・安静・栄養のきびしい療養の本道を歯をくいしばって歩みつづけるようにと口を酸っぱくして説きつづけた田辺一雄という人があった。自分も結核の経験者で、その一生を正しい療養の普及のために捧げた人である。その田辺さんが、読者からの報告をもとに当時の結核の民間療法の一覧表を雑誌にかかげたが、その一部を引用する。

青大将の肉、青大将の生血、青蛙の黒焼、青蛙、赤犬の生血、家鴨の卵、赤牛の血、雨蛙、赤ん坊の胎盤、青虫、鮎の塩辛、赤土、稲荷下し、犬の糞、猪の煎薬、一升の餅を山鳥と一しょに煮て食う（一生持ち）、雉の味噌煮、岩蛙、いちはつの球根、いぼたの虫の蒸焼、いもりの黒焼、いちじくの実、いちじくの蛹虫、岩ちしゃ、猪の肝、鰻の骨と腸を燻した烟、鰻のエキス、鰻の蒸し焼、鰻のゆで汁の蒸気吸入、鰻肉、鰻の湯煎、牛の生血、梅の芽を煎じたもの、梅の木のきのこ、ウジ虫の煎汁、うまごやし、牛の目玉の黒焼、陸河ニラ、狼の牙の煎汁、御札、沖ノ浜大蛇灸、オットセイの肝臓、黄狗、シャボテンの煎じたもの、田ウコギを煎じたもの、ガマの黒焼、棺桶にたまった水、河カニの黒焼、かまきりの煎汁、かまきりの黒焼、カニババ、蝸蛸の黒焼、お灸、かわうその肝、からしの湿布、河鳥の黒焼、貨家札の黒焼、亀の黒焼、かにの煎汁、川柳の花、夏中冬草の黒焼、金魚の蛮焼、金魚と小便、気合術、ききょうの根の煎じたもの、金魚の眼玉、黒猫の黒焼、黒鯛の鱗、黒豆、ぐみの樹皮と根を煎じたもの、鶏卵油、玄米の鉄漬、けしの実、コクアの酒漬、鯉の生血、骨水、骨粉、鯉の刺身、鯛の黒焼、ゴマ鯖、高麗人参、沢がにの生汁、山椒魚、サボテンの煎じ汁、サルトリノバラの実、サルカケ木虫のひき焼、蛸、縞蛇の生血、あぶり肉、粉、または黒焼、白鷺、翻柳、タラッペ根、あざみの煎じたもの、蓋粘土、人骨の粉末又は煎汁、白朝顔の種、あるいは煎汁、白山吹の実、白チャボのどり（脂臓）、動物の胆の黒焼、白ほうせん花、すっぽんの生血、石油……。

まだこのほかにたくさんあって合計二百六十件に上っている。なかにはどういう物質か分ら

石油を飲めとすすめた雑誌

27　28

砂原茂一著「ただしい治療あやしい治療」(講談社 Blue Backs B415)[1] より。文中に小田原在の田辺氏の掲げた一覧表で，元々の文献には 260 種あったと記されている。現在の医師はこうした事情は想像もできないだろう。しかし現在の医療も「本当に正しいのか？」と言う自省がないと，次への道は開かれない。

図 11-1　結核の民間療法の一覧表

1943 年のストレプトマイシン発見，そして現在に通じる推計学手法で実効性の証明に続いた。

本書を 30 年以上経て読み返すと，その後の医学情報の爆発的な拡大が現代医療をどう変化させるのか，限りない興味を持つ。しかし，現場の情報はまだまだ不十分である。正しい治療に至るためには，基礎生物学の新規情報に貪欲である必要がある。

いったい新しい情報はどの方向にあるのか？　本章では，少しこの点を考えたい。大学退職教授が論ずべき内容ではないが，幸い昨今，名誉教授には電子ジャーナル閲覧許可が出る。名誉ばかりと思っていたら，実際的にもありがたい配慮である。仕事が直接的現場を離れてクールダウンするまでのもうしばらくの期間を，団塊世代に与えられた「脳トレ」の機会としたい。以下に述べる内容は，電子ジャーナル図書館から入手したものである。

The beginning of the end of the beginning in cancer genome

これは NEJM 2013 年 5 月号に出た，AML (Acute myeloid leukemia) 200 例 (50 例は全ゲノム解析，150 例は全 exome 解析) の RNA

を含むエピゲノムの全情報の論文に対する，Editorial のタイトルである[3]。一見ふざけたタイトルと見えるが，これがわれわれの知識の現状であることをよく象徴している。

日本胸部臨床連載で取り上げた「Molecular biology から呼吸器臨床を考える」は，師匠との出会いから呼吸器病学を始めた異端の学徒が，呼吸器病学を眺めると，ほとんど物質論がないという点から始まった。しかし 1980 年代後半留学した頃から，molecular biology と臨床は多少結びついてきた。

東北大学に赴任した頃 Human Genome Project は始まり，いわゆる「スッピン」情報としてのヒトゲノム核酸配列情報は，10 年を経ず粗解読された。その情報を基礎に次の展開として，SNP microarray による表現型(病気も含む)と関連遺伝子座の連鎖不平衡による推計学的同定(最近ではこの GWAS は少し反省期に入っている[4])，ENCODE(The Encyclopedia of DNA Elements)計画による DNA 修飾の epi-genome 情報解析へと進んでいる。

上記 Editorial の著者によると，来年 TCGA(The Cancer Genome Atlas)計画による 8 年間 1 万症例の cancer genome が公表されるが，その費用はたかだか最新鋭戦闘機 F22 Raptor stealth fighter の 3 機分であると述べている。日本でも同額以上の研究費が出ているプロジェクトがあるが，アウトカム評価はどうだろうか？

「スッピン」情報としての全ゲノム塩基配列解読

私自身が習い始めた酵素学は，今となれば家内工業的研究形態である。しかし 3×10^9 個の全ゲノム塩基配列を解読するとなると，もう PC やインターネットアクセスによる大型スパコンまで含む共同作業(いわゆるビッグ・データのはじまり)となる。

Craig Ventor らは 1990 年代後半，この点の専門家もグループに入れて 100 bp 程度の部分配列を無数に読んで，これらを正しく全ゲノムの連続塩基配列を組み立てる assembly software に成功した[5]。

Chapter 11 まだまだ足りない！ 基礎生物学新規情報への餓え
自分の臨床は本当に正しいのか？ 1) Genome 研究の次の展開

　ヒトゲノム計画の終了と並行して，次のプロジェクトとしてまず始まったのが，SNP microarray による疾患関連染色体座同定の GWAS（Genome-wide association study）である．これによる結果の真の意味づけは，①ゲノム検体として集めた個人の表現型（臨床病態の詳細）精度がいかに吟味されているかという基本的臨床情報と，②次に述べる ENCODE 研究による情報（「スッピン」に対して「化粧をした顔」と言うべき情報）の完備，を待つ必要がある．

　技術論として大きいのは microarray である．ほぼ 3 cm 四方の中に電子集積回路同様に，10^6 前後の oligonucleotide 情報を判別できるようになり，また発現 microarray 以外に，SNP, tiling, CNV（copy number variation），miRNA など必要な応用もどんどん拡大してきた．1990 年代後半，普通のスライドグラスに oligonucleotide を張り付けるという家内工業的方法論で始まったときは，私自身はデータの信頼度に疑問を持った．それが短期間に工業化され，信頼ある商品化に成功した．

　臨床の場にいて研究のどの部分に関与するのかは，根幹となる精度の高い臨床検体の収集が第一作業で，検体は信頼ある検査会社に委託し研究費を支払い，その結果を受け取って各種開発されているソフトで色々な解析を行うことになる．すなわち臨床医に必要なものは，信頼度の高い臨床診断による検体収集と，実際の wet lab はアウトソーシングして，電子データで戻ってくる情報の bioinformatics である．

　当然のことながら，全ゲノム情報は将来的には個人の重要な情報として安価に提供する必要がある．研究所群である米国 NIH の中でも，今後の中心となりつつある NHGRI では，2004 年 "$1000/genome" 計画を立ち上げた．驚くべきはこの研究費に応募した技術も含め，pyrosequencing 法，massive pararell sequencing 法，そして sequencing そのものを microarray size の基盤の穴の中で行う Ion Torrent sequencing 法[6]（**Column-12**）など非常に巧妙な化学工業的技術と，その microarray 情報読み取り，PC 処理への連結などで，短期間に技術革新が進行し，現在 10^6bp/\$1, \$3000/genome の

> **Column-12　Ion Torrent の non-optical genome sequencing[6]**
>
> 個人ゲノムが時間の問題で日常的に読まれる時代が来るという予測から，次世代塩基配列決定法（NGS：next generation sequencing）に研究投資する $1000/genome project が進んだ．多様な方法が考案されている．ここに紹介するのは DNA 鎖の伸長を電子工学の CMOS chip の well 内で実行し，DNA 合成時の H^+ イオンを well 底の transistor sensor で捕捉するものである．本論文（Rothberg JM, et al. An integrated semiconductor device enabling non-optical genome sequencing. Nature 2011；475：348-52）は PubMed で Nature Publishing に入ると open で自由に閲覧可能である．
>
> 本論文の図 1，2，3 などを開いて参照．
> ・図 1　well の模式図と縦断面構造．
> ・図 2　実際の wafer における多数の well と，それを組み込んだ microchip の構造．
> ・図 3　50×50 の ion chip からの化学反応情報が写真では白色で示してある．その右には実際の H^+ イオンの強度の経過グラフ（約 4 秒）が示されている．反応は 4 種の核酸を順に流すので，例えば「T」が取り込まれると 1 の強度で信号が示される．右端の図では TCAGAATCACG……と配列が読まれる．
>
> 実際には平均 200 bp の長さが読まれ，ヒトゲノムで解明された既知の配列と align されてゆく．
>
> Sanger 法で G，A，T，C 各塩基別の反応を行い，polyacrylamide gel に流して ^{32}P を感光して塩基配列を読み取っていた 30 年前に比べ，隔世の感があるとはこのことだろう．

経済性が現実になっている（表 11-1）．

こうした経過を見ていて，つくづくと，日本のエレクトロニクス工学はなぜバイオサイエンスに興味を持たないのかと不思議に思う．分子標的薬，有効抗体治療薬などの治療面，そして SNP microarray から sequencing 技術まで，日本はこうした産業化に遅れ，また社会高齢化をも反映して，しばらくは医療関連費の輸入超過の状況が続く．しかし，かつての SONY にしても Honda にしても，圧倒的な米国技術の中で，国の行政に頼ることなく伸びた例もある．10 年以内の日本のバイオ産業の立ち上がりを切に希望する．

Chapter 11 まだまだ足りない！ 基礎生物学新規情報への餓え
自分の臨床は本当に正しいのか？ 1）Genome 研究の次の展開

表 11-1 各種 NGS 塩基配列決定法の比較

Method	Single-molecule real-time sequencing (Pacific Bio)	Ion semiconductor (Ion Torrent sequencing)	Pyrose-quencing (454)	Sequencing by synthesis (Illumina)	Sequencing by ligation (SOLiD sequencing)	Chain termination (Sanger sequencing)
Read length	2900 bp average	200 bp	700 bp	50 to 250 bp	50+35 or 50+50 bp	400 to 900 bp
Accuracy	87% (read length mode), 99% (accuracy mode)	98%	99.9%	98%	99.9%	99.9%
Reads per run	35-75 thousand	up to 5 million	1 million	up to 3 billion	1.2 to 1.4 billion	N/A
Time per run	30 minutes to 2 hours	2 hours	24 hours	1 to 10 days, depending up on sequencer and specified read length	1 to 2 weeks	20 minutes to 3 hours
Cost per 1 million bases (in US $)	$2	$1	$10	$0.05 to $0.15	$0.13	$2400
Advantages	Longest read length. Fast. Detects 4mC, 5mC, 6 mA.	Less expensive equipment. Fast.	Long read size. Fast.	Potential for high sequence yield, depending up on sequencer model and desired application.	Low cost per base.	Long individual reads. Useful for many applications.
Disadvantages	Low yield at high accuracy. Equipment can be very expensive.	Homopolymer errors.	Runs are expensive. Homopolymer errors.	Equipment can be very expensive.	Slower than other methods.	More expensive and impractical for larger sequencing projects.

右端の Sanger 法に比べて，NGS 法では短時間にかつ廉価で塩基配列が読まれる．個人ゲノムの解読が目前であることが理解できる．方法論上の弱点や，技術的課題はなお残るものの，大きな流れが臨床に押し寄せている(Wikipedia 英語版；DNA sequencing より)．

細胞核という未知なる複雑構造と巨大な機能

　世の中，見えるものには注目が集まる．派手な活躍はすぐニュースになるが，実際にはその数倍の人達が活躍を支えている．普通そこに光は当たらない．20 世紀の後半，目に見える星や星雲の立体構造を調べていくと，星雲群は実は偏在して存在することが判明し

た．何も見えない空間は，質量を考えると暗黒物質や暗黒エネルギーの存在を仮定せざるを得なくなっているが，その実態はまったくわからないという．何か哲学的な宇宙論であるが，同じことがゲノム研究にも当てはまる．

3×10^9のゲノムを構成する核酸塩基配列の中で，蛋白質（20,687種）をコードする部分は，わずか1％である．残りの99％は，ついこの間まではjunk（ガラクタ）DNAと呼ばれていた．実はjunkでなく，その意義を知る方法がなかっただけである．これが「スッピン」のDNA配列が判明して後，2000年代に各種の解析方法が開発された．

われわれがイメージとして理解する細胞内構造の「マンガ」の実態は，細胞質はorganellaとあふれる蛋白によってジャングルのような状況であると思われる．

その中でも核膜の中は$22\times2+x, y$の染色体群としてわかれてはいるが，これらは活発に離合・集散をして必要な情報はRNAに転写され，それは核外に運ばれて蛋白を合成する．遺伝子情報発現とその制御のすべてがここにある．その制御の結果としての個体形成，臓器分化など基本的な実際はまだまだ今後の課題である．しかもこの構造は少なくとも30億年前後の地球上生命の進化の時間を包含する存在でもある．

これをどう研究していくのか？　ヒトゲノム読了前後の2003年にNHGRIが開始した大胆なENCODE projectは，2007年に全ゲノムの1％に相当する制御情報がプロトタイプとして報告され[7]，2012年にはヒトゲノム構造の80％が何らかの機能を持つと30報以上の論文で報告された[8]．この内容をここで説明はできないが，解説論文中にある図を引用して何の情報が研究集積されているかを理解してもらえば十分だろう[9)10)]（**Column-13**）．残念ながら「ENCODE」で検索しても，その発表後ほぼ1年になるのに，一般への解説書は英文でも和文でもウェブ検索では見つからない．いわゆるdigital divideと同じ状況がバイオ領域でも起こるのでないかと案じられる．

こうした情報はChIP（chromatin immunoprecipitation）法により

Chapter 11 まだまだ足りない！　基礎生物学新規情報への餓え
自分の臨床は本当に正しいのか？　1) Genome 研究の次の展開

> **Column-13**　ENCODE project が明らかにした核酸修飾，核因子結合，RNA transcript などの諸情報[8)10)]
>
> 　ENCODE project とは，ヒトゲノムの中でまず明らかになったアミノ酸をコードする遺伝子部分以外に，いかなる機能があるのかを，国際協力プロジェクトとして解明したものである．こうしたプロジェクトの全体像を理解するには，論文1〔ENCODE Project Consortium. A user`s guide to the encyclopedia of DNA elements（ENCODE）. PLoS Biol 2011；9：e1001046〕の図を．その具体的な解明の図は論文2〔ENCODE Project Consortium, Dunham I, Kundaje A, et al. An integrated encyclopedia of DNA elements in the human genome. Nature 2012；489：57-74〕を参照のこと．論文1は PLoS Biol であるので free full text であり，論文2は PubMed 経由で Nature Publishing に入れば open であり，閲覧できる．
> 　論文1　図：ゲノム構造の解明のため，ENCODE project で用いられた各種方法（5c，DNase-seq，RNA-seq，○囲み参照）とそれによるゲノム構造の解明（破線矢印）[10)]．
> ・実際にゲノムに接着して機能している各種核蛋白質を chromosome conformation capture（3c 法）や免疫沈降法を組み合わせ，これら各蛋白が結合していたもとの DNA 配列を同時に読む方法．
> ・enhancer などの遠く離れた染色体部位，promoter などの cis-regulatory elements の位置などが同定された．
> 　論文2　図5a：リンパ芽球様細胞株 GM 12878 における第22染色体での実際の ENCODE 情報[8)]．
> ・最上段には遺伝子のエクソン構造，その少し下には染色体が転写のために解れている領域（したがって DNase が結合できる）など，実際の遺伝子の translation 開始の情報が示されている．
> ・その下には染色体の糸巻構造であるヒストン蛋白質 H3 の tail を構成するアミノ酸の第4，9，27，36残基などの情報（これを histone code という）が並ぶ．
> ・H3K4me3，H3K9me3 はその遺伝子が実際に GM12878 で transcription されていることを示す．H3K27me3 は polycomb 複合体が関与する repressive 領域，H3K36me3 は転写されている全部分を示す．
> 　これらの情報は2003年全ゲノム塩基配列決定後計画され，2007年には全体の1％，2012年には全体の80％が終了した．こうした情報は当然，腫瘍細胞系でどう変化しているか興味が持たれる．

　DNA の methylation や histone のメチル化，アセチル化などの修飾状況や，実際に DNA に結合し機能している蛋白を中心に，近傍の DNA 配列を読み取るという技術で，例えばヒトのリンパ芽球様細胞株である GB 12878 に関して，網羅的に全染色体ゲノム上で何が起こっているのかがデータベース化してある（**Column-13**）[8)]．今回

> **Column-14** 3c(chromosome conformation capture)法とその変法における遠隔位置染色体の塩基配列同定法[11]
>
> ENCODE projectにおいて染色体の修飾や,その遠隔位置(enhancerやrepressorとしての関与)や近傍位置(promoterなど)の関与とその部分の塩基配列を同定するための方法論が1つにまとめられている。本論文(Sajan SA, Hawkins RD. Methods for identifying higher-order chromatin structure. Annu Rev Genomics Hum Genet 2012;13:59-82)はGoogle ScholarでPDFが見つかる。
> 本論文の図3を参照。
> ・最上段には実際の染色体で核因子などの蛋白が結合し,遠隔や近傍のDNA配列が複雑に絡み合う図が示してある。
> ・これを4塩基認識の制限酵素で切断したものがその下の図である。
> ・ここから先は
>   3c, 5c(chromosome conformation capture carbon copy),
>   4c(i)(circular chromosome conformation capture),
>   4c(ii)(chromosome conformation capture on chip),
>   6c(combined chromosome conformation capture ChIP cloning)
> などの流れが縦に仕切られて示されている。絵解きで理解できる。
> ・ChIP(chromatin immunoprecipitation:染色体免疫沈降法)とは核因子などの抗体を使用し,沈降反応で分けることにより,その関連部分染色体配列を解読できる。
> いずれの方法も最終的にはNGSなどの高速塩基配列決定で,関連配列を読み,それが染色体上のどこに相当するかを同定することになる。ヒトゲノム読了後の技術進歩の集積によるデータであることが端的に示されている。

の報告では147種の各種臓器由来の細胞株を解析したデータが集積されている。

実際には,転写開始部近傍のDNA塩基配列を高速に読み,コンピュータ解析でもとになる「スッピンDNA」配列と比べ,その位置を同定することになる(chromosome conformation capture:3C法を基本として,4C,5C,6C法など呼ばれる技法がある)(**Column-14**)[11]。これらの新規方法論のおかげで2003年に終了したヒトゲノム計画に続き,その後の10年で実際の機能を示すゲノム情報の全貌が明らかになってきている。しかしここまでは,もちろん時間と莫大な労力は必要ながら,当初から予想されたことでもある。

われわれにとって予想外といえる重要なことは,ガラクタ(junk)と言われた蛋白質をコードしないゲノムの部分が,実際にはRNA

Chapter 11 まだまだ足りない！ 基礎生物学新規情報への餓え
自分の臨床は本当に正しいのか？ 1）Genome 研究の次の展開

Column-15　lnc RNA の ENCODE project における同定とその機能予測[12]

Long non-coding RNA の機能解析は，今後 10 年，蛋白質との interaction が非常に重要な分野になると予想される。
本論文（Rinn JL, Chang HY. Genome regulation by long noncoding RNAs. Annu Rev Biochem 2012；81：145-66）は PubMed で検索すると，free text links であるので，論文を開く。
図 2，3，4 を参照。
・図 3 左部にはゲノム上で転写される部分の標識となる H3K4me3（histone H3 tail の第 4 リジン残基の trimethyl 化）は転写開始。
H3K36me3（同様に histone code）は転写領域全体を，CADE-seq は mRNA でも知られている 5' 端の capping 関連構造を，3P-seq は polyadenylation という RNA fragment の 3' 端に特異な構造を，RNA-seq はこれによる long non-coding RNA 全体を示す。
・図 3 左部は lnc RNA 同定への流れを示す。
・図 2 はゲノム構造内での，蛋白コード部分と lnc RNA のゲノム上の位置関係を示す。
Anti-sense 領域として重複しているもの，イントロ部分に存在したり，2 つの遺伝子間に存在したり，いろいろな場合がある。
・図 4 は，こうした lnc RNA の機能として 4 つ挙げてある。
核因子蛋白に対するデコイ，いくつかの核蛋白が集まるための足場，さらにそれによる染色体上の各種蛋白質の近接への補助，また enhancer など遠隔部位に関しても近接効果の足場となる。
など考えられている。

に転写され，機能を持つらしいことが現在判明しつつある点である。これはやはり高速に塩基配列を決定できる技術進歩が背景にあるが，transcriptome という核内に多様に存在する RNA 配列を高速 sequencing で次々に解読して明らかになったものである。

その結果，全ゲノムの 1％程度である蛋白質コード遺伝子 20,687 種に対し，18,400 種の RNA 遺伝子〔8,800 種の small RNA＋9,600 種の long non-coding RNA（lncRNA）〕の存在が明らかになった（Column-15）[12]。RNA は例えば ribosome に含まれたり，transfer RNA（tRNA），messenger RNA（mRNA）など生命現象の根幹機能に絡むとともに，ribozyme と呼ばれる機能面の役割も明らかになった。

「RNA world」という言葉は，1990 年代から存在していた。ヒトゲノム解読による塩基配列情報をもとに，最近 10 年間では，この RNA world の実際的な重要度が大きく解明されてきている（Col-

> **Column-16** RNAが関与する生物学事象の発見の経緯[12]
>
> Column-15と同じ論文の図1を参照。
> 1948年のribosome構造
> 1961年のmRNA発見
> 1980年代のribozymeといわれる反応触媒作用
> 1990年以降はこれ以外の多様なRNAが発見されている。
> 2000年以降全ゲノム解読とNGS法により,実際には染色体上の広範囲が転写されていて18,400種のRNA遺伝子が見つかり,その機能解析が急速に進んでいる。
> 遺伝子情報としてDNAが注目された時代から,より古いRNA world時代の真相が,こうしたENCODEを含め全ゲノム解析で次々明らかになるのは本当に興味深い。

umn-16)。これらのうち,遺伝子silencingの役割,ゲノムの情報感染防御における役割,さらには今後研究が飛躍的に進むと予想される臓器分化機構においても,microRNA(miRNA),long non-coding RNA(lncRNA)は重要な役割を担っていると考えられる[13]。

こうした意味で,核膜の内部空間こそ「RNA world」の本体で,未知の地球上生命進化の痕跡が明らかになるのみならず,臨床医学上も,今後10年間,最も応用が期待される情報源となるのではなかろうか。

静的マンガの動的可視化
細胞内シグナル伝達の実態と個体レベルでの細胞 trafficking

本書の最初に,molecularな理念の理解補助となるschema,あるいはマンガの話をした。われわれの脳構造上,そうした理解は仕方ない面もあり,それゆえ目に見えないchemistry研究も進歩する。しかしマンガは真実ではない。作り事のマンガが思考誤誘導を惹起することもある。

例えば細胞内シグナル伝達である。呼吸器科医にも多少親しみの生まれたEGF受容体は,マンガでは細胞表面に存在して,膜貫通部分があり,ligandが結合すると2量体形成や細胞内ドメインのリ

Chapter 11 まだまだ足りない！ 基礎生物学新規情報への餓え
自分の臨床は本当に正しいのか？ 1）Genome 研究の次の展開

ン酸化酵素部で，EGFR 自身や，近傍蛋白のリン酸化がなされ，細胞内シグナルが伝わる。

しかし細胞膜受容体は実際には internalize して，自身も細胞質内を漂いつつシグナルが伝わるはずである。むしろシグナルの全伝達量のかなりの部分は，この内在化後の機構が担当しているかもしれない。これを明らかにするためにはシグナル伝達機構の可視化が必要である。

呼吸器にも関連する $β_2$-stimulant がいわゆる GPCR（G-protein-coupled receptor）である $β_2$-AR（adrenoreceptor）に結合し，そのシグナルがどう伝達するかが，1 つのモデルシステムとして報告されている[14]。

このシグナル可視化の基礎には GFP（green fluorescent protein）の cyan や yellow variant，またそれを用いての FRET（fluorescent resonance energy transfer）などの技術的進歩，さらには nanobody（single-domain antibody，12～15 kDa）による抗活性型 $β_2$-AR 抗体（ligand がついた状態の GPCR を認識できる抗体）などの新しい展開がある。その結果，ligand である $β_2$-stimulant が結合した $β_2$-AR は細胞膜で GDP/GTP の入れ替えの後，adenylate cyclase による cAMP 産生により細胞内シグナルが伝わる。

それ以外に β-arrestin/clathrin により internalize され endosome を形成して同様に，しかも全シグナル量としてはより強くシグナル伝達していることが示された（**Column-17**）。すなわち膜受容体によるシグナル伝播に膜受容体の内在化が大きな意義を持つことが示されたことになる。これは将来的に抗膜受容体抗体への臨床応用の広がりを示唆するものである。

実際，T 790 M 変異で，EGFR-TKI が耐性化した場合，不可逆性阻害薬 afatinib と抗 EGFR 抗体の併用で，再度腫瘍縮小をみる報告がある[15]。その機序として，膜受容体に抗体が結合することに加え，不可逆性阻害薬の結合で活性型 EGFR が internalize されることが阻害され，より強力な抗細胞死シグナルが伝わらないので，細胞死が誘発されるとも考えられる。GPCR 以外の膜受容体におけるシグナ

> **Column-17　GPCRであるb2-AR(adreno-receptor)による二相性のシグナル伝達機構[14]**
>
> 分子を直接目で見ることができない化学の世界では，以前より構造式や蛋白とのinteractionが模式図(まんが)として理解の助けになる。しかしこれはあくまで理解のためであって，真実はさらに解明される。
> 　本論文(Irannejad R, Tomshine JC, Tomshine JR, et al. Conformational biosensors reveal GPCR signalling from endosomes. Nature 2013；495：534-8)はPubMedでfree text linksとなっている。これを開いて，図3cを参照。
> ・β2-ARにリガンドが結合すると，細胞膜レベルでG蛋白との結合がなされ，cAMP産生によるシグナル伝達がなされる(signaling phase 1)。
> ・リガンド結合状態で，arrestinが結合するとclathrin膜につつまれinternalizationが始まる。
> ・細胞内ではinside outの状態でun-coatingされると，再度G蛋白を介してcAMPによる強いシグナル伝達が始まる(signaling phase 2)。
> ・この内在化した膜受容体によるシグナル伝達が今までは適切な研究方法がなかった。この内在化構造はやがて細胞膜にrecyclingされる。
> 　この模式図は受容体とリガンドによるシグナル伝播の実際的意義，細胞内をparticleとして漂いながら多くの次の分子種と連携するのが理解できる。細胞膜から核へのシグナルは，電信線で繋がったようなシステムではない。

ル伝達の詳細な検討が期待される。

　また最近では相互の接触が知られていない蛋白質においてもsmFRET法で相互接着を検討する方法も報告されている[16]。ゲノムの情報は最終的に蛋白質の3次元構造に直結するが，蛋白質の持つ立体的相互機能までの情報は塩基配列にはなく，この蛋白質相互連携解析の方法論は今後の研究展開として重要と考える。

　同様に，マンガによる理解を可視化する技術に，two-photon microscopyを用いた免疫系細胞がリンパ節や炎症病態で，奥行き1mm程度で実際の細胞動態として観察する方法がある[17]。この方法は1990年米国において開発され，神経系形成や形態形成での研究技術から，21世紀に入り免疫系細胞における応用が広がっている。

　2009年，神戸における国際免疫学会で初めて免疫系細胞のムービーを見て衝撃を受けた。実際に抗原提示細胞(APC)がT細胞といかにコンタクトするか？　この技術は炎症，感染症は言うまでもな

Chapter 11 まだまだ足りない！ 基礎生物学新規情報への餓え
自分の臨床は本当に正しいのか？ 1) Genome 研究の次の展開

く，癌転移巣形成や，免疫寛容とその打破における細胞動態，あるいは fibrocyte など，実際を見ることによりさらなる治療応用のアイディアも生まれると期待される．

●文献

1) 砂原茂一，著．ただしい治療あやしい治療：紅茶キノコからガンワクチンまで．Blue Backs B415. 東京：講談社，昭和 55 年．
2) Streptomycin treatment of pulmonary tuberculosis. A medical research council investigation. BMJ 1948；2：769-82.
3) Steensma DP. The beginning of the end of the beginning in cancer genomics. N Engl J Med 2013；368：2138-40.
4) Hunt KA, Mistry V, Bockett NA, et al. Negligible impact of rare autoimmune-locus coding-region variants on missing heritability. Nature 2013；498：232-5.
5) Craig Venter J. 野中香方子，訳．ヒトゲノムを解読した男：クレイグ・ベンター自伝．京都：化学同人，2008.
6) Rothberg JM, Hinz W, Rearick TM, et al. An integrated semiconductor device enabling non-optical genome sequencing. Nature 2011；475：348-52.
7) ENCODE Project Consortium, Birney E, Stamatoyannopoulos JA, Dutta A, et al. Identification and analysis of functional elements in 1% of the human genome by the ENCODE pilot project. Nature 2007；447：799-816.
8) ENCODE Project Consortium, Dunham I, Kundaje A, et al. An integrated encyclopedia of DNA elements in the human genome. Nature 2012；489：57-74.
9) Pennisi E. Genomics. ENCODE project writes eulogy for junk DNA. Science 2012；337：1159, 1161.
10) ENCODE Project Consortium. A user's guide to the encyclopedia of DNA elements (ENCODE). PLoS Biol 2011；9：e1001046.
11) Sajan SA, Hawkins RD. Methods for identifying higher-order chromatin structure. Annu Rev Genomics Hum Genet 2012；13：59-82.
12) Rinn JL, Chang HY. Genome regulation by long noncoding RNAs. Annu Rev Biochem 2012；81：145-66.
13) 塩見春彦，ほか編．生命分子を統合する RNA：その秘められた役割と制御機構．実験医学 2013；7(増)．
14) Irannejad R, Tomshine JC, Tomshine JR, et al. Conformational biosensors reveal GPCR signalling from endosomes. Nature 2013；495：534-8.
15) Regales L, Gong Y, Shen R, et al. Dual targeting of EGFR can overcome a major drug resistance mutation in mouse models of EGFR mutant lung cancer. J Clin Invest 2009；119：3000-10.
16) Ferreon AC, Ferreon JC, Wright PE, et al. Modulation of allostery by protein intrinsic disorder. Nature 2013；498：390-4.
17) Cahalan MD, Parker I. Choreography of cell motility and interaction dynamics imaged by two-photon microscopy in lymphoid organs. Annu Rev Immunol 2008；26：585-626.

Chapter 12

まだまだ足りない！
基礎生物学新規情報への餓え
自分の臨床は本当に正しいのか？
2）Genome Wars

Genome Wars

　ゲノム情報はヒトのみならず，病原微生物の全ゲノムもどんどん集積され，例えばmicrobiomeとして腸管内細菌叢は糖尿病や肝臓癌のような病態にも深く絡んでいることが知られるようになった。癌組織にしても同じ流れである。近々，1万例の各種癌組織の全ゲノム配列やエピゲノム情報が報告されるという。

　ゲノムがまったく崩れた悪性新生物neoplasmは，宿主内で生存・増殖する過程で，本来ホストのimmune監視を最も強く受けている。それは免疫不全マウスにヒト癌由来細胞を接種する実験で，免疫不全の程度と接種効率が相関することでも理解される。いわばneoplasmやpathogenは宿主の中で「Genome Wars」を戦って病態を形成しているとも考えられる。「Star Wars」のような物語的状況が，多くの病原微生物や癌腫の全ゲノムが解明されることによって，その相互の戦闘状況が理解できるようになっている（図12-1a）。こうした面を少し述べてみたい。

● Genome Wars：Host vs. Neoplasm

　先にも述べたように，癌治療を考えるうえで，癌細胞には増殖ドライブがかかっているとの仮説で，その増殖抑制が治療薬開発の理念として長らく続いてきた。私自身，癌遺伝子治療を考えていた頃までは同様のコンセプトで考えていたが，「何か発想が間違っている」とは感じていた。肺腺癌におけるEGFRリン酸化酵素変異の集

Chapter 12 まだまだ足りない！　基礎生物学新規情報への餓え
自分の臨床は本当に正しいのか？　2) Genome Wars

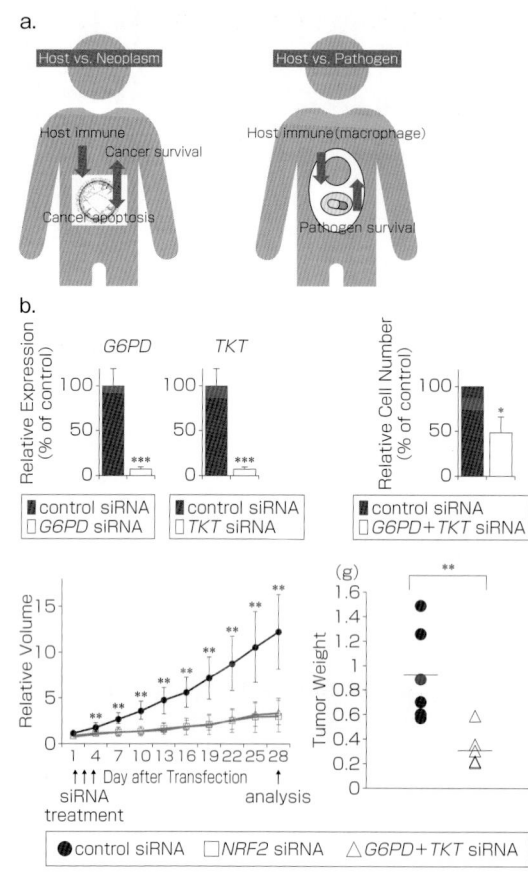

図12-1　Genome wars と cancer metabolism

a. 悪性新生物（neoplasm）や病原微生物と宿主の間ではゲノム戦争とでも呼ぶべき攻防が見られるという概念図。Neoplasm はゲノム異常による崩壊状態で，本来細胞死の運命にある。host の免疫監視下にあるが，生き延びるための変異集積や免疫反応抑制などで延命し，増殖する。また pathogen としては，ここでは細胞内寄生菌として抗酸菌などを考えると，host は uptake した菌を phagolysosome や autolysosome で殺菌しようとするが，pathogen はここに留まって latency 状態を維持できるように遺伝子発現をする。相互の全ゲノムが明らかになり，展開される研究には臨床応用の seeds が多く見られる。b. A549 における cancer metabolism とその機構の解明[2]。A549 は k-Ras oncogene が陽性であり，自身の pro-apoptotic な傾向に対し，核因子 Nrf2 を発現亢進し[1]，その下流の遺伝子発現で anti-apoptotic な状況を作り出す。その一つが最近注目される cancer metabolism である。光石らの報告は，通常の抗癌剤に関与する酵素ではなく，Nrf2 発現亢進に呼応して発現亢進した酵素群に注目した。それが PPP（pentose phosphate pathway）における R5P（ribose 5-phosphate）産生（したがって核酸合成につながる）を抑制する試みである。G6PD（glucose 6-phosphate dehydrogenase）と TKT（transketolase）は Nrf2 により発現亢進し，この両方を siRNA で抑制したら，予想通り腫瘍増殖は抑えられた。すなわち A549 の survival への戦略を理解して，これに対応した治療をすることが癌治療の将来の方向として示された。

積とその driver としての理念が生まれ，私自身は発想がまったく転換した。

　癌細胞自身はいわば「ゲノム病」で，本来は宿主の中で免疫細胞に攻撃され，自身も apoptosis program で自死する運命にある。それをできる限り生き延びようと戦略をめぐらすのが癌組織であるとい

う理解である。肺腺癌のEGFR変異は最終的に強力なsurvival signalに結びつくことによりdriver性を示している。理解が必要なのはその獲得変異による最終的なsignalingである。

先に述べたようにEGFR wt（野性型）の肺腺癌は，この意味ではまったく別の，未知のsignalingにaddictしている。EGFR阻害薬によっても細胞がびくともしないのは，EGFR系のsignalingが生存には必要ないからである。単に酵素学における酵素阻害薬の問題でなく，signaling全体像の理解が必要である。

こうした機構は現在少しずつ明らかになりつつある。例えばsurvivalのためのsignalingの一つの考え方として，癌細胞は宿主の攻撃，自身のapoptosis性（autophagy）という大きなストレスの下に生存している。

こうしたストレス状況下に発現亢進するのが核因子であるNrf2であることはよく知られている。実際最近，k-ras，Myc，Brafなどの発癌ドライバーが生存シグナルを亢進させるとき，下流でNrf2が亢進するという報告がなされている[1]。われわれが日頃肺胞上皮由来細胞としてよく研究に使用するA549細胞は，k-ras変異が陽性である。

光石，本橋らの東北大学のグループはA549細胞ではNrf2が過剰発現し，この核因子としての作用の下流で糖代謝やグルタミン代謝に影響を与えていることに注目した。こうした現象はcancer metabolismとして最近注目されている領域である。

彼らは代謝経路の中の酵素であるG6PD（glucose 6-phosphate dehydrogenase）とTKT（transketolase）に注目し，これを両方抑制するsiRNAを使用したA549細胞は，Nrf2のsiRNAと同様，マウス体内で増殖しないことを示した[2]（**図12-1b**）。これはまったく新しい治療理念を提示するものである。これらの代謝経路は最終的に核酸量増産に結びつくが，核酸プールが枯渇すると細胞死のプログラムがonとなると考えられる。

癌細胞は多様な方面で「生き延びる」戦略を展開しており，こうしたhost vs. neoplasmのgenome warsの実態理解とその応用が，近

Chapter 12 まだまだ足りない！ 基礎生物学新規情報への餓え
自分の臨床は本当に正しいのか？ 2) Genome Wars

未来の癌治療に結びつくと考えられる。先に述べた癌免疫療法としての抗 PD-1 抗体，第2回で紹介した IDO，TDO 阻害薬開発による免疫抑制からの解放など，今後治療オプションは，その基礎となるバイオマーカー判定とともに，多方面に広がることが期待される。

● Genome Wars：Host vs. Pathogen

同様のことは pathogen との「Genome Wars」が，新たな感染症治療の可能性を開くことが予想される。現在，耐性菌の増大の状況に，一般細菌に対しても新薬の開発が重要課題であり，また世界的には MDR 結核は新規治療法開発が重要な課題である。最近になり，新規抗結核薬の臨床試験が話題になっている。

加えて最近の RNA 研究が古い有効薬の作用機序を明らかにした。抗結核薬として pyrazinamide は脂質合成の阻害など，長い間その作用機序が不明であった。しかし代謝物である pyrazinoic acid (POA) は ribosome protein S1 (RpsA) が標的であることが明らかになった[3]。結核菌では tmRNA (transfer-messenger RNA) 機構[4] (Column-18) で dormant 状態から増殖への立ち上がりが促進される。しかし POA は結核菌の RpsA に結合し，増殖を不能にする[5] (Column-18)。Pyrazinamide は結核菌にしか効かないが，それは結核菌の RpsA 機能障害を介して，tmRNA 機構を阻害することによるからである。逆に新たに標的であることが判明したこの tmRNA は次の創薬の対象ともなる。

こうした Host vs. Pathogen の相互戦略は細胞内寄生菌とホスト側マクロファージの間で活発に解析されている (Column-18)[6]。21世紀に入り創薬開発の進む結核菌の protein kinase G は宿主マクロファージ内での phagosome と lysosome の融合を阻害し，細胞内寄生を達成する[7]。したがってその阻害薬は抗結核作用を示すことになる。

こうした結核薬開発の面から，逆に癌治療への提言がなされるぐらいである[8] (ほっておいてくれと言いたくなるが，host vs. pathogen, host vs. neoplasm という発想からは，治療法開発に対しての

> **Column-18** Pyrazinamide 作用機序と細胞内寄生菌の autophagy 回避戦略
>
> 20世紀医学は,真菌の産生する抗菌薬の発見,またその化学合成が,感染症への臨床対応を革命的に改善した。しかしもちろん,多くの感染症がまだまだ有効な薬剤が限られている。
>
> Genome Wars として,ホストと感染症のゲノムの戦いは,次の創薬がどういう点にあるかを示唆する。ここでは pyrazinamide の薬効と tmRNA (transfer messenger RNA) を経由する機序〔論文1(Shi W, Zhang X, Jiang X, et al. Pyrazinamide inhibits trans-translation in Mycobacterium tuberculosis. Science 2011;333:1630-2)〕と細胞内寄生菌の autolysozome の回避〔論文2(Baxt LA, Garza-Mayers AC, Goldberg MB. Bacterial subversion of host innate immune pathways. Science 2013;340:697-701)〕を紹介する。
> 論文1は Google Scholar で nih. gov の HTML で全文を見ることができる。
> 論文2は,Google Scholar で PDF が見つかる。
> 論文1に関しては:
> ・tmRNA (transfer messenger RNA)。1995年に大腸菌で発見された一種の蛋白合成制御に関わる RNA で,tRNA と mRNA の両方の性質を持つ。実際には論文1の図4のように,蛋白合成が止まっている ribosome の A サイトに入り,自身が code する peptide tag を添付する機能をもつ。
> ・すなわち翻訳停滞解消の機能があり,dormant 状態から宿主内再増殖への切り替えに作用する。
> ・結核菌における pyrazinamide の効果として,結核菌の蛋白合成にも tmRNA が作用する。これには SmpB (small protein B) や Rps A (ribosomal protein S1) が関与するが,pyrazinamide の代謝物である POA (pyrazinoic acid) は Rps A に特異結合し,tmRNA を認識できなくなるので,翻訳停滞解消が起こらなくなる。それが増殖抑制となる。
> ・Pyrazinamide の結核菌特異効果は,POA が結核菌の Rps A 特異である点にあり,逆に RpsA や tmRNA は新薬開発のカギとなる。
> 論文2は細菌内寄生菌における autolysosome 回避機構[7]の総説である。
> ・図の上部が intravacuolar,下部が intracytosolic pathogen の排除過程で,
> ・右方では lysosome と fuse して溶菌化されることが示される。
> ・これらの細菌内寄生菌は,それぞれ特異な方法でこの排除過程を回避し,感染が成立する。逆にこの回避機構の阻害薬が創薬の seed となる。

考え方は表裏の関係にあるといえる)。

まったくの新領域をどう勉強するか?

最後に,こうして猛烈なスピードで進む新領域をどう catch up す

Chapter 12 まだまだ足りない！　基礎生物学新規情報への餓え
自分の臨床は本当に正しいのか？　2) Genome Wars

　るかという点も少し議論したい。本書のテーマは bilingual chest physician の教育であるが，最初にも勉強法は少し述べた。第1には初段階の教育である。可能なら学生時代からの習練が望ましい。しかし学部教育は，初期研修を修了した頃には古くなっているので，再度自分で勉強する必要がある。これは研修医上がりでも，退職教授でも同じである。

　しかしまったく molecular な情報に疎遠なら，物質論的基礎はやはり3〜6カ月かけて集中的に学ぶ必要がある。研修医から東北大学の呼吸器への入局1年目では，こうした習得が数カ月で十分な大学院生と，1年以上かかる大学院生がいる。しかし海外からの留学生は数カ月である水準に達していた。本人の心構えであると考える。一度そうした基礎を作っておけば，留学してまったく未知の分子生物学を習得するうえにおいても，またまったく別領域の肺癌を考えるうえにおいても，比較的早く catch up できたのが自分の経験である。

　この習得は新規情報，あるいは top journal の論文がすべて読解できるということを意味するのではない。実際にはその研究者の実地臨床からの問題意識があることが重要である。その問題意識という「感性」に引っかかる論文報告は，top journal の新規論文の0.1%ぐらいでないか？　逆に，問題意識を解くのに必要な情報に出会える確率は，新規内容の多い top journal の方が専門領域一般雑誌より高いことになる。したがって勉強とともに感性を訓練することはさらに重要である。これは最終章にもう少し触れるが，私の大学院時代，早石教授は「匂いがわかるか？」と指導されていたものでもある。

　「匂い」とは何か？　この感性は基礎研究にも実地臨床にも必要なものである。患者からの情報はどの病態を意味しているのか？　複雑な病態でも主治医の感性で1週間以内に最終診断に達する症例と，感性不足で1カ月経っても診断に至らない症例と，「ドクターG」番組同様しばしば目にする実態である。基礎研究でもまったく同じで，「匂い」の感性の問題である。この意味で医学 Art 論とか職人気質的資質は避けて通れない本質的な問題である。

物質論を学ぶ教科書として先に示したMolecular Biology of the Cellがあるが，それは2008年版ではもう少し古いので，上述した新規事項は記載がない。しかし現在はインターネットのWikipedia（英語版）やPubMed検索でどんどん必要な勉強ができる時代である。名誉教授としての恩恵である電子ジャーナルで見つからなくても，Googleに論文タイトルを全部入力すると，どこかの誰かがPDFを貼り付けてくれている。あっさりと必要な論文が読めてしまう。とんでもない時代だが，それをどう使うかは個人の「匂い」感覚だ。

　しかし，どうしてもsystematicに構築し，全体を理解する必要のある事柄もある。現在研究が広く展開しているbioinformaticsがその領域である。2005年前後より私自身医局内で勉強会などを実施したが，国内にいてはmicroarrayを使って，あるいはnext generation seqencingのデータの取り扱いなど，臨床の教室ではわかりようがない。

　東北大学退職後1ヵ月間，留学時代の師匠，Cornell大学のDr. Crystalの研究室に身を置いて，実際の検体収集，データ獲得システム，biostatisticsシステム，などその全体像の実際を体験することができた（図12-2）。米国といえども臨床医は多忙である。研究の成否のカギは，呼吸器の細胞を中心として，Ph.D.を巻き込んだグループをどう構成するかにあると思われた。ことにbiostatisticianは米国においても少ない。

　Dr. Crystalは，IthacaのCornell大学農学部，獣医学部のゲノム解析研究室や，biostatisticianと連携し，ニューヨークにも彼らに研究室を与え，臨床医と交流させている。一方，中東のQatarのCornell大学分校などでもグループを構成している。しかしIthacaを訪れると，そのbiostatistics研究室といえどもロシア圏からの留学生やコンピュータに多少とも経験のある人材を採用して，家内工業的と言う印象が見られた。責任者の准教授は私にbioinformatics研究システムはbuildableだとを励ましてくれた。

　自分が現役なら，この環境に数カ月間身を置いて，研究に必要な体制を理解し，若手を送り込んで日本に移植することになるのかと

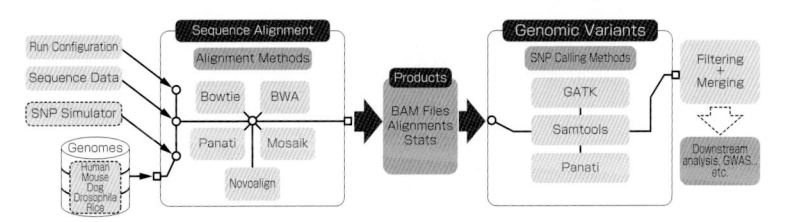

Chapter 12 まだまだ足りない！ 基礎生物学新規情報への餓え
自分の臨床は本当に正しいのか？ 2) Genome Wars

図 12-2 Bioinformatics における pipeline の実際と臨床の位置
Cornell 大学，Mezey J の研究室（Department of Biological Statistics and Computational Biology）の Agosto-Perez 研究員作成の pipeline の実際。とても MD に入り込める領域でないが，BAM file で戻ってきた DATA を Linux（UNIX）を使ってさらに解析していく。この図を見てつくづく MD ができることは，解析入口の吟味した DNA 検体の入手と，最後の出口，downstream analysis（GWAS，RNA-seq など）であることが理解できた。

思う。考えてみれば分子生物学の初期の移植とよく似ている。Bioinformatics が避けようのない新しい領域となるのなら（実際にもそうであるが），3～5年の時間をかけて国内外，学内外と上手にシステム構築することが必要だろう。新規領域に遅れる日本ではあるが，米国の多くの呼吸器研究室もこの分野では日本の教室と大きな差はない。臨床における問題意識を，患者の治療の実際に結びつける努力は，いつも汗と涙の世界であるようだ。

　自分の臨床は正しいのか？ それは EBM を知っているかどうかではない。自分で新しい EBM を創出することから生まれる。そして新しいエビデンスは，基礎生物学の新規情報を用いて，臨床の場で推計学的な有意性を証明することから生まれるのである。

●文献
1) DeNicola GM, Karreth FA, Humpton TJ, et al. Oncogene-induced Nrf2 transcription promotes ROS detoxification and tumorigenesis. Nature 2011；475：106-9.
2) Mitsuishi Y, Taguchi K, Kawatani Y, et al. Nrf2 redirects glucose and glutamine into anabolic pathways in metabolic reprogramming. Cancer Cell 2012；22：66-79.
3) Shi W, Zhang X, Jiang X, et al. Pyrazinamide inhibits trans-translation in Mycobacterium tuberculosis. Science 2011；333：1630-2.
4) Keiler KC, Waller PR, Sauer RT. Role of a peptide tagging system in degradation of proteins synthesized from damaged messenger RNA. Science 1996；271：990-3.

5) Cole ST. Microbiology. Pyrazinamide-old TB drug finds new target. Science 2011 ; 333 : 1583-4.
6) Baxt LA, Garza-Mayers AC, Goldberg MB. Bacterial subversion of host innate immune pathways. Science 2013 ; 340 : 697-701.
7) Scherr N, Honnappa S, Kunz G, et al. Structural basis for the specific inhibition of protein kinase G, a virulence factor of Mycobacterium tuberculosis. Proc Natl Acad Sci U S A 2007 ; 104 : 12151-6.
8) Glickman MS, Sawyers CL. Converting cancer therapies into cures : lessons from infectious diseases. Cell 2012 ; 148 : 1089-98.

Chapter 13 視点を変えて肺と呼吸運動を考える

新しい道は孤独な道！ Stay hungry！ Stay foolish！

1) 肺を巡る水の問題

はじめに

　呼吸器内科を専攻して35年が過ぎた．当時，ようやく肺循環における肺の代謝機能が注目された時期であった．振り返れば，自治医科大学という地域の中核的野戦病院のような施設で呼吸器臨床を始め，チャート・ラウンドで「考える臨床」の訓練を受けたことが，臨床を中心に置く私の姿勢を決定づけてくれた．

　その後の35年間は，学生時代からの生化学，留学中のmolecular biologyなどの基盤を持たなければ，物質論的な医学研究・進歩の激動の中，臨床の大海を羅針盤のない航海をすることになったことは容易に想像されるところである．人生の巡り合わせの幸運を考えずにはおれない．

　しかし臨床医学とはその時点での基礎研究の最先端であり，肺や呼吸をめぐる臨床（いわゆるhealth and diseaseの意味で）の大きな体系はまだ90％以上が未知であると考えられる．未知の体系とは，もちろん教科書にはない，指導者もいない．あちらこちらにそれらしい標識はあるが，はたして正しい標識かどうかは自分で考え，判断する必要がある．

　「匂い」という言葉を前回使った．「匂い」を感性でたどるというのはホモ・サピエンスの特性かもしれない．出アフリカの後，ユーラシア大陸を東へ，その先に何が待ち受けているかはまったく不明である．

　現状にまだ満足できないものがあるとき，別の土地へ移動するの

Chapter 13 視点を変えて肺と呼吸運動を考える
新しい道は孤独な道！ Stay hungry！ Stay foolish！ 1)肺を巡る水の問題

と同様に，「視点を変える」という方法もある．毎日，given として疑いも持たない地平を変えるのは，新たな視点を持つことで可能になる．「Newton のリンゴ」は至る所にある．今回は，呼吸器の問題を異なる「視点」から探索することを議論したい．

しかし視点を変えても，慣性(惰性？)(inertia)の法則で動く世の中で，努力は無視され続ける．米国 Apple の創立者 Steve Jobs がスタンフォード大学の卒業祝辞で取り上げた Earth Catalog の言葉「Stay hungry! Stay foolish!」はその機微を示すものである[1]．

しかも「強い意志」を持って stay しなければならない．その理由は，視点を変える必要性を感じる自分の「感性」があるのだから，またその先に現れる光景が見えているのだから．

この章と次章では2つ例を挙げて話したい．その第1は，呼吸器を学ぶに当たって指導いただいた吉良枝郎教授の「肺を巡る水の問題」である．肺という外呼吸臓器を考えるにあたって，通常の換気とは異なる肺という臓器の捉え方を取り上げる．

もう一つは私が呼吸器病学を始める前から関心のあった，呼吸運動と全身の繋がり，すなわち進化的に獲得されたガス交換目的の呼吸運動が，「腱・筋膜系」によって全身に及ぼす非ガス交換的側面の重要性も取り上げたい．

Homo sapience sapience の内包する潜在能力と呼吸

後者に関して少し説明を加える．これは単なる呼吸運動ではなく，少し大きく，それと繋がるホモ・サピエンスの可能性・能力という面が背景にある．ゲノム時代に入り，約20万年間のホモ・サピエンス(学名は Homo sapience sapience)のゲノムの意義を考える時期に入った．

かつては四大文明が世界史教科書の最初であったが，三内丸山遺跡にみつかった BC3000 年頃の縄文時代には，エジプトのクフ王ピラミッド(BC2570 年頃)のみならず，欧州の「アイスマン」(BC3300

年頃)の解剖が示すように，かなりの文化が世界全域に存在したことが最近次々判明している．日本で話題の縄文文化の時間・空間の広がりもその一つである．それ以前には1万5千年前のサハラ岩壁絵画群や，南仏，イベリア半島の洞窟壁画群がある．あの抜きんでた動物表現の能力，感性は現代のわれわれにそのまま繋がる．われわれはホモ・サピエンスとして同じ知性と感性で生きている．

　現在飛躍的に変化しようとしているのは，脳機能の外在化としてのcomputerである．Computerは集積化・高速化して「big data」を処理できるようになってきた．こうした時代であるからこそ，ホモ・サピエンスの身体論を再吟味する必要がある．

　第11回で論じたように，biochemistryからmolecular biologyへの流れは，臓器分化や形態形成と老化の課題はなお残るが，役者の大枠は見えてきた．Watson JDがいうように，今後はbig data的取扱い技法で，身体内のcomputer systemである神経系と，進化を内包する身体・細胞との相互interactionが，興味ある領域と考える．

　この問題は，今まで述べてきた私の研究におけるmolecularな側面が，もう一方の関心である呼吸法とどういう関連にあるのかわからないという，多くの質問に答えることにもなる．後述するが，相互の身体認識による反応は目の前の現象であり，読者自身の身体も反応する一般的現象である．問題はそのメカニズムの解明である．

「肺を巡る水の問題」
師，吉良枝郎先生のconcept

　私は師匠の吉良枝郎教授と出会い，呼吸器病学を専攻したことは，本書の3章に述べた．吉良先生は本来循環器志向であった．したがって肺を対象としても，肺循環がその関心であった．毎年行われる臨床肺機能講習会のロゴマークは$\dot{V}_A/\dot{Q}$であるが，最近の若い呼吸器専攻の先生方はこの換気・血流の意義を理解してくれているだろうか？（失礼な言い方だが，私は初期にイヌを使って実験していたので，実感として$\dot{V}_A/\dot{Q}$が理解できる）

Chapter 13 視点を変えて肺と呼吸運動を考える
新しい道は孤独な道！　Stay hungry！　Stay foolish！　1)肺を巡る水の問題

　これは肺という外呼吸臓器のessenceを示す記号である。酸素は換気である$\dot{V}_A$で肺胞に入るが，それを赤血球に取り込んで末梢組織に運ぶのは肺循環である$\dot{Q}$である。肺の水の問題としての$\dot{Q}$である。

　こうした自治医科大学呼吸器内科の研究特性は，当時全盛の換気系よりも肺の血流，いや「肺を巡る水の問題」だと，吉良先生は何度か医局員に話された。これはまったく「視点を変えて」呼吸器を見ることになるのだが，その意味を想像していただけるだろうか？

　私自身が学位としたオレイン酸肺障害による非心原性肺水腫は，肺の間質，肺胞への水（実際には毛細血管出血）の流入の問題となる。肺の水腫状態を臨床で連続して記録する東芝との共同研究のimpedance plethysmography（impedanceは圧と流の比を意味し，交流における抵抗の概念に相当する。肺がwetになると本表に端子を貼付した前後肺の間のimpedance値は小さくなっていく）[2]は，病棟の重症患者に実際に装着し，データ収集がなされていた。自治医科大学は栃木，茨城などの農業圏に存在し，自殺企図によるparaquat肺障害の症例を多数経験した。この肺障害症例を肺のimpedance変化でモニターしたのである。

　当時，急性呼吸窮迫症候群（acute respiratory distress syndrome：ARDS）など肺水腫を研究する施設は米国に数カ所存在したが，彼らは「肺を巡る水の問題」と言うconceptの立て方はしていなかった。おそらく世界でも唯一と思われるユニークな肺の考え方ではなかったか？

　肺を巡る水の問題は，当然胸水も研究対象となる。胸水は壁側胸膜で産生され，臓側胸膜から吸収される。それは浸透圧差等による水の移動として有名なStarlingの式"$Jv = Kf([Pc-Pi] - \sigma[\pi_C - \pi_i])$"で表され，この条件を変化させながら，イヌを使って中村泰三先生による動物実験が行われていた。

　肺胞蛋白症も，抗GM-CSF自己抗体により肺胞マクロファージによるサーファクタントの貪食ができない病態と判明したが，肺胞腔内に水がたまる状態で，これも多数例を経験したのは先に述べたと

おりである。

　当時札幌医科大学より名取博先生が在籍していて，彼は循環器領域や腹腔内臓器の描出法として進歩する echogram の肺への応用を考え，檀原高先生(順天堂大学)と研究が進められた。空気の入った肺はもちろん描出できないが，そこに腫瘍や胸水が存在すると描出可能になる。これを当時，肺超音波検査の window と表現していた。結核性胸膜炎で fibrin が析出して，胸水の中を揺らぐ画像や，少量胸水でも安全に超音波画像下に aspiration が可能で，胸水診断が正確になされた[3]。こうした手技はベッドサイドで迅速に施行できるので，現在広く実施されている。

胎児期における肺小葉形成と肺小葉リンパ論
液相としての肺の形成と病態

　こうした肺を巡る水の問題の意義を教育されたので，それは東北大学での肺小葉構造理解として私の中で現在につながっている。

　一つは東北大学笹野公伸教授のもとで学位研究として検討された，前田寿美子先生の胎児肺における血管吻合の報告である。いわゆる換気導管としての airway とこれに伴走する肺動脈が，CD34 陽性の将来の肺胞の血管内皮細胞系といかに，胎児期のどの時期に吻合が起こるか？　それはどう胸膜近傍の肺静脈系と吻合していくか，という形態形成の理解である[4]（Column-19）。肺の中の導管部とガス交換部の結びつき，またガス交換部は基本的には毛細血管内皮細胞の集合体であるという，気相・液相の接点がいかに形成されるかが，肺を巡る水の問題の核心として理解できる。

　加齢肺においては，気腫化と線維化の二面が特徴的に表面化する。これらの変化は，液相における血管内皮細胞の欠陥，気相における肺胞上皮細胞の欠陥が加齢とともに表面化している可能性も考えられ，肺における液相としての毛細血管内皮細胞系の病態形成への関与は今後注目されるであろう。

　もう一つは肺のリンパ管免疫染色像からの病態理解である。器質

Chapter 13 視点を変えて肺と呼吸運動を考える
新しい道は孤独な道！　Stay hungry！　Stay foolish！　1)肺を巡る水の問題

> **Column-19**　3次元解析によるヒト胎児肺形成の毛細血管内皮細胞(CD34陽性)と気管伴走血管群(SMA陽性)の連結[4]
>
> 哺乳動物の肺は肺小葉が一つの構造単位である。この単位では流入血管と流出血管が異なった経路をとる。ガス交換部とこれら流入，流出血管系はいつ，いかに形成されるのか？　前田らの本論文(Maeda S, Suzuki S, Suzuki T, et al. Analysis of intrapulmonary vessels and epithelial-endothelial interactions in the human developing lung. Lab Invest 2002 ; 82 : 293-301)はPubMed経由でCrossRefを開くと図は閲覧可能である。
> 　図2を見ると，胎児の週齢とこれら血管系の連結が示されている。
> ・緑色はCD34陽性細胞を，赤色はSMA(smooth muscle antiogen)陽性血管細胞を，青色は順次二分岐していく気管支を示す。
> ・Aは胎生8週(早期偽腺状期)，Bは同13週(中期偽腺状期)，Cは同16週(後期偽腺状期)を示す。切片厚50μ，バーは100μ。
> ・胎生8週以降，13週では気管支の分岐とともに伴走血管も分岐し，矢印のようにCD34陽性細胞による毛細血管内皮細胞ネットワークに連結する(PAと肺胞毛細血管の連結)。
> ・胎生16週ではさらに気管支分岐が進行し，今度は胸膜部にSMA陽性の新規血管が見られるようになる(PVに相当する)。これとCD34細胞が連結する。
> 　空気の出入による実際の呼吸の始まるはるか以前に，ガス交換部としての肺胞の液相形成，そして肺循環系との連結が形成される経過が理解できる。

化肺炎(organizing pneumonia：OP)は肺胞腔内肉芽形成として理解され，ステロイド剤で消失していく。ではなぜステロイドで肉芽が消えるのか？　消えるのは気道経由で喀出されるからか？　リンパ系により血流中にdrainageされるのか？　基本的に器質化肺炎や非特異性間質性肺炎(nonspecific interstitial pneumonia：NSIP)はなぜステロイドが有効なのかという問題に置き換えてもいい。

　先の10章に示した海老名雅仁先生のリンパ管免疫染色による肺線維症の論文では，IPFにおけるリンパ管の減少や，fibroblastic fociにリンパ管が存在しない事実の指摘と，対照としてのcNSIPやOPでのリンパ管の存在が示してある[5]。ステロイドによる病態形成細胞への細胞死誘導機序と，これをdrainageする構造の存在がステロイド有効性の背景にあると考えられる。

　ややもすると空気の出入のみが注目される肺という臓器で，「肺を巡る水の問題」というコンセプトは肺の病態を考える非常にユ

ニークな視点である。

●文献
1) Commencement-Stanford at iTunes. itunes. apple. com/jp/itunes-u/.../id384463719
2) Kira S, Hukushima Y, Kitamura S, et al. Transthoracic electrical impedance variations associated with respiration. J Appl Physiol 1971；30：820-6.
3) 檀原　高，著．福地義之助，監修．呼吸器領域の超音波医学：超音波からみた臨床．東京：克誠堂出版，2003.
4) Maeda S, Suzuki S, Suzuki T, et al. Analysis of intrapulmonary vessels and epithelial-endothelial interactions in the human developing lung. Lab Invest 2002；82：293-301.
5) Ebina M, Shibata N, Ohta H, et al. The disappearance of subpleural and interlobular lymphatics in idiopathic pulmonary fibrosis. Lymphat Res Biol 2010；8：199-207.

Chapter 14

視点を変えて肺と呼吸運動を考える
新しい道は孤独な道！ Stay hungry！ Stay foolish！
2) 非ガス交換的呼吸運動とは？

非ガス交換的呼吸運動と脊椎動物身体能

　私自身は多感な大学入学前後の座禅による呼吸運動や，40歳で習い始めた呼吸法などが，肺や呼吸をまったく別の地平で考える契機となった。本書の最後にこの点をまとめてみたい。

　呼吸運動はガス交換，いうまでもなく換気のために重要である。ことに脊椎動物進化における，爬虫類の換気は，hepatic pump とも呼ばれ四肢運動が換気を促進する。しかし，哺乳類においては，換気・血流の制御機構が完備していて，大きな呼吸運動は赤血球の酸素飽和度維持上は必ずしも必要ではない。

　にもかかわらず，呼吸を伴う意味不明の動作は，日常的に目にする。ここにおいても「視点を変える」という意味で，ガス交換とは直接関係ないと考えられる呼吸運動を取り上げ，背景に存在する全身的なもう少し大きな意義を考えたい。

肺の換気とアリゲーターの肺

　動物は動くためのエネルギー獲得として，地球生命進化がもたらした大気・水中の酸素ガスを，全身の筋肉組織のミトコンドリアで ATP に転換する。ミトコンドリアは α プロテオバクテリアの共生として20数億年前に細胞内器官となった。一方，脊索動物系統として硬骨魚類は，鰓によって水中溶存酸素を取り込んでいた。進化史

Chapter 14 視点を変えて肺と呼吸運動を考える
新しい道は孤独な道！ Stay hungry！ Stay foolish！ 2）非ガス交換的呼吸運動とは？

Column-20　アヒルにおける気嚢の全身的広がりと肺（parabronchi）の位置関係[1]

鳥類は脊椎動物の中で恒温動物でありながら，ガス交換系はparabronchiという構造で，進化的に古い爬虫類にも共通し，哺乳動物とはまったく異なる。このparabronchiに効率よく高酸素外気を流す構造が気嚢である。鳥類は恐竜の末裔であることは各方面から検証されている。本論文（O 'Connor PM, Claessens LP. Basic avian pulmonary design and flow-through ventilation in non-avian theropod dinosaurs. Nature 2005；436：253-6）では，この気嚢による脊椎骨への圧痕あとが，恐竜（T rex）とアヒルが類似することを示した論文である。Google Scholarで検索すると，PDFが見られる。

この論文には，アヒルの気嚢（air sac）が示されている点がすばらしい。鳥類の気嚢がかくも拡がっているのかが理解できる。図の1, 3を参照。

・図1a　アヒルの気嚢の広がりを明らかにするためlatex樹脂（青色）を注入固定したもの。
・図1b　その説明模式図。Abd（abdominal air sac），Cdth（caudal thoracic air sac），Cl（claviclar air sac），Crth（cranial thoracic air sac），Cv（cervical air sac），Lvd（lateral vertebral diverticula）などの構成に分かれる。肺（Lu：parabronchi）はうす茶色部。
・図3を見て，その詳細は本論文を参照されたいが，Lvdにおける頸椎のair sacによる圧痕が，マダガスカルより発掘された恐竜T rexの頸椎の圧痕に相当することを示し，恐竜が現鳥類の祖先であることを示した。

これらのair sacは一方向性換気で，常に高酸素分圧の空気が肺に送られることになる。こうした一方向性換気は爬虫類であるアリゲータの肺でも最近になって証明された。

上，脊椎動物の上陸した化石として有名なイクチオステガは，3億6,000万年前（最近ではより古い肉鰭類四肢動物化石が発見されている）の頃には，鰓から肺への外呼吸器の進化があった。

海から上陸した動物の後裔として，現在われわれが目にする爬虫類，鳥類，哺乳類の肺が，ガス交換形態として大きく異なることを知ったのは，60歳のキリマンジャロ登山で，私自身がCOPDであることを認識して以降である。鳥はどういう機構で数千mの山を越え飛行できるのか？

鳥類は恐竜の子孫として，ガス交換部の肺と，取り込んだ空気をその肺に効率よく送る気嚢〔air sac：ふいご（bello）のような構造〕を持っている[1]（**Column-20**）。この気嚢による空気の流れは，一方向に効率よく流れる。なぜこんな効率の良い換気システムが進化した

> **Column-21　地質時代の各時代における大気中酸素分圧の経緯[2]**
>
> 　大気中の酸素は地球の生物進化の初期の古細菌や珪藻類による光合成に伴う発生によるが，25億年前後より大気中に現れた。地質時代の鉱物組成などから大気中酸素分圧はかなりの幅で変動したようである。本論文(Berner RA, Vandenbrooks JM, Ward PD. Evolution. Oxygen and evolution. Science 2007；316：557-8)はGoogle Scholarで探すと，PDFが見つかる。
> ・元のデータはBerner RAによる(Geochim Cosmochim Acta 2006；70：5653)。
> ・縦軸は大気中の酸素分圧，横軸は100万年単位の地質時代を示す。酸素分圧は数億年の経緯で13～30％で変動していることが理解できる。
> ・図の上部の数字は地質時代の代表的出来事を示す。
> 　1は先カンブリア紀の動物のbody plan創成期。
> 　4は第1紀の動物(昆虫)の上陸。
> 　5は後デボン紀の生命大量消滅期(mass extinction)。
> 　7は昆虫と脊椎動物の上陸期。
> 　8は石炭紀・ペルム紀で30％近い高酸素分圧であった。
> 　9はペルム・三畳紀のextinction。
> 　11は三畳紀・ジュラ紀のextinction。
> 　こうした生命消滅期の後は長く低酸素分圧期に入る。現生の鳥類も哺乳類も恒温動物でありながら，数1000mの高地に相当するこうした低酸素期を生き抜いてきた子孫として，ガス交換システムは進化してきたと考えられる。

のか？　その答えは，私がキリマンジャロ登山をした2007年に，古代の大気組成の経年変化として報告された[2]。地球史的には高酸素分圧で大型昆虫や化石燃料となった植物が生息した石炭紀・ペルム紀があり，一方，現在の高山のような低酸素分圧であったのがジュラ紀の頃であったという(Column-21)。

　一方向性換気はどうも鳥類のみでなく，より原始的な肺では広く組み込まれていた機構でないかというのが，実はタイトルのアリゲーター肺の一方向性換気を調べた報告である[7]。

　では哺乳類の肺はどうか？　それはair sac(ふいご)とガス交換部(肺胞)を一体化したものであり，その最小単位が肺小葉である。現代の慢性呼吸器病を考える鍵となる構造であることは先に述べた。

　そして左右肺に数千個存在する多数の肺小葉の$\dot{V}_A/\dot{Q}$のトータルの血流が左房で混和され，左室のポンプで全身に配送される動脈血のPa_{O_2}値となる。さらにhemoglobinは$α2β2$という4量体のアロス

テリック効果でsigmoidに酸素飽和がなされる。この$\dot{V}_A/\dot{Q}$レギュレーション（hypoxic vasoconstriction）の物質論的解明は現時点ではなお完全ではないが，われわれは安静時にはV_T換気で十分なPa_{O_2}値を維持している。

加えてつい最近，マッコウクジラなど長時間，深海潜水が可能であるのは，筋肉細胞中のmyoglobin分子の表面正電荷による静電気反発で，より多くのmyoglobin分子を筋肉細胞中に維持でき，それにより潜水時にO_2を筋肉細胞内に維持できるからだとする報告がなされた[4]。換気regulation以外に細胞内O_2 storageという新しい視点である。鯨肉の独得の暗赤色の意味である。

こうした研究に対して，酸素を十分に取り込むためには深呼吸がいいとは，テレビ番組などで繰り返し喧伝されるが，ここに述べたもっと複雑な生物進化史的背景や，肺生理を理解していない俗説に過ぎず，別の意義があるのである。

非ガス交換的呼吸運動とは？

酸素獲得のためには必要ないにもかかわらず，全哺乳類を通じて共通する深呼吸動作がある。それが「背伸び」，「あくび」である（図14-1）。アフリカの野生動物から自宅のイヌやネコまで，昼寝から目覚めて「背伸び」をする。もちろん酸素不足ではありえないから，何らかの身体の要求に反応しているのである。一体このストレッチには何の意味があるのか？　何のシグナルを脳や全身に送っているのか？

非ガス交換的呼吸運動はまだまだある。孫ができると余裕を持って小児の成長を観察できる。自分の意思が通らないと彼らは泣く。泣き終える頃に「大息」をつく。また「泣きじゃくる」とも言う。体をシャクルように吸気としての大息をつくからである。この大きな体の動きを伴う呼吸の意味は何か？

まだまだある。「笑い」である。「ワハハ」と言う爆笑は大きな吸気

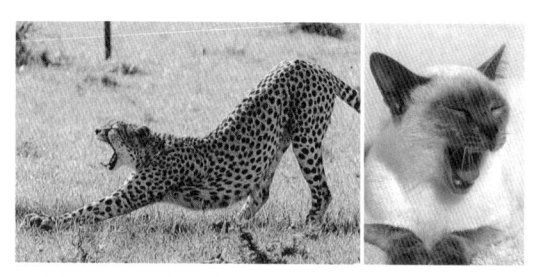

図14-1 非ガス交換的呼吸運動—背伸びとあくび
日常的に目にする姿であるが，その生理的意義はほとんど説明されていない。

の後，呼気として爆発する。「笑い」の研究は多いが，「笑い」の呼吸の研究はほとんどない。笑いはホモ・サピエンスの特徴とも言える現象である。「滑稽」を感じる知的な脳現象が，なぜ身体的に呼吸の爆発を伴うのか？　逆にインドから始まった「笑い」の運動のように，身体を笑う状態に置くことが，心身の健康に良いのはなぜだろうか？

　まだまだある。音楽家の呼吸である。彼らは楽器を奏でるとき，あるいは歌唱するとき，なぜ体をなめらかに動かし，あたかも気持ち良い「呼吸」を繰り返すのか？　音楽を奏でるためには楽器という道具が必要であるが，要するに「音の要素」を他者に伝えることであると理解されている。現代では（悲しいかな？）デジタルサウンドになってしまった。しかしデジタルサウンドとしての音楽情報は聴衆の耳に入ると，脳の中で音の要素のみを解釈しているのではないようである。「音の要素」を身体の中で，自分の呼吸運動も含めて再現しているのではないか？　だから「ライブ演奏」は感動も大きい。また最近話題の音楽療法なども，自身の呼吸運動を介して成立するのでないだろうか？

Chapter 14 視点を変えて肺と呼吸運動を考える
新しい道は孤独な道！ Stay hungry！ Stay foolish！ 2）非ガス交換的呼吸運動とは？

私自身の底流テーマとなった呼吸運動

　　音楽家のしなやかな身体の動きは，世界の中で，歴史的にも古くから分布する舞踊やバレエにも共通するものでもある。このしなやかな動きという面では東洋的身体論としての太極拳など気功（導引術）も思い出される。あるいはハワイのフラのなめらかな動きも思い浮かぶ。その発展した歴史系統はまったく異なるが，西欧バレエの動きもこうした観点からは共通している。ストレッチという面からは，古い伝統のあるインドのヨガにおける呼吸を伴う身体伸展動作が思い出される。

　　繰り返しになるが，こうした音楽などの呼吸を伴う動作は，ガス交換を目的とするものではない。逆に呼吸運動が全身の動きをtriggerしている，あるいは呼吸運動そのものが全身へ何かのメッセージを送っているのでないか。

　　個体間のコミュニケーションとしての哺乳類オオカミの遠吠え，鳥類のサエズリ（ともに恒温動物）。動物にも共通するこのガス交換と無関係な呼吸運動は何を意味するのだろうか？　これが私自身の呼吸器研究の底流にあるテーマである。肺に惹起される病態のみでない，呼吸運動という古来からの大きなテーマである。

　　本書の2章にも記したように，1968年の東京大学ストライキ中，三島の龍澤僧堂で駒場「陵禅会」の仲間と座禅をして過ごした。その年の12月，仲間の1人が見性体験をしたことが，初期の自身の医学研究の推力となった。なぜ数息観に代表されるような呼吸運動が脳の斬新な認識につながるのか？

　　さらに後年，NIHから帰国後，西野バレエ団，西野皓三先生の「西野流呼吸法」を習うことになった。両手の甲をお互いに接触し，相互に上腕のγ-fiberが作動するようにゆっくり前後すると，相互間の身体感覚を認識でき，その交流（正式には「対気」と呼ばれる）が可能になる。

　　この呼吸法への興味は，現在も仙台で多くの仲間とともに，その

身体反応のメカニズム探索を目的に毎週稽古している。こうした呼吸運動に伴う身体論は，molecular biology とは直接関係しないが，後述するように optogenetics という興味ある研究方法が展開しつつある。

東洋的身体論と西欧的身体論の出会う身体構造「腱・筋膜システム」
身体のなかの連続性とは何か？

上述したような呼吸運動を背景にする身体論は，一般的にはインド，中国，そして日本でも独自に発展した東洋的身体論である。興味にかられ，こうした方向の書籍を数十冊入手したが，scientific に理解しようという努力は，残念ながらほとんど皆無である。

一方，西欧文化の総合芸術としてのバレエは，指導教程がほぼ確立している。立位の姿勢，歩行，ジャンプや着地，両手の動き，肩甲骨の使い方など豊富である。しかしこちらもまだ現代の解剖学だけで記述できる身体構造論では不十分であると思われる。

多くの文献を渉猟していると，こうした身体論は，むしろ実際の人間の身体に触れる職業であるリハビリテーションや，マッサージなどの実践的理論の中に，一つの方向性があるように考えるようになった。

その現場は米国である。Ida Pauline Rolf という女性が始めた Rolfing という structural integration（構造的身体統合法）手技がある。Rolf 女史自身は 1920 年代，ロックフェラー研究所で生化学 (phosphatides) を研究して過ごした後，スイス・チューリッヒに滞在したときこうした手技を知り，1930 年代よりマッサージを中心とする活発な活動を行った。

実効性があるのか日本でも実践されているが，Wikipedia の evidence base では，適切な対照のある臨床試験がなく，安全であるが評価はできないという。しかし 2007 年にはそのグループが主催する"Fascia Research Congress"の記事が Science 誌に載っている[5]。

おそらく実際の手技でクライアントには評価されることが多くあ

219

Chapter 14 視点を変えて肺と呼吸運動を考える
新しい道は孤独な道！ Stay hungry！ Stay foolish！ 2）非ガス交換的呼吸運動とは？

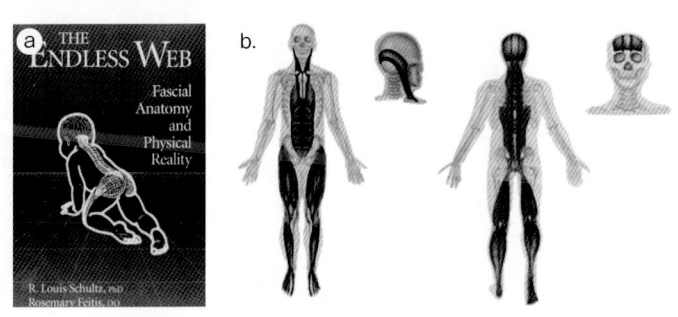

図 14-2　米国の Rolfing 研究者による身体の連続性の中心概念としての腱・筋膜系
a．Schultz RL による "the Endless Web：Fascial Anatomy and Physical Reality" の表紙[6]。
b．Myers TW の "Anatomy Trains"[7] の中の図。全身を覆う腱・筋膜系が詳細に示され，身体運動理解のために，旧来の解剖学では示されない連続体としての理解が強調されている。
（原図はカラー。ここでは白黒写真として，腱・筋膜系を強調した。図では前面，背面の連続する筋膜系が側頭部まで示されている）

るのであろう。こうした面は日本でもブームのマッサージやフィットネス・トレーニングでも同じである。それだけに，scientific な基盤を確立しようとする動きがある。

そうした中で，1990 年代から Rolfing を実践する人々の中から，Schultz RL は "the Endless Web：Fascial Anatomy and Physical Reality" という入門書を著し，日本語にも翻訳されている[6]。彼の考えは，われわれの（もちろん脊椎動物の）全身は，「腱・筋膜システムのネットワーク」で覆われているというものである（**図 14-2a**）。すなわち「腱・筋膜系」という概念で，古典的解剖学にはない「身体の連続性」を前面に出している。

実際日常的に目にするビーフステーキの筋の中に実は無数の fascia が存在しているが，われわれの頭の中では（マンガとして）全部を筋肉細胞と勝手に思い込んでいる。「腱・筋膜系」は古典解剖学の図に明示していないので，われわれの意識にすら登ってこない。

これをもう少しシステム化して捉えたものが Myers TW の "Anatomy Train" という本である（**図 14-2b**）。本書も，第 2 版は日

本語訳があり[12]，PT（physical therapist）を中心に読者が広がっているが，MDの目から見れば物足りない面も多々ある（実際著者の名前をPubMedで探しても，1件しか出てこない）。

　先に述べたScience誌の記事にも，このMDとPTの間のギャップを課題として取り上げている[5]。MDはfasciaのなかのfibroblastの遺伝子発現がメカニカルな刺激でどう変化するかを研究発表するが，身体全体を対象とするPTはそうした解析に興味を示さない。

　2013年春には第3回の"Fascia Research Congress"がバンクーバーで開催されたが，おそらくこのギャップは容易に解消されないだろう。「こんな学会に出ると自分の学術的評判を落とすことも危惧する」と参加したMD研究者が述べている。私自身，呼吸法を習いながら，こうしたフラストレーションをいつも感じている。だから"Stay hungry! Stay foolish!"の精神はよくわかる。この両者のギャップの問題はどこに始まりがあるのか？

身体を部品として理解する古典的解剖学と，連続体として理解する将来の形態形成機能学
西野流呼吸法の体験から

　医学は，ことにゲノム解明以降は，文字通り日進月歩に知見が広がり，治療への応用が進んでいる。しかしbiochemistryからmolecular biologyへの展開は，細かな要素ごとの解析が中心で，個体としての全体像は常に「将来の課題」である。

　巨視的全体像としてのわれわれの身体は，15世紀ルネサンス期の古典的人体解剖学に基礎をおき，その研究の基本は連続・統合体としての身体を分解（＝解剖）して理解することであって，解剖学の常識的な理解は部品の集合体としての身体であり，その各部分の相互性の研究展開はほとんどなされていない。

　しかし，受精卵から形態形成されたわれわれの身体は，文字通り連続体として各部分が連携している。上述の「腱・筋膜系」の理解は，本来なら連続的身体理解が必要な最たる領域である。こうした連続

Chapter 14 視点を変えて肺と呼吸運動を考える
新しい道は孤独な道！ Stay hungry！ Stay foolish！ 2）非ガス交換的呼吸運動とは？

体，相互性の認識としてデザイン工学的検討は始まっている[8]。しかし，これではあまりに理念的，ロボット工学的であり，生身の体の説明にはならないと予想する。

Rolfing は少し静的な身体連続性追求であるが，私自身が 25 年間その不思議さを体験してきた「西野流呼吸法」は，動的機能的連続体としての形態形成機能学の展開が必要な領域である。

西野流呼吸法を簡略に紹介する。1985 年前後に，西野皓三氏（大阪市立大学医学部を中退し宝塚に参画）がバレエの身体論，合気道の相互的身体訓練の経験のうえに創始した身体訓練法である[9]。「呼吸法」という名前はついているが，呼吸器病学で言う「腹式呼吸」などとはまったく異なる。稽古は 2 時間を単位とするが，重要なのは最初の基礎練習 1 時間である。

ここではまず「足芯呼吸」という，イメージ，あるいは身体各部位への意識（awareness）をもち，それを移動させていく。Schultz JH の「自律訓練法」に少し通じる点があるが，足芯呼吸は全身に及ぶ awareness である。

足底（足芯）から下肢に沿って上方へ，まず下腹部（丹田）へ進め，骨盤内を後方へ移動させ肛門（この領域は S^5 で脊髄神経の端に相当）を意識する。そこからさらに脊柱を上方へたどり，頸椎から頭頂部（百会）へ進める。

不思議なのは，さらにはその awareness を体の前面に回し（これは中国導引法の「周天」に通じる），ゆっくりと丹田にイメージを集め，さらに呼気とともに足底まで戻して行く。

この身体部位の意識づけを体位のバリエーションを変えながら 30 分間も繰り返す。これはまるで脳の中の body map を確認し，強化する作用があるのでないか。

次いで体軸を中心とし，腰を回しながら腕の振りを伴って，身体を左右に回転する（これも中国拳法の「スワイショウ」に通じるが，内容は異なる）。ラジオ体操的イメージとはまったく異なり，腕の高さを変えながら約 200 回ほど回旋を行う。すると肩甲骨を中心とする一種の脱力感覚を伴うようになり，前述した全身の連続性が実感

されるようになる。

　すなわちこの基礎練習の1時間は，あたかも「身体を習う」という感覚である。

　孫を観察していると，寝返りから，ハイハイ，起立，ヨチヨチ歩行，走りなど（これは個体の機能獲得自体に系統発生がくり返されている），2年間以上の時間でわれわれが無自覚に獲得してきた「連続体の身体」の認識（あるいはそれを制御する進化による身体と神経系の相互関係）があると納得できる。

　西野流呼吸法の基礎練習ではこうした自分の身体や脳の中のbody mapを再学習しているともいえる。連続体の身体はあまりに幼少のころに獲得したので，通常は意識にも昇らない。それを再度「意識化(awareness)する」訓練である。

　この基礎練習の後，ようやく，ほかの身体訓練ではまったく経験のできない，相互に身体awarenessを交流する「対気」の練習（これも中国拳法の「推手」に一部通じるが，武道的ではない）が約1時間続く。実際には相互に手の甲を接触し（なぜ手の甲か？　十分な説明はないが，医学的には圧受容体の皮膚分布が最も高密度であるのは手の甲や上腕である），相手の中心部（身体軸として感じられる）に自分のイメージを送り込む訓練となる。

　熟達者のイメージの働きかけ（これも現時点では実態がわからない。最近発見され活発な研究の進むmirror neuronが関与するのかもしれない）[19]の方が通常は強いので，受け手の体が反応し，後方へ伸展位を取りながら弾かれる（実際には背後に分厚いマットが準備してあるので，それがクッションになって怪我をすることはない）（実際の写真や動画は以下を参照[10][11]）。

　この現象は通常のスポーツでは見ることがない（相撲では体重100 kg以上の力士のぶつかり合いだが，時々ここで述べる，土俵の外へ飛ぶような場面を見る）。

　この反応には個人差があり，弾かれる以外に，人によっては激しく手足をばたつかせたり，中には笑い出す人もいる（笑い出すという現象は，本稽古がそもそも武道的ではないという根拠の一つでな

いか）。手技から想像して押し合う武道的稽古の印象をもたれるが，実際は連続体としての相互の身体認識の交流であり，受ける側は全身を伸展するような，時には暖かさを伴う流れを感じる。

重要な点は，単に上肢の問題だけでなく，相手からの衝撃が「全身」に及ぶ点である（上肢からの入力が，下肢の指端まで伸展位をとるように伝わる）。全身が反応するので，「背伸び」に通じる爽快感がある。

「曲がらない腕」と筋紡錘（あるいは Golgi tendon organ）
手の甲のセンサーが相互の全身を感知する

さて，この反応はなぜ「全身」に影響が伝播されるのか？　相互にやり取りするシグナルの本態は何なのか？　先に音楽家の演奏に伴う身体運動の話をしたが，音楽の訓練を受けた人は「対気」において身体が大きく反応する。音楽家はここで述べる滑らかな「連続体の身体」がすでに十分開発されているのではないか？

MD としては，相互の筋紡錘（muscle spindle）が相互に作用し合い，これを介して双方が何らかの情報を増幅して伝達している感覚がある。こうした状態では，相互の腕は弾力を持ちながら曲がらず，相互に膨らむような感覚が生じる。

この現象は重要なメカニズムを内包しており，恐らくこの現象の先に全身反応への繋がりがあると予想する[17]（**Column-23** 参照）。「対気」現象を解析する研究の本質的な内容となるのでないか。

実体験を積むと，こうした訓練法とその感覚は，ほかの競技などスポーツ全般を通して経験できないユニークなものであり，「連続性を基礎にした身体論」を確立する必要性を感じる理由である。

しかし，現状では具体的な研究ステップがまだまったく見えない。私自身，数十人の医学研究者にこの現象を見学してもらい，解釈を依頼したが，彼らから的確な指摘は受けなかった。もちろんこうした現象に関心のある医師も存在する[12]。この中には「対気」現象の経験も紹介されているが，わからないと説明されている。

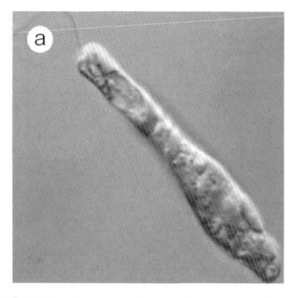

図 14-3　藻類の channel rhodopsin と optogenetics

a. 藻類の全体像と膜を 7 回貫通する channel rhodopsin の 3 次元構造[13]。光が上方より入ると、イオンチャネルが開き、Na^+ イオンが細胞内へ取り込まれる。この膜蛋白を神経細胞に導入すると、光刺激により action potential が発生するという代替神経刺激のモデルとなる[14]。

b. この遺伝子に GFP 蛋白である venus を加え、Thy 1.2 遺伝子のカセットに ChR2-Venus を挿入する construct[15]。その下にはその蛋白の立体構造が示されている。これを用いて transgenic rat を作成し、optogenetics 研究がなされる。

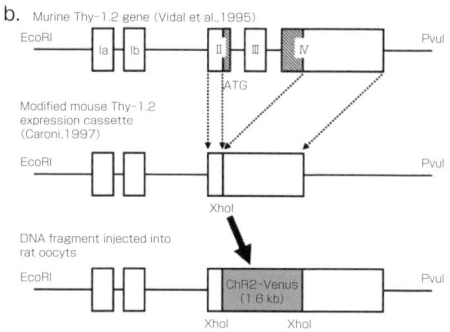

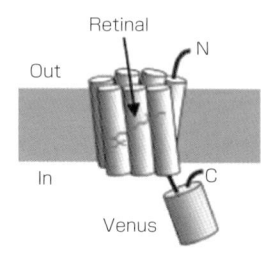

　繰り返しになるが、新たな領域として連続体としての形態形成機能学が誕生する必要を強く感じる。その一つになるかと考えられる optogenetics を以下に紹介する。ようやく molecular biology の話が始まる（本章は別の内容かと思われたでしょうが御安心ください）。

Optogenetics
mechanoreceptor からの入力を channel rhodopsin による光エネルギーの action potential として代替し伝達系を解析する神経研究法

　この話は光合成を行う藻類（algae）から始まる。藻類に存在する rhodopsin 蛋白をラットの神経細胞に遺伝子導入するという話である。
　光合成反応の効率上、藻類には太陽光への走行性のもとになる channel rhodopsin（ChR）が存在する[13]（図 14-3a）。その 1 つである

ChR2 は青色光によりイオンチャネルが開き,陽イオンが取り込まれる。2005 年,この膜蛋白質を神経細胞に遺伝子導入する試みがなされ,光を当てると action potential が発生することが報告された[14]。

日本では東北大学生命科学研究所の八尾寛教授のグループが,この蛋白に Venus と呼ばれる green fluorescent protein(GFP)を付け,Thy-1.2 遺伝子の cassette 中に取り込んだ transgene(図 14-3b)をラットで発現させた。その transgenic rat の 1 系統(W-TChR2V4)は,somatosensory system の末梢 mechanoreceptor(いわゆる圧受容体)にこの膜蛋白が発現している。すなわち,青色光による刺激をaction potential として dorsal root ganglion(DRG)を経由して伝える動物モデルを作成した[15]。

この系ではラットの足底部に青色 LED 光を当てると,supplement のビデオに示されるように,足の伸展反応が惹起される。すなわち機械的な圧刺激を光刺激で代用して,DRG を介する神経反射を再現できると同時に,形態学的に GFP を marker としてその受容体の生体内分布を解析することが可能である(Column-22)。

ようやく形態形成による圧受容体群の全身分布と,その機能評価が可能な動物モデルが作成されたわけである。まだまだ研究はスタートラインであるが,一つの切り込む可能性は示されたようである。

Proprioceptive sense と腱・筋膜系の連続的身体
全身反応の wilderness 感覚と非接触系のさらなる不思議な世界

呼吸運動は単なるガス交換のみならず,連続体である全身への働きかけの trigger を,少なくとも上陸後 3 億年以上の進化を経て,「腱・筋膜系」の連続体として獲得してきた。

「対気」における相互身体イメージはこうした連続体と DRG を介する feedback 機構[17]が関与するのではないかとの予想は先に述べた(Column-23)。「対気」における「曲がらない腕」の状態では,このサーボ機構が相互に気持ちよく働いている。すなわち前述した連続

> **Column-22　W-TChR2V4 ラットにおける遺伝子発現と光刺激による運動誘発**[15]
>
> Optogenetics は 21 世紀に入り Neuroscience 全般に研究革命を起こしている技術である。光刺激で神経細胞に action potential を惹起できる。本論文(Ji ZG, Ito S, Honjoh T, et al. Light-evoked somatosensory perception of transgenic rats that express channelrhodopsin-2 in dorsal root ganglion cells. PLoS One 2012；7：e32699) は PLoS One の論文であるので, PubMed で free access である。
>   図6および図S2 を参照。また実際に青色 LED にラットの足が反応するのは supplement のビデオを閲覧。
> ・図6では青色 LED 光を脚底に照射することによる, ラット脚の運動誘発のシェーマ。
> ・図S2 では GFP を用いての写真であり, ChR2V4 は筋における神経終末や, DRG においても発現している。
>   こうした光刺激による神経反応惹起は, 今後いろいろな分野で詳細な運動解析が可能となると予想される。
> ここでは, サーボ機構の一部を担う DRG のが非常に鮮明に撮影されている。

性のある身体とは, 相互の圧受容体からの入力を介して, 全身の DRG を介するシグナルの膨大な演算が real time に感取されているのではないか。

こうした研究の意義の一つには, 高齢者における運動の問題がある。話題の locomotive syndrome である。身体が動かなくなる背景には,「腱・筋膜系の硬化」が存在するが, 自分がその年齢にならないと理解できない。私が関心を持つ西野流呼吸法「対気」においては, 従来知られていた方法とはまったく別の経路で, 相互の身体に働きかける。身体は伸展位を取り, これはまさに「背伸び」で非常に気持ちが良い。

なぜこういう反応が起こるかを明らかにすれば, 医師やナースなど医療職がこの手技を高齢者に応用できるようになる。そのためにはこれらの医療職が理解できる背景メカニズムを説明しなければならない。

一部は固有受容体神経促通法(proprioceptive neuromascular facilitation：PNF)としてリハビリ領域やスポーツ医学ではまさに DRG を介する反応を治療に応用している[16]。しかし多くは上肢や下

Chapter 14 視点を変えて肺と呼吸運動を考える

新しい道は孤独な道！ Stay hungry！ Stay foolish！ 2) 非ガス交換的呼吸運動とは？

> **Column-23** Proprioceptive senses—腱・筋膜系における連続的身体の signaling 仮説[16]
>
> 深部固有知覚はわれわれの身体論，運動論の基本的な機構であるが，研究技術上の未発達で，なお十分な理解はなされていない。本論文(Proske U, Gandevia SC. The proprioceptive senses : their roles in signaling body shape, body position and movement, and muscle force. Physiol Rev 2012；92：1651-97)は PubMed で full text free である。
> 本論文の図16は Proske U の総説のこうした深部固有知覚の神経路の仮説である。
> ・筋伸展を感知する筋紡錘のインパルスは Clark's column や dorsal spinocerebellar tract(DSCT), nucleus Z, 視床を経由して大脳皮質の体性感覚野に達する(赤線)。
> ・DSCT の collateral は小脳にも達している。
> ・運動野からの指令は下降して筋収縮作用を生じる(青線)。
> （しかし感覚野と運動野を繋ぐものに関しては不明である。イメージする相手への「想い」とは何か？）
> ・運動野からの軸索の一部は小脳前野で DSCT からの signal との差分が演算され，その結果は求心系に抑制性調節を来すと考えられる(位置は nucleus Z, 視床, 大脳皮質など)。
>
> 「対気」における手の甲を接した「曲がらない腕」のモデルになる仮説で，この制御感覚が相互に共有できる。これらの signaling は腱・筋膜系の関与により，さらに全身が協調して反応する。こうした理解はまだまだ不十分である。このため現段階では「対気」現象も説明できない。しかし研究方向はこちらだと考える。
> 将来的には地球シミュレーターのようなビッグ・データによる身体運動の連続体としての求心系，遠心系の総合的なコンピュータ上のモデル系の作成が必要と考える。
> しばらくはジェンナーの種痘のように，現象は存在するのに説明する免疫学がない，という状況が続く。

肢など身体の一部の反応である。これに対し，「対気」による促通 facilitation は全身が反応する。それが爽快感や，高齢者の運動能力を維持させる。

実は相互に身体イメージを共有できることにより，相互の身体軸が感取できるようになる。身体軸とは何か？　多くの人は人体の左右対象の中心である脊椎を静的な軸とイメージするだろうが，そんなものでは説明がつかない。脳血管障害でそんな軸は瞬時に麻痺をするからである。

私自身は，身体軸とは連続する腱・筋膜システムの多数の受容体よりの総情報を統括したうえの遠心運動系出力による，ほぼ正中線上に感じられる real time の統合的深部固有知覚バランスが軸と感じる実態でないかと考えている。単に起立しているだけでも，もちろんこの演算はなされている。
　「対気」や「軸感覚」は，先に紹介した「推手」という稽古法に通じるものがある。実際の「推手」の動画を YouTube でみるとやはり相互の DRG を介する proprioceptive な反応がかかわると考えられる。
　しかし西野流呼吸法の「対気」という稽古は武道ではなく，一般人への呼吸による身体性認識，「身体を習う」ことが中心の稽古である。一見上級者に弾かれるのは武道的稽古には見えるが，そこには相手と相互交流する感覚が存在する。
　この相手との交流の側面は，実はより深い一般の社会生活において，自分の「想い」を相手に伝える non-verbal communication の訓練に繋がっている[19]。この意味では若年者にも相互の軸感覚を感取する訓練は重要であり，この訓練の意義はホモ・サピエンスの未知能開発の一端であろう。
　何よりも，こうした感覚は自身の中の wilderness 感覚（野生に戻る感覚）を呼び覚ます。何か進化の古い段階の身体に出会った感覚である。この wilderness 感覚は，自身を家畜化し，社会化することにより繁栄を築いたホモ・サピエンスの現状の中で，貴重な個としての身体感覚である。
　21 世紀の computerization が進行する中で，そのアンチテーゼとしての生身の身体感覚や non-verbal communication は，日常生活での重要な感覚領域として，今後習得する重要度が大きくなるのではないか？
　さらに不思議なことは，相互の身体 awareness のために，初心者への導入訓練として「手の甲を接する」という方法をとるが，「接触」という直接面がなくても，離れていて何らかのシグナルが相手に伝わり，相手の身体が反応することも，現実にまれではなく経験する。この非接触系でのシグナルの実態は何か？

Chapter 14	視点を変えて肺と呼吸運動を考える
	新しい道は孤独な道！ Stay hungry！ Stay foolish！ 2）非ガス交換的呼吸運動とは？

一般の人たちは「気」という言葉でわかったような気（？）になる。しかしこの非接触での反応こそ重要で、さらに複雑なscientificな課題である。単に高齢者の運動訓練を超えて、はるかに重要なホモ・サピエンスの未知の身体能の研究に繋がるものであると予想する。

もう一つの大きな課題
宗教体験（見性）を科学する

呼吸に興味を持ったのは、そもそも大学教養時代の座禅による見性現象を目撃したことにあると述べた。もちろんこうした現象はより複雑な科学研究の対象であろうが、それがなぜ呼吸運動と関連するのか？　最後に少し私見を述べたい。

禅仏教での「見性」、浄土真宗などでの「妙好人」、あるいはギリシャ正教などの「密儀」などは、一般に宗教体験といわれ、まったくの未知領域で、やはりMDは正面からこれを研究しようとしない。

しかし、考えられている以上に一般にもよく経験されているようである。私の大学の同級生2人が禅とは関係なく、同じような経験をしたと聞いた。あるいは一般に数％程度が経験している現象である可能性がある。

なぜ私がこの問題への関心が持続しているのか？　それはこの現象が、われわれホモ・サピエンスに与えられている未開拓の能力の1つでないかと考えるからである（であるから今から約2000年前に、現在の主たる宗教が多地域で発生した。実際15万年間のホモ・サピエンス史では、±数千年の違いで同じような発展段階を経る印象がある）。

もう一方では宇宙論的視点からも興味を持っている。ビッグバン後138億年、地球上生命の起源は40億年前後、多細胞から脊椎動物、哺乳動物そしてホモ・サピエンス。新たな種であるホモ・サピエンスとしての15万年間は、現在解明されたゲノムはほぼ不変のはずである。

一方、種としてのホモ・サピエンスの大きな変化は、中枢神経系

である脳の発達である。その脳が，自分の宇宙における存在を認識するようなメカニズムを内包するならば，宇宙論的にはなぜ生命が誕生し，進化したかという課題の，ある意味の自己完結となる。

この体験現象に関しては宗教上の文献に多いが，テレビ番組，またウェブサイトで見ることができる TED プレゼンテーションでの Jill Bolte Taylor の講演を偶然聞いてまったく驚いた(「奇跡の脳」として日本語訳もある[18])。

彼女は 37 歳のとき，左脳の血管の malformation の破裂による脳出血で言語，運動などの機能が徐々に低下していく中，本人自身が脳科学者として，残された右脳による斬新な自己認識を経験したというものだ。それは宇宙の中の自己の存在と他の存在へのつながり，まるで流体のような自己の認知であったと彼女は述べている。

こうした認知は私の知る限り宗教体験に非常に近い。左脳，右脳の可塑性と分化，脳梁切断手術による右脳，左脳の差が研究される中で，こんなにも明瞭にわれわれが無意識下に出入りしている右脳の認識を前面に出したのは，大変興味深い貴重な経験である。

さて，それではこうした体験は日常生活でいかにして可能になるのか？　また呼吸運動はどう関連するのか？　上述の Jill 女史の経験と記載はいろいろ参考になる。それは左脳機能の不全，あるいは訓練による左脳抑制が関与する可能性である。

左脳機能である言語による意識は常に流れ，移っていく。通常ではこれを抑制するのは困難である。呼吸運動に意識を集める(awareness)のは，こうした意味で左脳機能の抑制に効果があるのではないかと想像される〔実際，三島の禅堂で目撃したサークル同人の現象も，宗教教義上の問(いわゆる「公案」)というより，むしろ身体 awareness の延長上に発生した認識覚醒と考えるが，これは別に論じたい〕。

あるいは呼吸運動を介して全身の「腱・筋膜系」に繋がり，その情報による無意識裏の全身の real time 身体位置情報管理の一部に右脳系が関わっている可能性もある。そういう意味でも呼吸運動からは右脳系に approach しやすいのかもしれない。この問題もどこか

ら切り込むのかまだ局面はまったく見えないが，身体awarenessと中枢神経系研究は今後の重要な課題である．

　世界的な宗教の開祖がいくら偶像を否定しても，左脳系はそれに依存するようになる．また左脳は仮想の敵味方を弁別してゲームをする．左脳機能で現在の発展をとげたホモ・サピエンスの性であろう．世界の紛争のほとんどはこうした根拠のない信念から起こっている．

　仏教の祖であるシャキャ・ムニ（ゴータマ・シッダルータ）の体験とそこから敷衍する教義は，ここに述べたような全身を連続体として連携する呼吸運動とそれによる脳生理機構を明らかにすることにより，本来的にはホモ・サピエンスに与えられている能力が認識，開発され，まったく新しい世界観を生むものでないかと考える．

● 文献

1) O'Connor PM, Claessens LP. Basic avian pulmonary design and flow-through ventilation in non-avian theropod dinosaurs. Nature 2005；436：253-6.
2) Berner RA, Vandenbrooks JM, Ward PD. Evolution. Oxygen and evolution. Science 2007；316：557-8.
3) Farmer CG, Sanders K. Unidirectional airflow in the lungs of alligators. Science 2010；327：338-40.
4) Mirceta S, Signore AV, Burns JM, et al. Evolution of mammalian diving capacity traced by myoglobin net surface charge. Science 2013；340：1234192.
5) Grimm D. Biomedical research. Cell biology meets rolfing. Science 2007；318：1234-5.
6) Schultz RL, Feitis R. 鈴木三央，訳．エンドレス・ウェブ：身体の動きをつくり出す筋膜の構造とつながり．東京：市村出版，2010.
7) トーマス・W. マイヤース（Myers TW）．板場英行，石井慎一郎，訳．アナトミー・トレイン第2版：徒手運動療法のための筋筋膜経線．東京：医学書院，2012.
8) Intension Designs.（http://www.intensiondesigns.com/）
9) 西野皓三．西野流呼吸法．東京：講談社，1987.
10) 西野皓三．西野流呼吸法：気の奥義．東京：祥伝社，1992.
11) 西野皓三．西野流呼吸法：ときめいて生きる［VHS］．東京：小学館，1991.
12) 矢作直樹．人は死なない：ある臨床医による摂理と霊性をめぐる思索．東京：バジリコ，2011.
13) Hegemann P. Algal sensory photoreceptors. Annu Rev Plant Biol 2008；59：167-89.
14) Li X, Gutierrez DV, Hanson MG, et al. Fast noninvasive activation and inhibition of neural and network activity by vertebrate rhodopsin and green algae channelrhodopsin. Proc Natl Acad Sci U S A 2005；102：17816-21.

15) Ji ZG, Ito S, Honjoh T, et al. Light-evoked somatosensory perception of transgenic rats that express channelrhodopsin-2 in dorsal root ganglion cells. PLoS One 2012 ; 7 : e32699.
16) Sharman MJ, Cresswell AG, Riek S. Proprioceptive neuromuscular facilitation stretching : mechanisms and clinical implications. Sports Med 2006 ; 36 : 929-39.
17) Proske U, Gandevia SC. The proprioceptive senses : their roles in signaling body shape, body position and movement, and muscle force. Physiol Rev 2012 ; 92 : 1651-97.
18) Taylor JB. 竹内　薫, 訳. 奇跡の脳：脳科学者の脳が壊れたとき（新潮文庫, テ 23-1）. 東京：新潮社, 2012.
19) Hari R, Kujala MV. Brain basis of human social interaction : from concepts to brain imaging. Physiol Rev 2009 ; 89 : 453-79.

エピローグ

　1年にわたり，日本胸部臨床誌上に自分が考える呼吸器病学とそれを支える物質論を述べてきた．私自身，こうした長期にわたり持続して考えをまとめたのは初めての経験で，改めて人に伝える困難さを認識した．

　呼吸器を専攻するとは何であるのか？　本書のもとの連載を書き上げながら見えてきたものがある．それは臓器としての分化と形態形成により成立した肺を構成する細胞群の生物学を基礎に臨床に対応することである．

　もちろんその原点は，分化に関与する遺伝子，RNA 遺伝子などの発現調節機構になる．呼吸器病学は他臓器より広く，感染，炎症，腫瘍，臓器加齢など幅広い病態であるが，呼吸器細胞群で機能する遺伝子群はこうした専門的領域には関係なく状況に応じて発現し，その機能を発揮する．むしろ医師の方が自己規定して守備範囲を狭めているのでないか？

　言い換えれば，感染症内科，腫瘍内科，あるいは小児科，老年内科とそれぞれ専門領域の中で，われわれ chest physician は分化した呼吸器細胞群の生物学と臓器としての生理学に精通した集団であるという自覚の問題である．

　ありふれた事実であるが，例えば肺炎は20～40歳代では背景疾患がない限りまれである．肺の防御機構が十分に機能しているからである．またゲフィチニブは肺腺癌の一部に著効するが，他臓器癌に有効でない事実は，発癌における抗細胞死シグナルが分化した臓器細胞特性により成立していることを如実に物語っている．

　こうした chest physician としてのさらなる病態理解と治療の臨床深化のためには物質論〔本書（連載）で述べてきた molecular biology の思考〕が臨床医に身についていなければ，患者に申し訳ないというのが，本書執筆の真意である．ゲノム医学の物質論と呼吸器臨床 expert の両方を bilingual で生きようという呼びかけである．

最後には私自身の20歳の原点にもどり，ホモ・サピエンスの身体と脳，それを繋ぐ呼吸運動にも言及した．この部分は筆者の個人的経験が大きいが，実は循環器や消化器など，他臓器専門では考えることもない，呼吸器専門領域の最も深い部分かも知れない．

　最後にこうした執筆の機会を与えて下さった日本胸部臨床の編集委員の先生方，また身勝手な話題を面白いと読んで下さった読者諸兄，さらに座禅から始まり生化学，molecular biology，呼吸器臨床から呼吸法まで，御縁のあった多くの皆様方にも，心より感謝申し上げます．

　加えて1年間の執筆への継続した支援と本書出版への労を取って下さった克誠堂出版編集部の角田優子氏にも深く感謝します．

索引

【数字・記号】
"$1000/genome"計画　184
19-mer oligonucleotide　47
19-mer oligonucleotide probe　52
3c　189
3次元構造　69
9.11事件　45
Ⅱ型肺胞上皮細胞　119
ΔNBax遺伝子　89
ΔNBax遺伝子治療　90
λphage　51
λphage cloning法　50

【英文】

A
A1AT　69
　M1(Ala213)　74
　M1(Val213)　74
　MZ型　70
　Z型　70, 73
　遺伝子型　75
　遺伝子変異　72
ACE　33
AcSDKP　34
activating mutation　132
acute exacerbation(AE)　125
acute respiratory distress syndrome　208
addiction　138
adenovirus vector　83, 85, 87
AHR　21
air sac　214
alveolar macrophage derived growth factor　58
AMDGF　58
American Thoracic Society(ATS)　135
Anatomy Train　220
angiotensin I　30

angiotensin-converting enzyme(ACE)　30
Antiprotease　172
APSR　96
ARDS　43, 208
Arthur Kornberg　15
Aryl hydrocarbon receptor　21
Asian Pacific Society of Respirology　96, 99
ATS　163
ATS/ERS consensus statement　152
autophagy　199
awareness　222, 223, 231

B
BAL　38, 49, 58
because　63
bilingual　1, 40, 200, 235
bilingual chest physician　94
bioinformatics　184, 201
biology　140
biomarker-based medicine(BBM)　144
biostatistician　201
body map　222
BRAF遺伝子　137
BRAF変異　135
brain science　13
Brit-Hogg-Duke症候群　76

C
cAMP　193
cancer metabolism　196, 197
CD34　210
CD34陽性　209
cDNA library　57
channel rhodopsin　225
chart round　8, 29, 40, 41, 76, 93
ChIP　187, 189

237

索引

ChR　225
chromatin immunoprecipitation　187, 189
chromosome conformation capture　189
chronic myelogenous leukemia (CML)　131
cloning kit　51
cohort and nested case-control study　127
Collins　82
competence因子　58
computer　207
conformational病　74
COPD　214
Crystal　38, 40, 46, 49, 54, 57, 60, 72, 82, 85, 93
cystic fibrosis　72, 82

D

dipeptidyl peptidase　34
DNA ligase　49
Dox　136
doxycycline　136
DRG　226
driver mutation　134
DSMB　163

E

EBM　30, 202
EBM on BBM　143
echogram　209
EGFR driver mutation　121
EGFR driver 変異　40
EGFR 遺伝子ノックダウン　138
EGFR 阻害薬　197
EGFR ドライバー変異陽性　143
EGFR リン酸化酵素変異　195
EGF 受容体　131, 191
elafin　117, 173, 175

elastase　175
elastase-A1AT 複合体　69
EML4-ALK fusion 遺伝子　141
ENCODE　84, 183
ENCODE project　187
Endless Web　220
endosome　192
epi-genome　183
ER stress　167
ethnic background　139
evidence　43

F・G

Faisal Yunus　94
feedback 機構　226
figure legend　55, 77
figure 作成　54
flow　135, 139, 140, 166
fluorescent resonance energy transfer　192
Francis S Collins　52
FRET　192
Genome wide association study (GWAS)　72, 118, 184
GFP　192, 226
GM-CSF　103, 105
GPCR　192, 193
G-protein-coupled receptor　192
granulocyte-macrophage colony stimulating factor　103
green fluorescent protein　192, 226

H

haplotype　75
HapMap Project　83, 117
hepatocyte growth factor　156
Hermansky-Pudlack 症候群　161
HGF　91, 156, 157, 161

history taking 42
HIV 106
HM on HH 120
homologus SNPs 118
Homology mapping on homozygosity haplotype 120
HRCT 125
hypoxic vasoconstriction 216

I
ICH 121, 124
IDO 91, 105
IGF-I/Somatomedin C 58
IgG4 関連疾患 112
IkB α 178
impedance plethysmography 208
indoleamine 2,3-dioxygenase(IDO) 20
Institute of Development, Aging, and Cancer 80
intervention 41
Ion Torrent 185
IPF/UIP 151
iPS 細胞 169

J・K・L
Jacks T 134
Jacques Monod 23
Japan Pharmaceutical Information Center 165
JAPIC 165
Knockout mouse 103
K-ras 変異 136
kynurenine 20, 22
L858R 変異 137
LAM 76
lncRNA 190, 191
lncRNA 191
locomotive syndrome 227

long non-coding RNA 190, 191
lung biology 148
lymphatics 155

M
Margolin SB 159
mass extinction 215
Massachusetts General Hospital 46
maximum tolerated dose(MTD) 17
MDR 結核 198
mechanoreceptor 226
MedDRA 124, 125
memberA2 119
MGH 46
MHC class I 34
microarray 83
microbiome 195
microRNA 191
Mimi Zeiger 55
miRNA 191
mirror neuron 223
Molecular Biology of the Cell 6, 41, 77
MUC5B 158
muscle spindle 224
myoglobin 216

N
National Cancer Institute 116
National Heart, Lung, Blood Institute 46
NCBI 118
NCI 116
NEJ001 試験 143
NEJ002 試験 142, 143
NEJ009 143
NEJSG 140
neoplasm 195, 196
network 62

neutrophil elastase (NE) 57
NF-κB 177
NGS (next generation sequencing) 185, 186
NHLBI 38, 46
NIH 38, 45, 92, 184
Nintedanib 169
nonspecific interstitial pneumonia 210
non-verbal communication 229
North East Japan Study Group 140
Nrf2 197
NSIP 210

O・P

oncogene 134
OP 210
Optogenetics 225
organizing pneumonia 210
ortholog 74
p53 遺伝子 87
Pa_{O_2} 値 216
Paragraph 55
paraquat 肺障害 208
passenger 変異 138
pathogen 195
PC 36
PCR (polymerase chain reaction) 法 52
phagocytosis 104
physician scientist 2, 89
PI3 175
plasmid 50
PMDA 126
PNA-LNA PCR 法 135, 141
PNF 227
primary end point 164
proepithelin 175
pro-inflammatory 156
promotion 因子 58

proof of concept (POC) 83
proprioceptive neuromascular facilitation 227
protein C 76
PU.1 104
pulmonary alveolar microlithiasis (PAM) 115
pulmonary alveolar proteinosis (PAP) 101
Pulmonary Branch 46, 47
pulmonology/oncology 148
pyrazinamide 198, 199

R

randomized clinical trial (RCT) 152
ras 変異 134
restriction enzyme 48
restriction fragment length polymorphism 47
retrovirus vector 85
reverse oncology 133
reviewer 54
RFLP 47
rituximab 111
RNA interference 137
RNA world 190
RNAi 137
RNA-seq 188, 190
Rolfing 219

S

Sanger 法 51
Schwartz D 158
secretory leukocyte protease inhibitor 172
sequencing 185
serine protease 阻害物質 70
SERPIN 70

SHS　118
Siiyama　69, 75
Siiyama 遺伝子　73
Siiyama 変異　72
siRNA　137
SLC34A2　118
SLPI　95, 97, 172
SLPI 遺伝子ノックアウト　174
SMA　210
small interfering RNA　137
SNP microarray　158, 183
SNP（single nucleotide polymorphism）　56, 72
SNP マイクロアレイ　118
sodium phosphate　119
solute carrier family 34　118
somatic mutation　132
southern blotting　53
southern blotting 法　48
Sp_{O_2}　162, 164
Starling の式　208
stretch of homozygous SNPs　118
structural integration　219
suicide molecule　57
survival　196
survival signal　197

T
T 790 M　192
TED プレゼンテーション　231
The Encyclopedia of DNA Elements　183
the Medical Dictionary for Regulatory Activities　124
Thoracic Oncology　148
tmRNA　198
topic sentence　55
trafficking　191

transcriptome　190
transfer-messenger RNA　198
translation　1
treatment holiday　142
tryptophan 2,3-dioxygenase（TDO）　20
tryptophan 5-monooxygenase　15
two-photon microscopy　193

V・W・Y
$\dot{V}_A/\dot{Q}$　207
$\dot{V}_A/\dot{Q}$ ミスマッチ　31
Vamus HE　134
vector　50
WAP motif　173
WFDC　173
wilderness 感覚　229
Yeast-two-hybrid システム　175

【和文】
あ・い
アカデミック生活　11
悪性黒色腫　137
悪性新生物　196
あくび　216
圧受容体　223, 226
アポトーシス　135, 138
アメリカ社会　62, 63
アラバ®　126
イーライリリー奨学生　38
医学部入学者　5
医局　29
医局旅行　99
意識化　223
市山新　15
遺伝子解析　67
遺伝子サイレンシング　138
遺伝子重複　34
遺伝子治療　50, 86, 88, 139, 157

索引

遺伝子治療研究会　85
遺伝子導入　82, 83, 84
遺伝子ノックダウン法　138
井上彰　126
医薬品医療機器総合機構　126
イレッサⓇ　121, 124
イレッサ副作用　132

う・え・お

右心カテーテル　31
ウレタン　177
運転手のような変異　134
英語　95, 97, 98
液相気相間　136
エネルギー　160
エビデンス　44, 133
塩基配列決定技術　56
塩基配列決定法　50, 51
炎症反応　35
岡目八目　81
奥村康　66
オレイン酸　31
オレイン酸肺水腫　32
音楽家　217
音楽療法　217
温度板回診　29

か

外呼吸器　214
解剖　221
学位　30
核酸プール　197
学術部会　44
学生　18, 42
学生さん　33
家族　62
家族性肺線維症　158
活性型変異　132

カット　49
蝦蟇の油　54
加齢医学研究所　80, 132, 141, 152
加齢現象　167
加齢肺　209
幹細胞　96
間質性肺炎　122, 151
患者体型　156
感性　3
癌免疫療法　90
緩和医療　142

き・く

気功　218
器質化肺炎　209
北日本肺癌研究会　140
気嚢　214
脚色　54
急性呼吸窮迫症候群　208
急性増悪　125, 126, 163
吸入治療　108
教育　29, 41, 77
教授選考　10
京都大学医化学　19
京都大学医化学教室　22
胸部腫瘍内科　82
恐竜　214
吉良枝郎　26, 27, 41, 45, 50, 66, 206, 207
緊急安全性情報　123
近親婚　72
筋紡錘　224
工藤翔二　122, 124, 159
熊谷賞　79
グループ　9

け

系統発生　223
血管新生　157

血管内皮細胞　209
ゲノム病　196
ゲフィチニブ　121, 122, 126, 128, 131
腱・筋膜系　220
腱・筋膜システム　219
研究申請　65, 66
研究申請書　10
研究費　10
研修医　25, 29
研修病院　43
見性現象　230
見性体験　218

こ

抗 EGFR 抗体　147
抗 GM-CSF 抗体　111
抗 GM-CSF 自己抗体　208
抗 GM-CSF 中和抗体測定　109
抗 PD-1 抗体　91, 147
抗癌剤　82
抗腫瘍免疫活性　95
抗線維化薬　159
光線過敏症　165
構造的身体統合法　219
酵素学　31
候補遺伝子　129
肛門　222
コーネル大学　63
呼吸運動　206, 217, 226, 231
呼吸器腫瘍研究分野　80
呼吸器専門領域　236
呼吸器病学　67, 80
呼吸法　91
小平記念東京日立病院　25
骨髄移植　106
小林国彦　135, 140
コピー&ペースト　49
個別化医学　91

コホート研究　128
コミュニケーション　29, 42, 43, 55, 60, 99
コミュニケーション能力　8
固有受容体神経促通法　227
コンセプト提示力　10

さ

サーファクタント　101
細胞死　88, 138
細胞死誘導　89
細胞内でも機能　177
サエズリ　218
笹川医学奨学金　96, 97
座禅　13, 218
査読者　54
サルコイドーシス　34
酸素添加酵素　14

し

自己抗体　107
師匠　27, 42
自然発癌　146
自治医科大学　27, 101, 115, 181, 205
視点　206
指導　42, 72
宗教体験　230, 231
重症度　162
周天　222
樹状細胞　35
受精卵　221
腫瘍学術部会　40
ジュラ紀　215
順天堂大学　66
尚志社　105
常染色体劣性遺伝　68, 115
常染色体劣性遺伝形式　72
抄読会　8
情報生物学　84

索引

小葉間隔壁　154
症例検討　29, 41
ジョギング　62, 65, 77, 91, 98
人材　77
人材発掘　40
身体 awareness　231
身体各部位への意識　222
身体感覚　229
身体軸　228
身体認識　207
身体能　230
人物評価　43
親和性　17, 132

す・せ

ステロイド　34, 210
ストーリー　54
ストレス状況　197
ストレプトマイシン　181
スライド形式　60
西欧ロジック　99
制限酵素　48
生命大量消滅期　215
生理作用　172
切創治癒　175
背伸び　216
セミナー　4
セロトニン（5HT）　15, 30
全ゲノム構造解明　58
染色体免疫沈降法　189
全身　224
仙台　91
全肺洗浄　101
前臨床遺伝子導入実験　89

そ

早期発症　127
総合医　44

総合診療医　44
増殖ドライブ　195
阻害形式特性　57
足芯呼吸　222
組織特異　134

た・ち

退院サマリー　8, 36
退院症例サマリー　29
大学院　43
対気　224
太極拳　218
体細胞変異　132, 146
耐性化　144, 146
耐性克服　147
ただしい治療・あやしい治療　181
立花隆　7
脱力感覚　222
単球系細胞　59
蛋白分解酵素阻害物質　70, 117, 172
チクセントミハイ　135
地質時代　215
チャート・ラウンド　205
腸管内細菌叢　195
聴衆　42, 61

て・と

定速6分間歩行下　162
データ回診　8
データベース　35
電子ジャーナル　182, 201
導引術　218
同種蛋白　74
同窓会　62
東大栄養学教室　18
動的機能的連続体　222
等電点電気泳動　56
東北大学加齢医学研究所　79

東北大学抗酸菌病研究所　79
東洋的身体論　218, 219
登録基準　162, 163
特異変異が集積　132
独立　79
特許　90
外山滋比古　55
ドライバー変異　138
貪食　102, 104
貪食機能　105

な・に・の

内在化　192
ナフタレン　179
仁井谷先生　140
匂い　200, 205
西野流呼吸法　77, 218, 222
日中医学協会　96
日本人　129
日本人患者　133
日本人特異性　129
入院患者データベース　76
入院台帳　35
ノックアウトマウス　103

は

肺インピーダンス値　33
バイオマーカー　143
肺癌　81
肺気腫症　68, 69
肺血管床評価　33
肺血栓塞栓症　76
肺循環　28, 207
肺小葉　152, 153, 209, 215
肺線維症の自然経過　167
肺超音波検査　209
肺発癌　177
肺胞腔内環境　109

肺胞蛋白症　101, 103, 108
肺胞微石症　96, 115
肺胞マクロファージ　58, 102, 104, 106
バイリンガル　43, 60, 89, 134, 149
肺を巡る水　205
萩原弘一　115
発癌頻度　177
発信力　10
発表能力　8
発表リハーサル　42
早石修　14, 45, 105
パラグラフ　55
パラグラフ構造　60

ひ

非ガス交換的呼吸運動　213
非呼吸性肺機能　30
非心源性肺水腫　31, 208
非特異性間質性肺炎　210
ヒトゲノムプロジェクト　83
びまん性肺疾患調査研究班　159
百会　222
評価項目　162
病棟実習　43
病理解剖　30
ピルフェニドン　159, 160
頻度　144

ふ・へ・ほ

封入体　69
腹式呼吸　222
部品　221
文化　56
分子生物学　38, 48, 50, 67
分子標的薬　131
米国胸部疾患学会　135
併用療法　137
ペースト　49

245

索引

壁側胸膜　208
変異遺伝子　69
変異陽性例　133
片側肺障害モデル　30
保険収載　141
ポスドク　97
ボストン・マラソン　62
ホモ・サピエンス　230
ホモ接合　72

ま〜も

マウスSLIP遺伝子　172
曲がらない腕　224
マクロファージM1型　58
マクロファージM2型　58
漫画　3
マンガ　191
慢性骨髄性白血病　131
三菱メディエンス　141
ミトコンドリア　213
免疫抑制　22
メンター　13, 26, 42, 45
問題意識　200
文部省科学研究費補助金　66

や〜よ

薬剤性間質性肺炎　125
薬剤性肺障害　119
薬剤性肺障害関連遺伝子　129
野生型　138
有害事象発現　121
融合遺伝子　131
ユダヤ系　56

ヨガ　218

ら〜ろ

ランダム化　143, 144
ランダム化臨床試験　152
ランチセミナー　4, 134
リツキシマブ　111
立体構造　71
略図　3
留学　9, 38, 42, 45, 60, 61, 65, 79, 93
留学生　93, 98, 200
リン酸化酵素の阻害薬　131
臨床　7, 30
　医師主導臨床試験　110
　考える臨床医　41
　第Ⅱ相臨床試験　163
　第Ⅲ相臨床試験　164
　臨床検体　184
　臨床試験　43, 86, 162
　臨床実習　42
　臨床の意味　28
　臨床表現型　118
　臨床力　41
輪読　41
リンパ管　154, 209
レフルノミド　126
ロール・プレイ・モデル　41
ロジック　55, 60
論文化　29
論文作成　54

わ

笑い　216, 223

【著者略歴】
貫和敏博(ヌキワ トシヒロ)
1947年兵庫県龍野市生(67歳)
学歴●昭和48年：東京大学医学部医学科卒業
　　　昭和49年：京都大学大学院(中退)
職歴●昭和53年：自治医科大学呼吸器内科
　　　昭和58年：National Institutes of Health (NHLBI；Pulmonary Branch, Chief：Dr. Ronald G Crystal),
　　　昭和63年：順天堂大学呼吸器内科学講座助教授
　　　平成 5年：東北大学加齢医学研究所腫瘍制御研究部門呼吸器腫瘍研究分野教授
　　　平成19年：東北大学大学院医学系研究科内科病態学講座呼吸器病態学分野教授(異動)
　　　平成23年：東北大学名誉教授
　　　平成24年：みやぎ県南中核病院企業団企業長

Molecular biology から呼吸器臨床を考える
―バイリンガル呼吸器内科医を育成して― 〈検印省略〉

2014年8月6日　第1版第1刷発行
定価(本体3,900円+税)

　　　　　　著　者　貫　和　敏　博
　　　　　　発行者　今　井　　　良
　　　　　　発行所　克誠堂出版株式会社
　　　　　　〒113-0033　東京都文京区本郷3-23-5-202
　　　　　　電話 (03)3811-0995　振替 00180-0-196804
　　　　　　URL　http://www.kokuseido.co.jp/

ISBN 978-4-7719-0430-9 C3047 ¥3900E　印刷 三報社印刷株式会社
Printed in Japan © Toshihiro Nukiwa, 2014

- 本書の複製権，翻訳権，上映権，譲渡権，公衆送信権(送信可能化権を含む)は克誠堂出版株式会社が保有します。
- 本書を無断で複製する行為(複写，スキャン，デジタルデータ化など)は，「私的使用のための複製」など著作権法上の限られた例外を除き禁じられています。大学，病院，診療所，企業などにおいて，業務上使用する目的(診療，研究活動を含む)で上記の行為を行うことは，その使用範囲が内部的であっても，私的使用には該当せず，違法です。また私的使用に該当する場合であっても，代行業者等の第三者に依頼して上記の行為を行うことは違法となります。
- [JCOPY] ＜(社)出版者著作権管理機構　委託出版物＞
本書の無断複写は著作権法上での例外を除き禁じられています。複写される場合は，そのつど事前に(社)出版者著作権管理機構(電話 03-3513-6969，FAX 03-3513-6979，e-mail：info@jcopy.or.jp)の許諾を得てください。

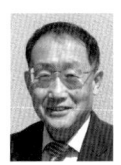